Jochen Gartz

Narrenschwämme
Psychoaktive Pilze rund um die Welt

NACHTSCHATTEN VERLAG

Verlegt durch:
Nachtschatten Verlag AG
Kronengasse 11
CH-4500 Solothurn
Tel.: 0041 32 621 89 49
Fax: 0041 32 621 89 47
www.nachtschatten.ch
info@nachtschatten.ch

3., ergänzte Auflage 2021
Ergänzungen: Markus Berger, Felsberg

Der Nachtschatten Verlag wird vom Bundesamt für Kultur mit einem Strukturbeitrag für die Jahre 2021–2025 unterstützt.

Umschlag: Stefan und Kevin Theurer, Eningen
Layout und Satz: Matschu, Heinz Martin, Basel
Grafische Nachbearbeitung der Neuausgabe: Nina Seiler, Zürich

Gesetzt in Sabon und Univers

Druck: Druckerei & Verlag Steinmeier, Deiningen

ISBN 978-3-03788-490-4

Klimaneutral
Druckprodukt
ClimatePartner.com/11244-2110-1005

Inhalt

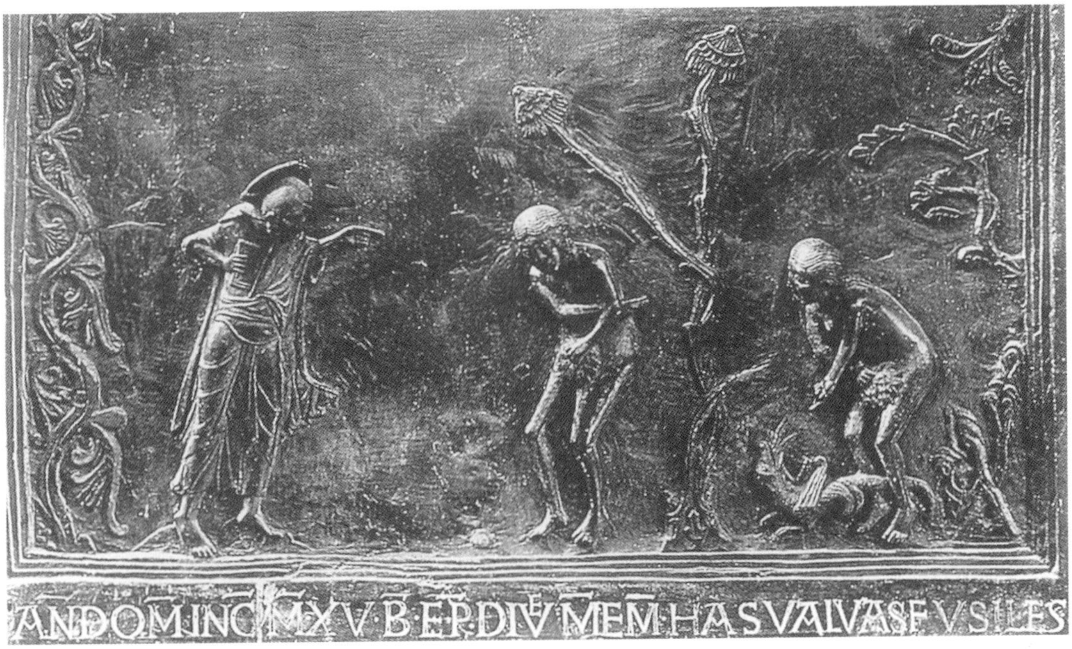

Abb. 1

Bronzetür mit Pilzmotiv (biblische Szene der Verurteilung von Adam und Eva) in der Kathedrale von Hildesheim, Deutschland (ca. 1020).

Danksagung

Roger Liggenstorfer, Agnes Tschudin und dem Team vom Nachtschatten-Verlag danke ich herzlich für die Erstellung dieser Edition und dem verständnisvollen Umgang mit meinen Anregungen zur Buchgestaltung.

Im Laufe meiner 15-jährigen wissenschaftlichen Erforschung psychoaktiver Pilzarten rund um die Welt bin ich folgenden Personen für die Einführung in verschiedene mykologische Bereiche, der bereitwilligen zur Verfügungstellung oft sehr seltener Pilzfunde, von Pilzfotos oder von wichtigen Informationen zu großem Dank verpflichtet:

J.W. Allen, G. Drewitz, M. Hausner, J. Herink, A. Hofmann, U. Kinzel, G.J. Krieglsteiner, R.C. Leimgruber, H. Leuner, G.K. Müller, J. Ott, C. Rätsch, I. Richter, G. Samorini, M. Semerdzieva, A.T. Shulgin, M.W. Smith, P. Stamets und S. Widmer.

Vorwort
Wer war der erste Narr?

Der Narr bejahte es, wusch sich die Federn vom Leib, zog sich wieder an und ging dann in den Stall, wo er allen Schafen die Augen ausstach und diese in seinem Rock versteckte. Sobald die Braut kam, ging er ihr entgegen und warf ihr die Augen, soviel er nur hatte, ins Gesicht, weil er glaubte, dass man so und nicht anders „die Augen auf jemand werfen muss".

Aus einer frühzeitlichen Narrenposse

Niemand weiß, wann der erste Narrenschwamm aus dem Schatten der Erdgeschichte in das Licht des Bewusstseins getreten ist. Niemand weiß, wann der erste Mensch den ersten Schwamm verzehrt hat. Niemand weiß, wer der erste Narr war. Denn – so erscheint es mykophoben Personen – nur Narren begehen die Torheit, eine höhere Wirklichkeit außerhalb der Alltagsbanalität zu suchen. Und das auch noch mit Hilfe dieser merkwürdigen Dinger, die wie Gaias Unrat unheimlich aus schwülem Boden, faulem Holz und stinkendem Kuhmist hervorsprießen. Diese Schwämme oder Pilze, die seit der Antike Angst und Schrecken verbreiten, die aus dem giftigen Geifer der Schlangen entstehen, die als unreiner Auswurf böser Geister erscheinen, konnten Tod und Verderben, Blähbäuche und Narrheit erzeugen. Noch heute sagt der aalglatte Wiener von einem gesellschaftlichen Aussenseiter, „Er hat verrückte Schwammerln gegessen!"

Aber da ist auch die andere Tradition.

Die Alte Welt: Die mykenische Kultur beginnt mit einem Pilztrip. Der Ambrosia des Dionysos war mit Pilzen vermischt. Porphyrius, der lateinische Dichter aus der Zeit Kaiser Konstantins (4. Jh.), weiß von den Pilzen, dass sie die Kinder der Götter sind. Denn wahrhaft göttlich wird einem zumute, hat man die Kinder der Götter in einem quasi kannibalistischen Akt verzehrt. Aber nicht alle Pilze lassen den Menschen am göttlichen Bewusstsein teilhaben. Es sind nur jene, die im christlichen Europa des späten Mittelalters und der früheren Neuzeit als giftige, vom Teufel gesandte Narrenschwämme galten.

Die Neue Welt: Die Azteken in Mexiko nannten eine Reihe kleiner unscheinbarer Pilze *Teonanacatl*, „Fleisch der Götter". Diese heiligen Pilze wurden rituell gegessen, um mit den Göttern in Kontakt zu treten, um Erkenntnisse über Gott und die Welt zu erhalten. Den katholischen Spaniern waren diese Pilzrituale unheimlich. Den Pilzessern, gewöhnlich Teufelsanbeter genannt, wurde die Inquisition auf den Hals geschickt. Aber da sich alles Gute bewährt, ist der Kult der Pilzesser nicht ausgestorben. Er ist wie ein Myzel im Untergrund weitergewachsen und zum richtigen Zeitpunkt in der geschriebenen Geschichte, nämlich 1957, wieder als Fruchtkörper in das öffentliche Bewusstsein getreten. Valentina und Gordon Wasson wurden zu den Heroen der neo-mykophilen Bewegung.

Zurück in die Alte Welt: So wunderbar wie die Offenbarungen der psychedelischen Pilze, so wunderbar war die Erkenntnis, dass unsere einheimischen, gewöhnlich als ungenießbar geltenden „Narrenschwämme" mit den mexikanischen Zauberpilzen, dem

Fleisch der aztekischen Götter, nahe verwandt sind. Die Seelen der mexikanischen und deutschen Zauberpilze sind aus demselben Stoff gemacht, dem Psilocybin.

Neue Narren braucht das Land

Es ist der ganz große Verdienst von Jochen Gartz, sich dieser Narrenschwämme angenommen zu haben, sie wissenschaftlich untersucht und getestet zu haben. Bei einer Forschung wie dieser, die dem vorliegenden Buch zugrunde liegt, bedarf es eines unerschrockenen, mutigen und tapferen Bewusstseins, frei von Voreingenommenheit und Mykophobie. Ich bin überzeugt davon, dass das forscherische Bewusstsein, vom Geist des Pilzes durchtränkt, zu weitaus tieferen und wertvolleren wissenschaftlichen Erkenntnissen gelangt als der distanzierte Lehnstuhlprofessor, der sich an unseren Steuergeldern sattfrisst.

Ich habe Jochen Gartz kurz nach dem Fall der Mauer beim 3. Symposium des Europäischen Collegiums für Bewusstseinsstudien (ECBS) in Freiburg kennengelernt. Es war für mich der erste Kontakt zu einem Wissenschaftler aus der damaligen DDR. Jochens enthusiastischer Vortrag wurde eine echte Bewusstseinserweiterung und Grenzüberschreitung. Die Pilze sprachen durch ihn – frei von jeglicher Ideologie – ganz anarchisch, wie diese Wunderwesen nun mal sind. Die neuen Narren brauchen dieses Buch als Begleiter in das Wunderland der Narrenschwämme.

Christian Rätsch

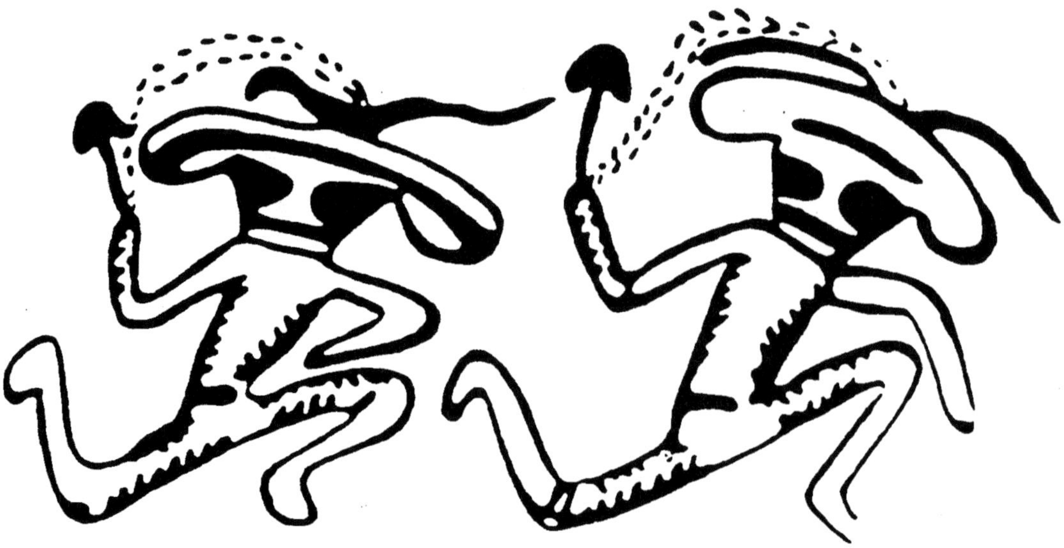

Abb. 2

Anthropomorphen beim Pilztanz. Felszeichnung aus Tassili (Sahara, Algerien). Einzelnen dieser Zeichnungen wird ein Alter von weit über 12 000 Jahren zugeschrieben.

Vorwort
zur ergänzten Neuausgabe 2021

Im Rahmen der Neuausgabe eines so unetbehrlichen Werks wie dem vorliegenden ist es wichtig, zumindest die essentiellsten Ergänzungen vorzunehmen; immerhin ist der Band bereits im Jahr 1999 erschienen. Ein Buch, das u.a. eine konzise Übersicht über die in europäischen Gefilden vorkommenden Psilocybin produzierenden Arten liefern soll, muss daher vollständig sein – schon weil der potenzielle Leser einen gewissen Anspruch darauf hat.

Leider konnte Jochen Gartz die Revision des Werks nicht mehr selbst umsetzen, er erlag am 15. Oktober 2020 einer erst kurz zuvor diagnostizierten Erkrankung. Daher haben wir entschieden, der Vollständigkeit halber eine Monographie des 2014 von Jochen Gartz und Georg Wiedemann entdeckten Pilzes *Psilocybe germanica* einzufügen und den Rest des Buches im Original zu belassen. Der neu entdeckte Pilz ist höchst interessant, vor allem die Tatsache, dass er bis zur Entdeckung durch die Mykologen vollständig unbekannt gewesen war. *Psilocbe germanica* teilt, obwohl er ein Holzzersetzer ist, das biochemische Profil mit dem Spitzkegeligen Kahlkopf *Psilocybe semilanceata,* was ebenfalls beachtenswert ist.

Georg Wiedemann war so freundlich, Fotos der Art für die Neuausgabe dieses Buches zur Verfügung zu stellen.

Markus Berger, Oktober 2021

Einleitung

Mehrere Jahre nach der interdisziplinären Erforschung der kultischen Verwendung von mexikanischen Pilzarten durch R.G. Wasson, R. Heim und A. Hofmann, die im Bericht über die Isolierung, Strukturaufklärung und Synthese der Wirkstoffe Psilocybin und Psilocin aus dem Jahre 1958 gipfelte, gelang auch der Nachweis dieser Substanzklasse in einer europäischen Pilzart. Der Spitzkegelige Kahlkopf (*Psilocybe semilanceata*) erwies sich als erste Spezies einer Kette von Neuentdeckungen psychotroper Pilze, die zunehmend aus anderen Gattungen beschrieben wurden.

Ich hatte das Glück, im Rahmen meiner analytischen Arbeit der Bestimmung von Naturstoffen bei der Erforschung der Alkaloide diverser Arten mitzuwirken und glaube, dass es an der Zeit ist, die neuen Erkenntnisse aus Mykologie, Taxonomie und Naturstoffchemie zusammenfassend darzustellen.

Die Geschichte der Erforschung der mexikanischen Arten ist bereits durch Wasson und seine Nachfolger allseitig beleuchtet worden, so dass auf eine Wiederholung in diesem Rahmen verzichtet werden konnte. Dagegen werden Aspekte der neueren Anwendung der Pilze sowie ihre Wachstumsbedingungen näher behandelt.

Anliegen des Buches ist es, Impulse für die weitere Erforschung dieser Pilze und der daraus gewonnenen Wirkstoffe in Grundlagenforschung und Medizin zu geben.

Dem an einer weiteren Durchdringung des Stoffes interessierten Laien oder Fachwissenschaftler wird das umfangreiche Literaturverzeichnis helfen, in das sehr komplexe Wissensgebiet noch tiefer einzudringen.

Jochen Gartz

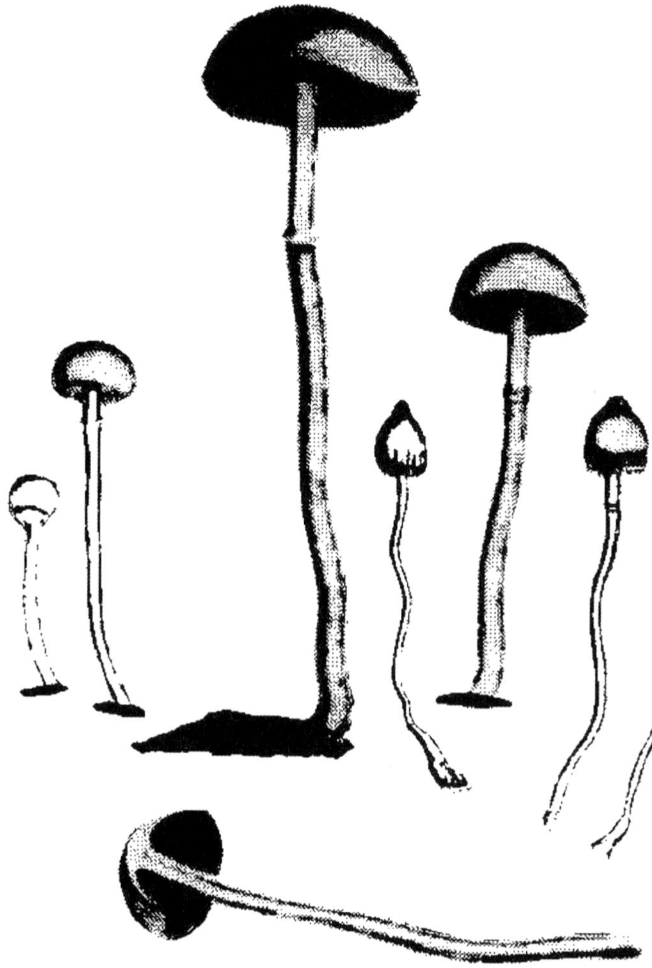

Abb. 3
Darstellung der Psilocybe semilanceata *durch Sowerby (London 1803).*

"Stalks generally ſingle, ſometimes cluſtered, from two to "four inches in height, the thickneſs of a gooſe quill, thread "ſhaped, whitiſh, almoſt ſolid, the tube being very ſmall, "glutinous; ring, a little below the cap, ſcarce perceptible.

"Cap, from one to two inches in breadth, of a brown co- "lour; in the full grown ones hemiſpherical, always convex, "and more or leſs glutinous; wet with rain, it becomes browner "and tranſparent, ſo that it ſometimes appears ſtriated.

"Gills numerous, ſingle, of a browniſh purple colour, "clouded; whole ones about twenty, horizontal, three ſhorter "ones placed betwixt them; they throw out a powder of a "browniſh purple colour."

With reſpect to the uſe of it, he only ſays, "There is no- "thing acrimonious or diſagreeable in its taſte, yet its appear- "ance will not recommend it to the lovers of muſhrooms."

Abb. 4
Text zu obenstehender Abbildung.

Abb. 5
Psilocybe semilanceata
in Deutschland und angrenzenden Gebieten (nach Krieglsteiner).

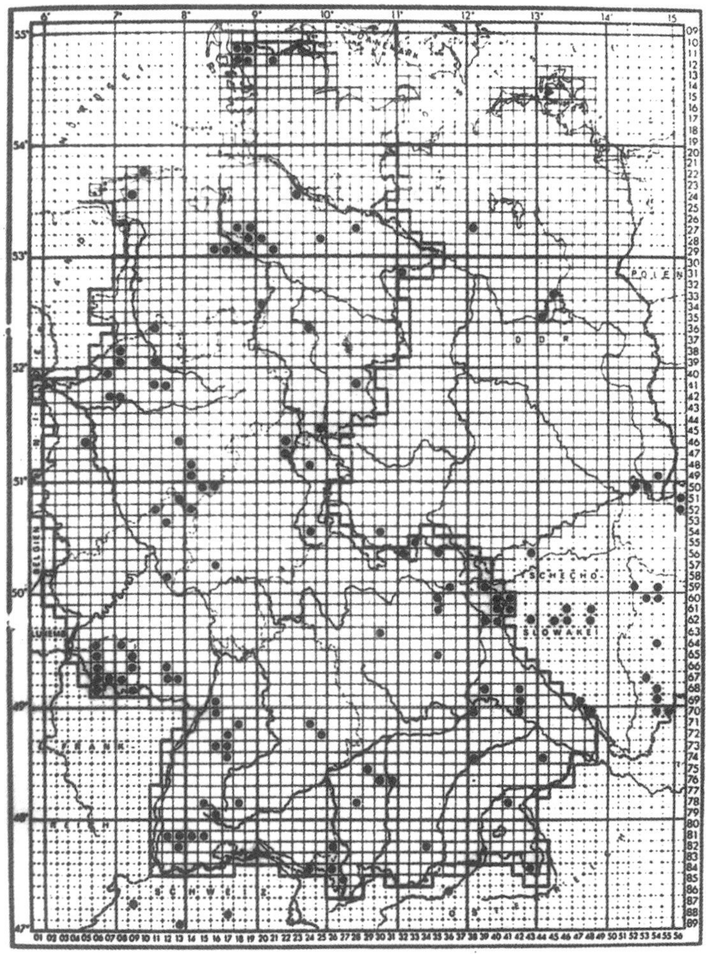

Abb. 6 und 7
Beschreibung der Psilocybe semilanceata *aus dem letzten Jahrhundert (6 oben), die dann anno 1962 als „wertlos" klassiert wird (7 unten).*

1738. **A. semilanceatus** Fries (Observ. II. pag. 178).

Synon.: *Agaricus semiglobatus Sowerby* (Engl. Fungi taf. 240. fg. 1—3).

Hut etwas häutig, spitz kegelförmig, fast zugespitzt, $1\frac{1}{2}$ Cent. breit, $\frac{1}{2}$ Cent. hoch, feucht klebrig, fein streifig, gelb oder grünlich, zäh, mit Anfangs umgeknicktem Rande und leicht trennbarer Oberhaut. Stiel zäh, gebogen, 11 Cent. hoch, kahl, blass. Lamellen angeheftet, aufsteigend, purpur-schwarz. Sporen elliptisch, hellbraun, 9—16 μ lang, 4—9 μ dick.

An Wegen, auf Grasplätzen, besonders wo Mist gelegen hat.

Spitzkegeliger Kahlkopf (Psilocybe semilanceata). *Kegel-glockenförmig mit papillenartiger Spitze.* Hut 0,5–1 cm breit, bis 2 cm hoch, lehmfarben mit olivgrünem Stich, klebrig. Lamellen breit, oliv-lehmfarben, später purpurbraun. Stiel schlank, glänzend. – Gedüngte Wiesen, Wegränder. Stellenweise. *Wertlos.*

1. Narrenschwämme oder Fleisch der Götter

Gedanken zur Geschichte und Erforschung von Zauberpilzen

„Zu gering ist kein Ding, selbst kein Pfifferling."
Altes Sprichwort

Es ist erstaunlich, dass bedeutend mehr bewusstseinsverändernde Naturprodukte den Völkern auf dem amerikanischen Kontinent bekannt waren, als es sich für die frühen Kulturen Europas und Asiens nachweisen lässt. Die Existenz von bedeutend weniger Pflanzen mit halluzinogener Wirkung in Europa lässt sich botanisch nicht begründen. Auch die immer umfangreicher werdende Zahl europäischer Pilzarten mit Psilocybin als Inhaltsstoff, die erst in den letzten Jahren entdeckt wurden, beweist das Vorkommen einer psychotropen Mykoflora bei uns, die der anderer Länder vergleichbar ist.

Da nicht anzunehmen ist, dass die Menschen der Frühzeit in Europa sich weniger Pflanzen und Pilze durch unmittelbare Erfahrung erschlossen hätten als anderswo, muss ein Verlust dieser Kenntnis schon vor mehreren Jahrhunderten eingetreten sein.

Durch die Entdeckung der Verwendung des Fliegenpilzes als psychotrope Substanz in Sibirien wurde auch auf die frühe Verwendung dieser Pilzart in Europa geschlossen. Tatsächlich existieren recht spärliche Zeugnisse aus dem Mittelalter über die verbreitete Kenntnis der Wirkung spezieller Pilze auf das menschliche Bewusstsein. Ich glaube aber, dass diese Berichte in der Vergangenheit oft willkürlich dem Fliegenpilz zugeordnet wurden, weil er die einzig bekannte psychotrope Art Europas war. Die spektakulären Halluzinosen durch den Verzehr dieser Spezies bei den sibirischen Stämmen traten in dieser eindrucksvollen Form bei den europäischen Intoxikationen nie auf. Es ist daher anzunehmen, dass die ausgeprägt halluzinatorischen Wirkungen einzelner *Psilocybe*-Arten und ihrer Verwandten in der Vergangenheit die Menschen Europas weitaus stärker beeindruckt haben als die oft an Delirien erinnernden Erscheinungen nach Verzehr des Fliegenpilzes mit ihrem meist auftretenden Bewusstseinsverlust und den starken körperlichen Nebenwirkungen. Diese Annahme wird auch durch analoge Ergebnisse der umfangreichen Feldforschung aus Mexiko unterstützt. Ich beziehe daher die folgenden Zeugnisse der Kenntnis psychotroper Pilze aus Europa eher auf die *Psilocybe*-Arten oder verwandte Spezies als auf den Fliegenpilz, ohne dass eine abschließende Bewertung heute noch möglich ist.

Die Pilzverwendung spiegelt sich sogar noch in der Sagenwelt wieder. So wird darin über einen sonderbaren Giftpilz aus Wales mit dem eigenartigen Namen *Bwyd Ellylon* berichtet, den die Elfen als Leckerbissen verspeisen, wenn sie Geisterfeste feiern. Die *Psilocybe semilanceata* als wichtigster psilocybinhaltiger Pilz Europas wächst gerade in diesem Teil Großbritanniens zur Herbstzeit in Massen.

G. Samorini verdanke ich den Hinweis, dass die Inquisition in den Alpentälern von Valcamonica, Valtrompia und Valtellina (Provinzen Brescia und Sandrio, Norditalien) besonders wütete. Viele Bücher berichten über die zahllosen Hexenverbrennungen in dieser Region, wobei die Treffen der Hexen am „Monte del Tonale" in 2000 m Höhe in der Literatur am meisten erwähnt werden. Die Feldforschungen ergaben, dass die Nachtschattengewächse („Hexenkräuter") in diesen Höhen nicht mehr wachsen; auch das Vorkommen des Fliegenpilzes ist selten. Die *Psilocybe semilanceata* findet man dagegen dort auf den Weiden im Herbst kiloweise. So erscheint es wahrscheinlich, dass die Pilzart in diesem historischen Rahmen eine wichtige Rolle als psychotropes Mittel gespielt hat (vgl. auch Abb. 33, S. 87). Interessanterweise sind – in Analogie zu den mittelalterlichen Berichten über die Hexenpraktiken – auch bei der Psilocybinwirkung Flugsensationen typisch.

Nordische Berserkerwut

Im Zuge der ideologischen Machtauseinandersetzung zwischen Christentum und übriggebliebenen Naturreligionen ging durch die Unterdrückung und Ausmerzung der Kulturträger viel ursprüngliches Wissen in Europa verloren, einschließlich der frühen Verwendung temporär bewusstseinsverändernder Pflanzen und Pilze. Auch die „Berserkerwut" nordischer Krieger wurde von einigen Autoren dem Gebrauch des Fliegenpilzes zugeschrieben. In nordischen Berichten ist häufig die Rede von „Augenverblendungen" (d. h. Halluzinationen). Nachdem das „Berserker-Gehen" vom nordischen Recht verfemt worden war, verschwand es abrupt im 12. Jahrhundert. Saxo Grammaticus vermutete etwa zur gleichen Zeit, dass die Berserker Zaubertränke verwendet hätten.

Es wäre ebenso gut möglich, dass die in Norwegen sehr häufige *Psilocybe semilanceata* das früher verwendete Halluzinogen darstellte.

Beide Pilzarten erzeugen im Allgemeinen keine „Wut". Es wäre jedoch in dem Zusammenhang möglich, dass schon in dieser Zeit eine Verketzerung und Falschdarstellung der Pilzwirkung bei der Bevölkerung einsetzte, um einen Grund für neue Gesetze zu schaffen und damit dieses unerwünschte heidnische Brauchtum schließlich auszumerzen.

Jedenfalls zeigen Felszeichnungen aus Nordeuropa, die noch 2000 Jahre älter sind als die Berichte über die Berserker, sowie Bronzegefäße aus der gleichen Zeit Pilzmotive, wobei die Darstellung zum Teil zusammen mit Zoomorphen erfolgte. Diese Anzeichen für einen Pilzkult, der in der frühen Eisenzeit wie viele andere Lebensgewohnheiten der damaligen Bevölkerung offensichtlich ausstarb, deuten auf ein Kontinuum der Anwendung psychotroper Pilze in Nordeuropa hin.

Ein alter schwedischer Volksbrauch, der bis in die Neuzeit praktiziert wurde, dokumentiert ebenfalls, dass wahrscheinlich dort eine frühe Kenntnis über Pilze bestand, die „Geistersehen" hervorriefen. Während des Festes der Sommerfeuer zur Sonnenwende warfen die Teilnehmer eine heute nicht mehr bekannte Giftpilzart („Bäran") in die Flammen, um der Macht der Kobolde und anderer böser Geister zu begegnen. Der Pilz erscheint hier als Materialisierung von Schadensgeistern. Durch seine Vernichtung werden diese ebenfalls entmachtet. Uralte Wissensreste über die Psychoaktivität einzelner Spezies könnte die Ursache für diese spätere Annahme gewesen sein. Aus dem ausgehenden Mittelalter existieren einige schriftliche Zeugnisse über psychotrope Arten, die aus verschiedenen Ländern stammen, interessanterweise aber die gleiche Wirkungsrichtung betonen.

Liebestränke aus bolond gomba

So fand der große Arzt und Botaniker Clusius (1525–1609) in Ungarn den „bolond gomba" einen Pilz mit dem deutschen Namen „Narrenschwamm". Dieser wurde in ländlichen

Gebieten gebraucht und vom weisen Mann (*javas asszony*) zu Liebestränken verarbeitet. Der Narrenschwamm wird in dieser Zeit auch aus der Slowakei erwähnt. In den Versen des polnischen Dichters Waclav Potocki (1625–1699) kommt dieser Pilz ebenfalls vor; es wird von seiner Eigenschaft gesprochen, „töricht zu machen wie Opium".

John Parkinson spricht in seinem *Theatricum Botanicum* (1640) vom analogen „foolish mushroom", den er aus England näher beschreibt. Über geistige Verwirrung gibt es in Österreich die volkstümliche Bezeichnung „Er hat verrückte Schwammerln gegessen".

Diese verstreuten geschichtlichen Zeugnisse lassen keine eindeutige Bestimmung der verwendeten Pilzarten zu. Als Spezies kämen entsprechend ihres Vorkommens vor allem *Psilocybe semilanceata* und *Psilocybe bohemica* (S. 20 ff.) in Betracht. Auffällig ist, dass diese Bezeichnungen nur einen Aspekt der Eigenschaften der Pilze herausgreifen, die schizophrenartige Wirkung, die manchmal ausgeprägt sein kann. Niemals kommt in den Berichten eine besondere Wertschätzung im Sinne der mexikanischen Indianer („Teonanacatl" = Fleisch der Götter) zum Ausdruck.

Zwischen Bewunderung und Furcht

Stets wurden die Pilzwirkungen mit den Symptomen von Geisteskrankheiten verglichen. Wahrscheinlich lässt sich die unterschiedliche Einschätzung erklären, wenn man die von R.G. Wasson und seiner Frau erstmalig definierten Begriffe Mykophilie und Mykophobie verwendet. Danach teilte er das traditionelle Verhältnis der Völker zu Pilzen in zwei Gruppen ein, wobei einer ausgesprochenen englischen Pilzabneigung (Mykophobie) die Pilzliebe (Mykophilie) z.B. in den slawischen Ländern gegenübersteht. Die Gründe für diese unterschiedliche Entwicklung liegen im Dunkel der Geschichte.

Es könnte eine frühe Tabuisierung psychotroper Pilze als Auslöser für ein späteres mykophobes Verhalten gedient haben. Andererseits könnte bei der Erschließung der Pilze als Nahrungsquelle vor Tausenden von Jahren eine auffällige Häufung tödlicher Vergiftungsfälle in mehreren Landstrichen aufgetreten sein, die eine starke und dauerhafte Abneigung der Bevölkerung gegen die gesamte Mykoflora hervorgerufen hat.

Die Mykophilie im alten Mexiko war jedenfalls verbunden mit einer gesellschaftlichen Akzeptanz der Wirkung der *Psilocybe*-Arten, ihrer festen Einbindung in Riten, ohne dass eine Beziehung zu den ebenfalls dort vorkommenden echten Geisteskrankheiten gezogen wurde. Die Indianer dieses Landes sind interessanterweise auch die einzigen Amerikas, die traditionell Speisepilze in großem Umfang verwenden.

Leider werden die halluzinogenen Substanzen auch heute noch sofort nach ihrer Entdeckung mit stark wertenden Attributen belegt, die einen vorurteilsfreien, wissenschaftlich sachlichen Blickwinkel erschweren. Der Narrenschwamm tauchte in den dreißiger Jahren unseres Jahrhunderts als mexikanischer „Irrsinnspilz" auf. Die Entdecker des mittelamerikanischen Kultes nannten die Pilze in den fünfziger Jahren unter Anerkennung ihrer Wirkung und der frühen gesellschaftlichen Integration und Bedeutung „mexikanische Zauberpilze". Später wurden sie in der Literatur mit dem relativ wertfreien Begriff „halluzinogene Pilze" bezeichnet. Im Zuge der Zeit kamen dann die abwertende Bezeichnung „Rauschpilze" und sogar der fachlich unmögliche Begriff „Drogenpilze" in Mode.

Als T. Leary nach seinem mexikanischen Experiment mit den Pilzen im Sommer 1960 begann, in Harvard das Psilocybin anfänglich in psychologischen Testreihen zu verwenden und die Versuche bald danach auf breitere Kreise ausgeweitet wurden, brachte die amerikanische Presse Wertungen über die Pilze, die die Bezeichnung „Narrenschwämme" noch übertrafen. Die Pilze induzierten angeblich einen „todähnlichen Zustand". Den Protagonisten des Psilocybins wurde vorgeworfen, dass sie leugneten, dass das Alkaloid „halbpermanente Gehirnschäden" hervorrufen könnte. Dieser wissenschaftlich unsinnige

Wortsalat war ein Zeichen der sich immer mehr verschärfenden Kontroverse um die Halluzinogene, wobei das Psilocybin sehr schnell völlig in den Hintergrund rückte und dem ungeheuer potenten LSD mit dessen bald gewaltiger Publizität Platz machte. Dabei geriet der Pilzwirkstoff in den gesetzlichen Strudel dieser mächtigsten halluzinogenen Substanz, und seine Anwendung für wissenschaftliche Zwecke wurde zunehmend eingeschränkt. Die Halluzinogene differenzierte man nicht mehr untereinander. Bald erfolgte nicht einmal mehr eine Abgrenzung dieser pharmakologischen Gruppe von den echten Suchtmitteln des Typs Heroin. Dabei hatte die Basler Sandoz AG vor dieser Zeit kompetenten Forschern ausreichend Substanz für experimentelle und psychotherapeutische Zwecke zur Verfügung gestellt. Insgesamt wurden nach dem Verfahren von A. Hofmann 2 kg Psilocybin synthetisiert.

Schnell erschien als Resultat der pharmakologischen Untersuchungen klar, dass die Anwendung des Alkaloides in kontrollierten Experimenten kein Risiko für den Probanden darstellt. Trotzdem macht der dann Mitte der sechziger Jahre geschaffene gesetzliche Rahmen im Sinne einer „offiziellen Mykophobie“ es bis heute so schwierig, mögliche Anwendungsgebiete des Psilocybins wissenschaftlich abzuklären. Als Resultat der naturstoffchemischen Untersuchung weiß man jedoch heute, dass Pilze, die diesen Wirkstoff enthalten, auf allen Kontinenten wachsen und dadurch wissenschaftlich genau wie die andere Mykoflora untersucht werden müssen.

Neben der Einstellung einzelner Völker hat jeder von uns eine spezifische Sichtweise auf die Pilze im allgemeinen. Die Wurzeln für ein individuelles Verhältnis zu den Pilzen werden schon in der Kindheit gelegt. Oft bleibt jedoch im Dunkeln, warum man dann später ein bestimmtes Wertsystem in dieser Richtung entwickelt.

Ich erinnere mich an eine Situation, als ich im Alter von etwa fünf Jahren im Gras spielte und mir ein Mädchen einen braunen Pilz zeigte und mit bedeutungsvoller Stimme sagte, dass er giftig sei und man ihn daher nicht essen dürfe. Trotzdem bin ich zum Pilzliebhaber geworden, obwohl mir diese Episode im Gedächtnis haften blieb. Andererseits blieb mir aus meiner frühen Jugendzeit die Bewunderung über ein sehr üppiges Vorkommen von bläulichen Blätterpilzen auf einem Müllplatz ebenso gut in Erinnerung wie die vorherige Szene. Allgemein kann man wohl sagen, dass durch ihre bizarren Eigenschaften (Toxizität, Aussehen) diese Organismen viele frühe Eindrücke hervorrufen können, die sich später in verschiedener Hinsicht manifestieren.

Erfolgt dann noch eine zusätzliche Beschäftigung mit den psychotropen Arten, so wird die individuell vorherrschende Mykophobie oder -philie verstärkt oder abgeschwächt, da jetzt die Bewusstseinsveränderung zusätzlich in einer bestimmten, wertenden Sichtweise eingeschätzt wird.

Aus den Schilderungen der folgenden Kapitel werden die verschiedenen Blickwinkel auf die psychotropen Pilze deutlich. Die unfreiwilligen und gezielten Experimente mit den einzelnen Arten dokumentieren eindrücklich, dass sehr viele Interpretationen der Pilzwirkungen möglich sind.

2. Kenntnis der europäischen Arten

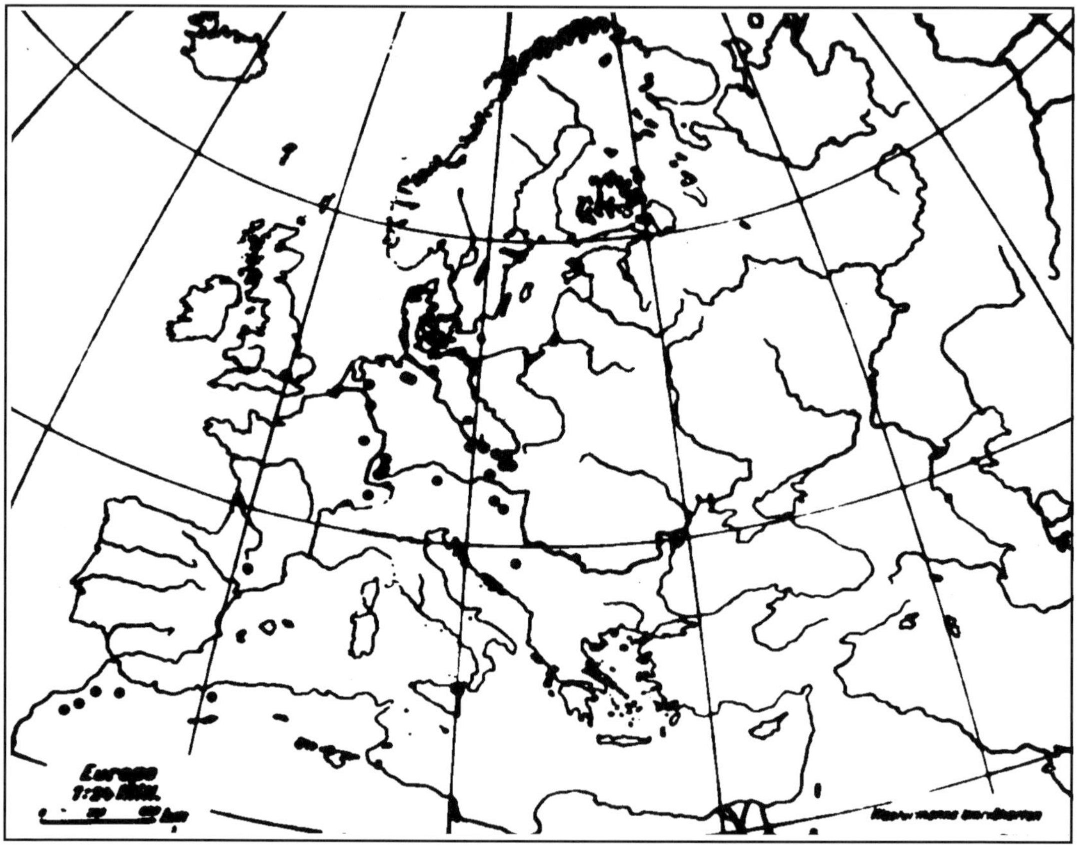

Abb. 8
Psilocybe cyanescens *in Europa und Nordafrika (nach Krieglsteiner).*

To the Editors of the Medical and Phyſical Journal.

GENTLEMEN,

IF the following account of the deleterious effects of a very common ſpecies of agaric, not hitherto generally ſuſpected to be poiſonous, appears to you likely to prove uſeful or intereſting to the public, you will oblige me by its inſertion; ſhould its length be any obſtacle to this, I beg you will omit whatever you may think ſuperfluous. I remain,

GENTLEMEN,

Your's, moſt obediently,

EVERARD BRANDE.

No. 10, Arlington-ſtreet,
Nov. 16th, 1799.

J. S. gathered early in the morning of the third of October, in the Green Park, what he ſuppoſed to be ſmall muſhrooms; theſe he ſtewed with the common additions in a tinned iron ſaucepan.* The whole did not exceed a tea ſaucerful, which he and four of his children ate the firſt thing, about eight o'clock in the morning, as they frequently had done without any bad conſequence; they afterwards took their uſual breakfaſt of tea, &c. which was finiſhed about nine, when Edward, one of the children, (eight years old,) who had eaten a large proportion of the muſhrooms, as they thought them, was attacked with fits of immoderate laughter, nor could the threats of his father or mother reſtrain him. To this ſucceeded vertigo, and a great degree of ſtupor, from which he was rouſed by being called or ſhaken, but immediately relapſed. The pupils of his eyes were, at times, dilated to nearly the circumference of the cornea, and ſcarcely contracted at the approach of a ſtrong light; his breathing was quick, his pulſe very variable, at times imperceptible, at others too frequent and ſmall to be counted; latterly, very languid; his feet were cold, livid, and contracted; he ſometimes preſſed his hands on different parts of his abdomen, as if in pain, but when rouſed and interrogated as to it, he anſwered indifferently, yes, or no, as he did to every other queſtion, evidently without any relation to what was aſked. About the ſame time the father, aged forty, was attacked with vertigo, and complained that every thing appeared black, then wholly diſap-

* This accuracy may ſeem trivial, but I have met with people who ſuppoſed the following ſymptoms might have ariſen from the uſe of a copper veſſel.

Abb. 9
Faksimile des Berichtes in einem englischen Journal über Vergiftungen mit Psilocybe semilanceata *im Jahre 1799.*

2.1. Psilocybe semilanceata
Der Klassiker unter den psychoaktiven Europäern

1799 berichtete E. Brande über eindrucksvolle Intoxikationen mit Pilzen aus London, die am 3. Oktober des gleichen Jahres im St. James Green Park von einer armen Familie gesammelt, danach zubereitet und verspeist wurden (Abb. 9, S. 19).

Nach dem Essen begannen die Symptome beim Vater und seinen vier Kindern sehr schnell, wobei unbegründetes Lachen, Delirien und ausgeprägte Pupillenerweiterungen bei wellenförmig auftretendem Verlauf beschrieben wurden. Der Vater sah zusätzlich noch alle umgebenden Gegenstände in schwarzer Farbe und befürchtete seinen baldigen Tod.

Schon geringe Pilzmengen erzeugten bei zwei Personen (12 und 18 Jahre alt) die gleichen Symptome wie die großen Portionen der andern Familienmitglieder. Nach wenigen Stunden gingen die Psychosen folgenlos vorüber, dazwischen lagen Therapieversuche mit Brech- und Stärkungsmitteln, denen dann ein Behandlungserfolg zugeschrieben wurde.
Es ist für heutige Betrachtungen ein Glücksumstand, dass neben der Beschreibung dieses typischen Psilocybinsyndroms J. Sowerby die Pilze in sein Buch *Coloured Figures of English Fungi or Mushrooms* (London 1803) aufnahm (Abb. 3, S. 12).

Dabei fungierte nur die Pilzvarietät mit den kegeligen Hüten als Verursacher der Intoxikationen. Die Darstellung stellt sehr typisch die *Psilocybe semilanceata* dar, den Spitzkegeligen Kahlkopf, der in der zeitgenössischen Beschreibung als „Agaricus glutinosus Curtis" auch völlig mit heutiger Kenntnis übereinstimmend erscheint (Abb. 4, S. 12).

1818 erwähnte dann der berühmte schwedische Mykologe E. Fries den „*Agaricus semilanceatus*" in *Observationes Mycologicae*. Der gleiche Pilz wird später auch Lanzenförmiger Düngerling, *Coprinarius semilanceatus* FR. oder *Panaeolus semilanceatus* (FR.) LGE. genannt bis schließlich um 1870 die Art von Kummer bzw. von Quelet in die Gattung *Psilocybe* eingeordnet wurde. So findet man beide gültigen Bezeichnungen in der Literatur: *Psilocybe semilanceata* (FR.) KUMM. oder (FR.) QUEL.

Um 1900 nennt M.C. Cooke dann zwei oder drei Gelegenheiten, bei denen Kinder sich in England erneut versehentlich mit der Pilzart intoxierten und wies interessanterweise darauf hin, dass es sich nur um die blauverfärbende Varietät (var. *caerulescens*) gehandelt hatte. Er fragte sich als erster Mykologe, ob nur diese Varietät giftig wäre bzw. ob diese Verfärbung aus externen Faktoren herrühre, welche die chemische Zusammensetzung in Richtung Gift modifizieren könnten.

Frühe Beschreibungen

In seiner Fragestellung kommt Cooke der Wahrheit schon recht nahe (siehe Kap. 4). *Psilocybe semilanceata* ist mit den mexikanischen psychotropen Arten sehr eng verwandt. Im Erscheinungsbild steht der Pilz *Psilocybe semperviva* Heim & Cailleux und *Psilocybe mexicana* Heim nahe und kommt wie diese bevorzugt auf Weiden vor. Diese Ähnlichkeit und die ebenfalls nur diskret auftretende Blauung der Pilze regte die Untersuchung von Fruchtkörpern schweizerischer und französischer Herkunft durch die Gruppe um A. Hofmann und R. Heim in Zusammenarbeit mit dem Pilzfreund Furrer an. 1963 wurde dann über den papierchromatographischen Nachweis von 0,25% Psilocybin in den Trockenpilzen erstmalig berichtet. Die Befunde stellten eine Sensation dar, weil bisher in europäischen Arten das Alkaloid noch nie nachgewiesen werden konnte. Bis zu dieser Zeit lagen nur positive Nachweise der Substanz in *Psilocybe*-Arten aus Mexiko, aus Asien und Nordamerika vor.

Vor 1963 wurden die Pilze jedoch auch schon regelmäßig in verschiedenen deutschsprachigen Standardwerken der Mykologie beschrieben. Dazu noch einige Beispiele: In Abb. 6/7 (S. 13) stehen sich zwei Beschreibungen im Abstand von etwas mehr als sechzig Jahren gegenüber. Interessant, dass die zweite Beschreibung aus dem Jahre 1962 die Anmerkung „wertlos" trägt – aus heutiger Sicht eher amüsant! Aber das Wissen um die englischen Intoxikationen drang dennoch nicht dauerhaft ins deutsche Schrifttum ein. Die vorzüglichen Beschreibungen von Michael/Schulz (1927) und von A. Ricken (1915) bilden eher die Ausnahme (siehe nebenstehende Abb. 10 und 11). Interessanterweise ist aber in der hier vorgestellten ältesten Quelle vor 1900 das Buch von Sowerby aus dem Jahre 1803 noch als Referenz zitiert. Die Beschreibung der Pilzart im Jahre 1977 zeigt, dass bis auf zusätzlich erwähnte mikroskopische Details die Pilzart heute eher wieder flüchtiger differenziert wird (Abb. 12 auf S. 23).

189. Spitzkegeliger Kahlkopf. Wertlos. Psilócybe semilanceáta Fr.

Der Hut ist bleibend kegelig-glockig, in der Mitte spitzlich oder stumpflich, fast warzenartig gebuckelt, anfangs öfter höher als breit, am Rand eingeknickt-umgebogen, später 1½ bis 4 cm breit, hygrophan, im feuchten Zustande schmutzigolivbraun, am Rande durchscheinend gerieft, alsdann in der Mitte ockerfarben oder grünlichgelb, weiterhin schmutzigblaßgelb, öfter zum Teil grünfleckig, nur noch am Rande mit einer dunklen, durchwässerten Zone versehen, wenn ganz trocken, ungezont und ungestreift, kahl, schleierlos, mit einer lange schmierig-klebrig bleibenden, trocken glänzenden, leicht abziebaren Oberhaut bedeckt, dünnfleischig.

Die Blätter sind olivbraun bis schwärzlichpurpurbraun, an der Schneide lange weiß, ziemlich gedrängt, fast linear oder buchig, bis 3½ mm breit, am Stiel erst angewachsen oder angeheftet, später frei.

Die Sporen sind länglich-elliptisch, groß, 12 bis 16 µ lang und 6 bis 8 µ breit, glatt. Der Sporenstaub ist schwärzlichpurpurbraun.

Der Stiel ist sehr schlank, fast gleichmäßig dünn, stets verbogen, 6 bis 12 cm lang und 1¼ bis 2 mm dick, gelblich oder weißlich, an Druckstellen bläulichgrün, seidig-glatt, etwa in der Mitte wie durch Schleierreste gefasert, oben weiß bereift, saftig berindet, brüchig, von einem weißen, wolligen Markstrang durchzogen.

Das Fleisch des Hutes ist in trockenem Zustande blaßgelblich, das des Stieles, besonders unten, ockerbraun. Es ist geruchlos und schmeckt mild.

Der Pilz wächst von August bis Oktober gesellig, oft scharenweise, auf Triften und an Wegen auf gänzlich verrottetem Dung. Er ist nicht gerade selten.

Abb. 10

Die vorzügliche Psilocybe-semilanceata-*Beschreibung von Michael/Schulz (1927).*

757. Psil. semilanceáta (Fr. 1818). **Spitzkegeliger Kahlkopf.** Taf. 66, Fig. 6.

H. braunoliv oder *grünlichgelb*, zartgerieft, mit schmieriger, leicht abziehbarer Haut, kahl und nackt, auch ohne Spur eines Velums, *bleibend-spitzkegelig, höher als breit* 1,5/1,5—2, mit anfangs eingeknicktem Rande, fast häutig. **St.** bräunlichblaß, fast seidenglänzend, faserig, fast gleichdünn 7—10/2, bisweilen aufwärts fast verdickt, wellig-verbogen, knorpelig, markig-ausgefüllt oder innen weißwollig. **L.** olivbräunlich, schl. *rotbraun* mit weißer, gefranster Schneide, aufsteigend, angeheftet. **Fl.** feucht gleichfarbig, trocken blaß, mild, geruchlos.

Auf Triften, an Graswegen, gesellig 9—10. Nicht selten. Sp. länglich-elliptisch 12—16/6—8 µ, glatt, 25—30/8—10 µ, Cyst. an Schneide spindelig-pfriemlich 20—25/4—5 µ. Eine durch den bleibend-schmalkegeligen, grünlichen, schmierigen Hut auffallende und sehr bestimmte Art, stets mit aufsteigenden, fast linearen Lamellen.

Abb. 11

Rickens Definition der Psilocybe-*Art (1915).*

Auch die farbige Zeichnung der Pilze aus dem Jahre 1927 kommt dem tatsächlichen Habitus der Fruchtkörper sehr nahe (siehe Umschlagrückseite).

1967 und 1969 konnte das Psilocybin auch in Pilzproben aus Schottland und England nachgewiesen werden. Michaelis berichtete 1977 dann über die Detektion des Alkaloides in Extrakten aus deutschen Aufsammlungen (Abb. 13, S. 24).

Ab 1979 wurden in verschiedenen Ländern quantitative Untersuchungen des Alkaloidgehaltes der Pilzarten unter Anwendung modernster Methoden (HPLC) durchgeführt, auf die an anderer Stelle noch eingegangen wird.

Man kann heute sagen, dass die *Psilocybe semilanceata* **der** psychoaktive Pilz Europas hinsichtlich Verbreitung, Erforschung und Anwendung ist. Guzman schätzt in seiner Monographie 1983 ein, dass die Art die weltgrößte Verbreitung unter allen psychoaktiven Psilocyben hat. Der Pilz kommt in Amerika, Europa, Australien und Asien vor. In vielen Ländern ist die Pilzflora so mangelhaft erforscht, dass über die Verbreitung solcher kleiner Arten erst recht nichts ausgesagt werden kann.

Es werden Funde aus folgenden europäischen Ländern beschrieben: Finnland, Norwegen, Schweden, Dänemark, Deutschland, Schweiz, Österreich, Niederlande, Belgien, Frankreich, Russland, Polen, Ungarn, Rumänien, Schottland, England, Wales, Italien, Spanien, Irland und die frühere Tschechoslowakei.

Hier muss ausdrücklich darauf hingewiesen werden, dass für solche kleinen europäischen Arten, die neben vielen ähnlichen Pilzen wachsen, keine umfassenden Verbreitungskarten existieren. Der sarkastische Satz *„Die Pilze kommen häufig vor, wo auch die Mykologen häufig sind"* trifft besonders auf die *Psilocybe*-Arten zu. Die Gattung fristete vor der Entdeckung des Psilocybins eher ein Schattendasein in der Literatur, und heute beschäftigen sich auch nur wenige Mykologen mit ihr. Daran ändert auch nichts, dass *Psilocybe semilanceata* wahrscheinlich die häufigste und auffälligste Sippe unter den Arten darstellt. Pilzfreunde mit anderer Intention (Kapitel 6.4.) lassen ihr Wissen gewöhnlich nicht in Verbreitungskarten verewigen.

Jedoch existiert aus dem Jahre 1986 auch eine Verbreitungskarte über das Vorkommen der Pilzart in Deutschland (S. 18).

Aus Ostdeutschland sind kaum Fundorte der *Psilocybe*-Art publiziert worden. Ich fand den Pilz in den verschiedensten Gebieten, so im Vorharz bei meiner Heimat Mansfeld, in der Dübener Heide, in weiteren Heidelandschaften sowie in Thüringen. Funde aus den anderen Landesteilen sind mir von befreundeten Mykologen bekannt. Schon Buch berichtete 1952 detailliert über Funde aus Sachsen (Abb. 15, S. 25).

Das üppigste Wachstum der *Psilocybe*-Art lässt sich auf im Wald gelegenen feuchten Weideflächen feststellen. Nach meinen Erfahrungen findet man die Art von Ende September bis Oktober in den meisten größeren Waldgebieten auf sauren Böden im Gras, an Wald- und Wegrändern, meist zu wenigen Exemplaren oder in kleinen Trupps bis zu 30 Pilzen. An solchen Stellen lässt sich dann regelmäßig auch Tierkot wie z. B. von Rehen nachweisen. Die Pilze wachsen nie direkt auf frischem Dung. Ausgesprochene Kümmerformen können an Chausseerändern im Gebirge gefunden werden.

Die Myzelien können alte Kuhweiden im Wald ausgedehnt durchziehen, wie sich an der Größe der Areale der Fruchtkörper dann ablesen lässt. Bei entsprechender Feuchtigkeit ist mit einer maximalen Fruktifikation der Art zu rechnen, wenn wenige Wochen zuvor die Grasflächen noch einmal mit Kühen beweidet werden.

Jedoch wachsen die Pilze auch auf entsprechend gelegenen Pferde- oder Schafweiden. Sehr häufig sind auch diese im Wald gelegenen Grasflächen ebenfalls Weideplatz von Rehen, die den Boden noch zusätzlich düngen. *Jedoch kommen die Pilze nicht an Standorten vor, wo Kunstdünger zum Einsatz gelangte.* Solche Weiden sind oft von Bächen oder Mooren begrenzt, die den Boden stark durchnässen. Im Sommer bewirkt das gleichzeitig hohe Wärmeangebot in diesen feuchten Schneisen ein optimales Wachstum der Myzelien. Die Pilze kommen von den Meeresküsten bis ins Hochgebirge vor, eine Angabe aus 1720 m NN stammt auch aus Deutschland (Messtischblatt-MTB-8443, 1985). Die Fundhöhen streuen in der früheren Tschechoslowakei von 330–1000 m Höhe, einmal 1400 m, ohne dass eine bestimmte Höhenlage bevorzugt erscheint. Hier sind 54 Aufsammlungen aus 44 Orten bekannt (letzter Stand 1986). Im Gegensatz zu anderen Pilzarten wie dem Zuchtchampignon hat die *Psilocybe*-Art offensichtlich einen größeren Temperaturbereich, in dem sie fruktifizieren kann.

Man kann davon ausgehen, dass die Pilze in allen deutschen Bundesländern ziemlich verbreitet sind, wenn auch nirgends wirklich sehr häufig und dicht. Eine Grenze für das Wachstum der Art ist offensichtlich das limitierte Vorkommen von Dung in den für die Verbreitung sonst optimalen Lokalitäten. Wahrscheinlich hat sie sich auch in den letzten Jahrzehnten dadurch nicht bei uns ausgebreitet, die Häufigkeitsbeschreibungen in der älteren Literatur entsprechen den heutigen Beobachtungen. In der Schweiz kommt die Art überall vor. Da diese Weiden hauptsächlich im Jura zu finden sind, herrscht oft die irrtümliche Meinung vor, dass die Pilze nur in etwa 1000 m Höhe vorkommen.

Trotzdem kann die *Psilocybe semilanceata* vereinzelt an Standorten mit optimalen Bedingungen sehr stark fruktifizieren.

Ich möchte hier auf zwei solcher Heidestandorte eingehen, die wir mehrjährig feldmykologisch untersucht haben.

An der ersten Lokalität fruktifizierte die Pilzart im sehr hohen Gras auf saurem Boden in einer Senke. Die Grasfläche lag als Schneise im Wald zwischen einem Bach und einem Moorteich. Auch noch im Herbst konnte bei Sonneneinstrahlung eine erheblich höhere Temperatur festgestellt werden als im Umland. Rehdung trug regelmäßig zur Düngung bei. Die Fruchtkörper der Erstfunde hatten durch das Wachstum im sehr hohen Gras Stiele bis zu 21 cm Länge (!), die Hüte waren so winzig, dass bei den Pilzen erst die Blauung und dann die chromatographische Untersuchung Hinweise auf die Identität der *Psilocybe semilanceata* lieferte. Spätere Funde ließen sich dann morphologisch eindeutig der Pilzart zuordnen. Während drei Jahren konnten jeweils zur Herbstzeit 30 bis 60 Pilze gefunden werden, dann erfolgte leider eine Vernichtung des Standortes durch Umgestaltung der Moorabstichstelle zum Moorlagerplatz mit Zufahrtsstraße.

Beschreibung: ***Psilocybe semilanceata*** **(Fr.) Quél. (=** ***Geophila semilanceata*** **Quél.)**

Hut gelbgrünlich bis braunoliv, oft blaugrün-fleckig, mit zartgeriefter, schmieriger, leicht abziehbarer Oberhaut; kahl ohne Velum, spitzkeglig mit mehr oder weniger scharf ausgeprägter spitzer Papille, höher als breit, sehr dünnfleischig, 2 cm breit und 2,5 cm hoch (1,5/1,7 cm oder 1,2/1,5 cm) mit anfangs eingebogenem Rand. Stiel 8–10 cm manchmal bis 15 cm lang, schlank, 2–3 mm dick, hellockerfarbig bis blaßbräunlich, Stielbasis häufig blaugrün gefärbt, faserig, etwas seidig-glänzend, bisweilen aufwärts verdickt, knorpelig-weißmarkig-wattig gefüllt; immer wellig-verbogen. Lamellen oliv-braun bis dunkelrotbraun mit weißer, flaumiger Schneide, gedrängt, aufsteigend, schmal, leicht bauchig-lanzettlich; bei kleinen Stücken fast linear angeheftet. Fleisch im Hut blaß-gelblich, im Stiel bräunlich werdend, ohne auffälligen Geruch oder Geschmack. Sporen länglich-elliptisch, erst grauviolett dann gelbbraun durchscheinend, glatt, mit Keimporus, 11–15 x 6,4–8 μm; Sporenstaub purpurbraun. Zystiden an der Blattschneide zahlreich, spindelig-pfriemlich, 22–27 x 6–8 μm. Basidien 4sporig, 25–35 x 8–10 μm.

Abb. 12 *Pilzbeschreibung nach Michaelis (1977)*

Der zweite Standort wurde nur einen Kilometer entfernt im gleichen Jahr entdeckt und anschließend während 15 Jahren untersucht. Früher weideten regelmäßig Kühe auf der sehr großen Wiese im Wald neben einem Bach, der den Boden stark durchfeuchtet. Heute weiden gelegentlich Schafherden dort, und im Gras findet man regelmäßig Rehdung. An dieser Lokalität fruktifiziert die Pilzart sehr üppig. Hunderte von Fruchtkörpern wachsen jeden Herbst auf dieser Wiese (Farbbild 1.2).

In drei Jahren konnten etwa 2800 Pilze (ca. 140 g) bei je drei Begehungen pro Jahr von Ende September bis Mitte Oktober gefunden werden. Einige Fruchtkörper stehen zwar frei auf dem Boden (Abb. 16, S. 27), der größte Teil wächst jedoch direkt in den Grasbüscheln (Abb. 17, S. 27; Farbbild 1.3.) und war so leicht zu übersehen.

Psilocybe semilanceata (Fr.) Quel. (Spitzkegliger Kahlkopf)
Nachweis von Psilocybin in deutschen Funden

Von H. Michaelis

Im Oktober 1972 fand ich in Thüringen *Psilocybe semilanceata* (Fr.) Quél., die nach Heim (1969) die einzige Psilocybin enthaltende Psilocybeart in Europa und nach Ricken ein häufig vorkommender Pilz ist. Da die Untersuchung von Pilz-Inhaltsstoffen zunehmend an Bedeutung gewinnt und in USA, Kanada, England, Frankreich und der Tschechoslowakei in dort wachsenden *P. semilanceata* Psilocybin nachgewiesen wurde, sollte mit diesem Beitrag festgestellt werden, ob dies auch für in Deutschland (Bundesrepublik und DDR) wachsende Pilze dieser Art zutrifft.

Abb. 13
Erste Publikation über den Psilocybingehalt deutscher Pilzproben.

Bei trockenem Wetter sind die Pilze verhältnismäßig gut zu erkennen. Durch die ausgeprägte Hygrophanität verändert sich die Hutfarbe bei Nässe in dunkeloliv-schwarzbraun. Nur durch genaue Betrachtung der Blätter und der elastischen, gekrümmten Stiele können die Pilze dann von Düngerlingsarten (Kapitel 2.4) differenziert werden. Ein besonderes Merkmal ist, wie bei vielen andern Pilzarten, die psychoaktiv wirken, eine allerdings verhältnismäßig gering auftretende Blaufärbung des unteren Stielteiles und teilweise des Hutes, besonders bei Nässe (Kapitel 4). Bei alten, nassen Fruchtkörpern können durchscheinend blaue Flecke spontan auf den Hüten auftreten, während die Stielverfärbungen meist erst durch das Abtrennen der Fruchtkörper von den Myzelien nach 30 bis 60 Minuten sichtbar werden. Ich fand auch bei Massenvorkommen immer blaugrün verfärbte Pilze gemeinsam mit solchen, die dieses Merkmal nicht aufwiesen. Die Blaufärbung bleibt beim Trocknen der Pilze unter teilweiser Ausblassung erhalten.

Die hier zitierten Pilzbeschreibungen aus früherer Zeit sind so detailliert, dass ich keine bessere hinzufügen könnte. Im Gegensatz zu mancher Literaturmeinung verströmen die feuchten Fruchtkörper beim Öffnen des Behältnisses sehr wohl einen Geruch, der ähnlich, aber schwächer als bei *Psilocybe bohemica* (Kapitel 2.3) als rettich- bis mohnartig beschrieben werden könnte und nicht unangenehm wirkt.

Auch zeigen die Pilze noch eine Besonderheit, die bei andern Arten kaum untersucht wurde. Unter dem Licht einer Quarzlampe fluoresziert die *Psilocybe*-Art – der verursachende Stoff konnte aber bis heute nicht identifiziert werden.

Wahrscheinlich ist *Psilocybe semilanceata* der psychoaktivste Pilz unter den europäischen Arten. Die eindrucksvolle und rapid einsetzende Wirkung kommt nicht nur in den zitierten Intoxikationen aus England, sondern auch in der folgenden Schilderung des ersten Selbstversuches eines Mykologen zum Ausdruck:

Nach der Aufnahme von nur 1,3 g der getrockneten und gepulverten Pilze (30 Exemplare) in Wasser setzte nach 20 Minuten bei nüchternem Magen sehr plötzlich und unerwartet unter starkem Tränenfluss die Psychose ein. Die Erscheinungen kann man am besten als eine Verknüpfung von Visionen und Gedanken bezeichnen – später fand ich den Begriff der „Imagination" in der Literatur. Äußerst unangenehm wurde von mir nach der Art eines Tagtraumes ein Flug erlebt, bei dem mich an jedem Arm eine Hexe gepackt hatte... Wir flogen zu dritt irgendwann und irgendwo. Danach sahen alle umliegenden Gegenstände wie ausgebleicht aus. Bei Augenschluss wurden abstrakte Ornamente ohne besondere Leuchtkraft oder emotionale Wirkung gesehen. Während dieser Zeit trat weitere Dysphorie verknüpft mit schuldbewusstem Grübeln auf. Nach fünf Stunden war die Wirkung plötzlich vorüber, allmählich stellte sich leichter Kopfschmerz ein, weitere Folgen wurden nicht festgestellt.

Ein zweiter Versuch mit der halben Dosierung beeindruckte dagegen durch das Aufsteigen von Erinnerungen bei gleichzeitigem Wiedererleben von Kindheitsgefühlen und eigenartigen Verschmelzungsgefühlen:

An einem Spätsommertag nahm ich 0,6 g des Pilzpulvers in der Natur ein. Das Wetter war sonnig und sehr warm, ich wanderte durch meine Heimatlandschaft, in der ich schon oft als Kind gespielt hatte. Plötzlich verspürte ich einen emotionalen Zustand, der am ehesten als eine kindliche Anschauungs- und Gefühlswelt zu dem mich umgebenden Wald beschrieben werden könnte. Die Umgebung wirkte besonders scharf konturiert, mein Blick erschien mir frisch und unverbraucht. Ich erinnerte mich plötzlich sehr detailliert, wie klein die Bäume vor Jahrzehnten gewesen waren, wie vor Dunkelheit dort kaum anderes Wachstum zu beobachten war, was mich teilweise geängstigt hatte. Gleichzeitig kamen mir meine Bewegungen viel kindlicher und elastischer vor. Der beglückende Zustand als Wiedererleben der Kindheit hielt etwa zwei Stunden an. Auf dem Heimweg sah ich ein Kälbchen auf der Weide. Es erweckte bei mir großes Mitleid, als ich sah, wie es unter den lästigen Fliegen litt. Dieses Mitempfinden steigerte sich kurzzeitig zu einer Art Verschmelzungsgefühlen mit dem Kalb, die ich als sehr sonderbar und nicht besonders angenehm empfand. Nach vier Stunden war die Wirkung ohne Folgen abgeklungen.

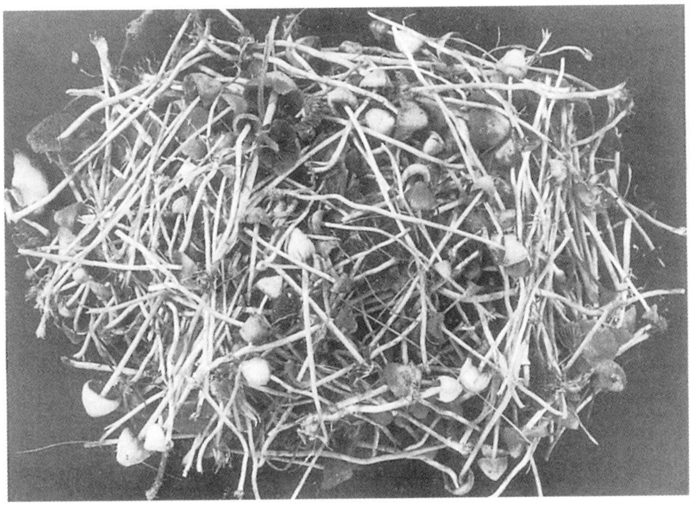

Abb. 14
Psilocybe semilanceata *von einem Heidestandort im Jahre 1989 (491 Pilze).*

a) Oberholz, Ndw., auf breitem Wiesenstreifen am Wege, zahlreich. 5. 11. (6° C). – b) Cradefeld, Lbw., im Grase unter *Quercus*, *Acer*, *Betula*, *Corylus*, sehr gesellig. 27. 9. – c) Wolftitz (»Streitwald«), auf grasigem Weg, mehrfach. 8. 10. Z. – d) Denkwitz, zerstreut auf sandiger Wiese, sehr große üppige Stücke. 22. 10. Z. C*.-?

Sp Staub purpurbraun; erst grauviolett, dann gelbbraun durchscheinend, länglich-elliptisch, mit Keimporus, glatt, 12–16×(6) 7–8; auch 13–15×7–8; sehr massig ausgefallen; auch 11–15×7–8. – Z klein, zahlreich an der Schneide, spindelig-pfriemlich, 18–24 ×4–5 (6).

Beschreibung (komb.): H dauernd spitz, kegelig, höher als breit, z. B. 2 breit ×2,5 hoch, oder 1,5×1,7, oder 1,2×1,5; mit etwas eingebogenem Rand, parabolisch, gelbgrünlich mit bräunlichem Scheitel oder im ganzen leichtbräunlich, schmierig, trocken-glänzend, glatt, kahl, mit leicht abziehbarer Oberhaut, am Rande zart gerieft, ohne Velum, dünnfleischig. – St 8–9× 2–2½; schlank, blaß, bräunlichblaß, nach oben fein weißschuppig, nach unten glatt und seidig-glänzend, gleichdünn, meist wellig verbogen, im Innern weißmarkig (wattig) ausgefüllt, starr, knorpelig. – L olivbraun bis dunkelrotbraun mit weißer, flaumiger Schneide, gedrängt, aufsteigend, schmal, leicht bauchig (lanzettlich), 3,5 : 0,5; bei kleinen Stücken fast linear, angeheftet. – Fl im Hut blaßgelblich, im Stiel bräunlich werdend; ohne auffälligen Geruch und Geschmack.

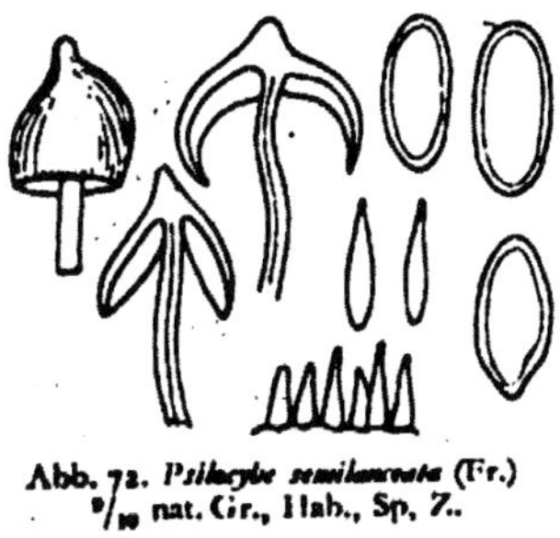

Abb. 72. *Psilocybe semilanceata* (Fr.) 9/10 nat. Gr., Hab., Sp, Z.

Der »Spitzkegelige Kahlkopf« ist durch die gelblichgrünliche bis olivbräunliche Farbe, die bleibend spitzkegelige Form des Hutes (höher als breit) und die aufsteigenden schmalen Lamellen gut charakterisiert. Das Fehlen des nicht seltenen Pilzes im Verzeichnis der Pilze Sachsens dürfte wohl auf einem Versehen beruhen.

Abb. 15
Gute Beschreibung der Psilocybe semilanceata *aus Sachsen durch R. Buch.*

Ein drittes Pilzexperiment mit *Psilocybe semilanceata* in Oregon führte schließlich zu einer vollständigen Identifikation mit einer Person des 19. Jahrhunderts:

Wir sammelten eine große Menge „liberty caps" auf einer Weide nahe Astoria. Später, im Haus, aß ich nicht mehr als 6 frische Pilze. Der Schlüsselreiz für das spätere Erleben kam von der Betrachtung eines Bildes, das als Aquarell eine elegante Lady im vorigen Jahrhundert zeigte. Dieses induzierte die plötzliche Erkenntnis, eine frühere Inkarnation im vorigen Jahrhundert gelebt zu haben. Ich wusste, dass ich 1813 in Deutschland als Alexander Schmitt geboren wurde und 1871 in Kentucky, USA, starb. Als Kind wanderte ich mit den Eltern und weiteren Emigranten per Schiff aus und änderte in den USA meinen Namen in Smith. Ich lebte dann als Holzfäller in einem kleinen Ort namens Sharpville, vielleicht auch geschrieben Shopville. Das Leben war hart und voller Entbehrungen, ich trank eine Menge Alkohol. Diese Umstände prägten meinen Lebensstil, der auch Schläge und andere Tyranneien gegenüber meiner Ehefrau einschloss. Als sich das Erleben vertiefte, erfolgte eine komplette Identifikation mit A. Smith. Während dieser Zeit erfolgte ein Wiedererleben in so vollendeter Form, dass ich nur noch englisch denken konnte, die ursprüngliche deutsche Sprache existierte nicht mehr. Schließlich wurden die letzten Stunden von A. Smith erlebt. Ich lag (er!) in weiße Bettlaken gehüllt und war sehr krank. Plötzlich wusste ich, dass meine Frau sich für die jahrelange Tyrannei gerächt und mich vergiftet hatte. Glücklicherweise war das Erleben dann zu Ende und ich erlebte den Tod selbst nicht mehr. Nach drei Jahren steht dieses Experiment als gültig in jedem Detail vor meinem geistigen Auge und hat meine Einstellung zum Tod nachhaltig verändert und vor allem relativiert.

Solche Erfahrungen können innerhalb des existierenden Weltbildes, das von den Naturwissenschaften determiniert wird, nicht erklärt werden. In jedem Fall sollten aber Versuche unternommen werden, entsprechende historische Personen und Plätze zu eruieren. Die betreffende Person hatte zu dem Staat Kentucky überhaupt keine Beziehung und war auch noch nie dort. Die historischen Orte konnten nicht aufgespürt werden, können durchaus aber im vorigen Jahrhundert existiert haben, denn immerhin fielen ihm einige Orte mit „ville" als typisch auf, auch das war ihm vorher nicht geläufig. S. Grof beschreibt in seinen bekannten Büchern über das wissenschaftliche Studium der Wirkung von LSD ähnliche frühere Inkarnationen, deren Auftreten, meist im Laufe einer Applikationsserie, er als nicht selten erwähnt. Er regte die vorurteilsfreie Erforschung des Phänomens an. Erschwerend kommt bei solchen psychologischen Versuchen aber hinzu, dass diese Erlebnisse nicht gezielt induzierbar sind, sie ergeben sich scheinbar zufällig.

Abschließend noch ein kurzer Erlebnisbericht, der ebenfalls zeigt, dass je nach Persönlichkeit und Umgebung die Wirkung immer anders nuanciert ist:

Nach der Aufnahme von 0,6 g Pilzpulver in Orangensaft begann die Wirkung nach 30 Minuten: Eine endlose Folge von Bildern vor geschlossenen Augen. Dabei wurden weder auffällige euphorische noch dysphorische Stimmungslagen beobachtet; am ehesten kann mein Verhältnis zu diesen Erscheinungen „zeitweises Staunen" genannt werden. Die anfänglich verschlungenen Ornamente wandelten sich im Laufe der Zeit in Pflanzen um, von denen aber einige unwirkliche, auf der Erde nicht bekannte Merkmale aufwiesen. Ich denke, die Bilder waren eine Wiederspiegelung meiner langjährigen Beschäftigung mit der Pflanzenwelt. Als mir dann ein Spiegel vorgehalten wurde, sah mich „ein finster aussehender, starr schauender Bursche" an. Dann stellte ich etwas widerwillig fest, dass ich im Alltag auch so wirke und mich bemühe, dass man bei mir „nicht so dahintersieht". Der Versuchsleiter bestätigte mir meinen eigenen Eindruck. Vorher hatten wir nie darüber gesprochen.

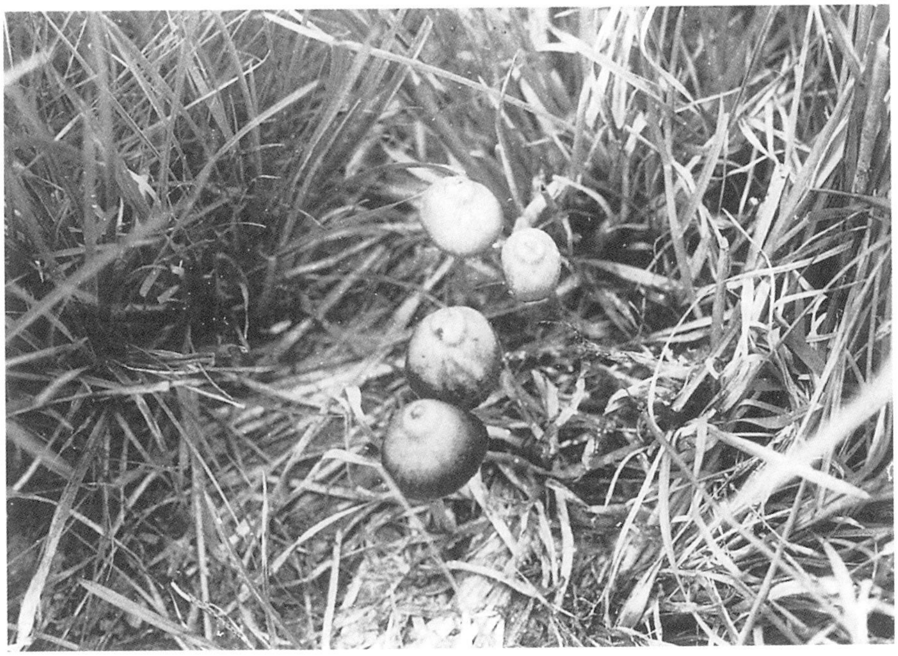

Abb. 16 Psilocybe semilanceata *auf grasigem Boden.*

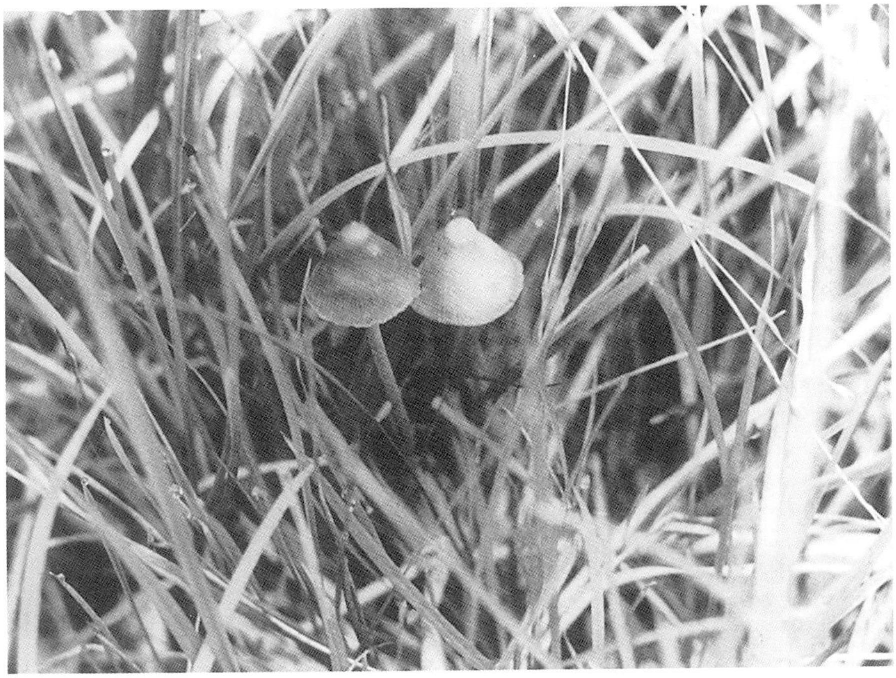

Abb. 17 *Wachstum der Pilze in Grasbüscheln.*

Mögliche psychotherapeutische Ausnutzung der psychotropen Wirkung des Psilocybins

Im obigen Bericht des schon 67jährigen Mykologen klingt die mögliche psychotherapeutische Ausnutzung der psychotropen Wirkung des Psilocybins schon an (Kapitel 8).

Im Einklang mit der starken Psychoaktivität konnte bei den chemischen Analysen der Pilze ein hoher Gehalt an Psilocybin nachgewiesen werden. Man kann heute davon ausgehen, dass die *Psilocybe*-Art bisher besser untersucht worden ist als jede andere Spezies, sogar gründlicher als die mexikanischen Arten. Letztere enthielten 0,2 bis 0,6% Psilocybin in den Exsikkaten.

Tabelle 1

Psilocybin-Anteil in getrockneten Pilzen der *Psilocybe semilanceata* (durchschn. Werte).

Herkunft	Psilocybin (%)
1. Dübener Heide, Ostdeutschland	0,96
2. Prag, Mittelböhmen	1,05
3. Krasna Lipa, Nordböhmen	0,91
4. Norwegen	0,95
5. Pazifischer Nordwesten, USA	0,93
6. Niederlande	0,97

Aufsammlungen von *Psilocybe semilanceata* aus England, Schottland, Norwegen, aus Finnland, aus Belgien und Holland, Deutschland, Frankreich, den USA sowie aus der Schweiz und der Tschechoslowakei wurden meist umfassend analysiert. Dabei fand man, dass der Alkaloidgehalt bei der gemeinsamen Analyse mehrerer Pilze zur Ermittlung eines Durchschnittswertes unabhängig vom Herkunftsland um 1% in den Trockenpilzen liegt. Es wurde schon oft über chemische Rassen bei Pilzen diskutiert, z.B. beim Fliegenpilz, aber nachgewiesen wurde eine solche bei den höheren Pilzen – im Gegensatz zu den Pflanzen – noch nicht. Die vorgestellten Resultate sprechen alle gegen eine Variabilität in den grundlegenden chemischen Substanzen im Pilz. Unter den hier abgehandelten Arten scheinen *Psilocybe semilanceata* und *Inocybe aeruginascens* (Kapitel 2.5) die Pilze zu sein, deren Gehalt an Psilocybin in den einzelnen Fruchtkörpern am wenigsten variiert. Von den in Tabelle 1 dargestellten Analyseergebnissen stammen die ersten drei von eigenen Untersuchungen, die zusammen mit einer Arbeitsgruppe aus Prag durchgeführt wurden. Frische Pilze enthalten etwa 90% Wasser, d.h. in einem Gramm ist durchschnittlich 1 mg Psilocybin enthalten.

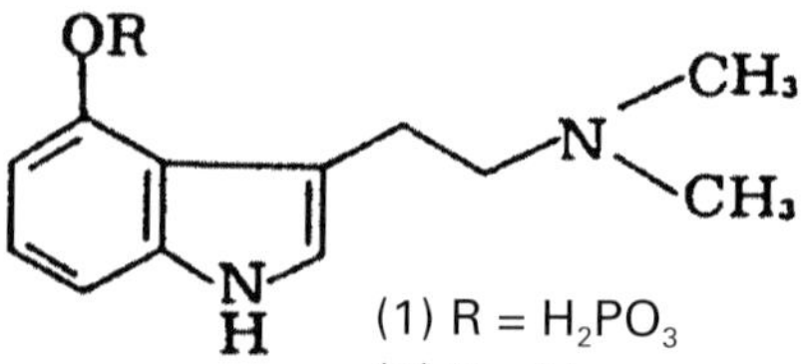

(1) R = H_2PO_3
(2) R = H

Strukturformel von Psilocybin (1) und Psilocin (2).

Das instabilere Psilocin, das als psilocybinanaloges Phenol viel oxydabler als letzteres ist, kommt in *Psilocybe semilanceata* höchstens in Spuren vor, meistens jedoch überhaupt nicht.

Tabelle 2

Alkaloidgehalt von trockenen Pilzen eines Standortes aus der Dübener Heide (eigene Befunde).

Trockenmassen	Psilocybin	Baeocystin
18 (mg)	1,25%	0,34%
30	0,96	0,21
70	0,72	0,19
85	0,90	0,10

Dagegen lässt sich das Baeocystin als biochemische Vorstufe des Psilocybins, bei dem die eine CH_3-Gruppe der letzteren Substanz durch ein H-Atom ersetzt ist, in jedem Fruchtkörper der *Psilocybe*-Art nachweisen, durchschnittlich in Mengen um 0,2% in den Trockenpilzen. 1967 berichteten Leung und Paul über die Isolation des Baeocystins aus den Fruchtkörpern der nordamerikanischen *Psilocybe baeocystis* SINGER & SMITH. 1977 wiesen dann Repke und Leslie die Substanz auch in *Psilocybe semilanceata* der gleichen Herkunft nach.

In einigen Untersuchungen ließ sich auch eine Variation in einzelnen Fruchtkörpern von einem Standort zeigen (Tabelle 2).

Kleinere Pilze enthielten fast immer mehr Alkaloid als größere, wie an einem weitaus größeren Untersuchungsmaterial (40 Pilze) nachgewiesen werden konnte. Das Baeocystin wird besonders in den Pilzhüten akkumuliert. In den finnischen Pilzproben enthielt ein Pilz sogar 2,37% Psilocybin!

Schon in den früheren kontrollierten Studien zur Psychoaktivität verschiedener Arten in der früheren Tschechoslowakei konnte nachgewiesen werden, dass bei gleichem Gehalt an Psilocybin die *Psilocybe semilanceata* stärker wirkte als die *Psilocybe bohemica* (Kapitel 2.3.). Die dabei aufgestellte Hypothese, dass noch weitere Substanzen in den Pilzen zur psychotropen Wirkung zusätzlich beitragen müssten, wird durch den regelmäßigen Nachweis des Baeocystins in beachtlichen Mengen in *Psilocybe semilanceata* bestätigt. Mir ist ein Versuch bekannt, bei dem 4 mg Baeocystin eine milde Halluzinose von dreistündiger Dauer erzeugten und 10 mg waren etwa identisch mit der Wirkung der gleichen Menge Psilocybin.

Hohe Lagerungsbeständigkeit des Psilocybins

Die Lagerungsbeständigkeit des Psilocybins im Pilzmaterial ist erstaunlich. Es konnte in einem Pilzexsikkat von anno 1869 aus einem finnischen Herbar noch 0,014% Psilocybin nachgewiesen werden. Eine Probe von 1843 enthielt allerdings kein Alkaloid mehr. Jedoch lässt sich die Art der Trocknung zu dieser Zeit natürlich nicht mehr feststellen. Temperaturen über 50 °C bewirken Zersetzungen des Psilocybins und seiner Derivate. In den Laborversuchen wurden bei Zimmertemperatur getrocknete Pilze oder auch gefriergetrocknete Fruchtkörper untersucht. Hier muss aber darauf hingewiesen werden, dass durch die poröse Struktur der gefriergetrockneten Pilze bei einer längeren Lagerung über Wochen und Monate bei 20 °C eine relativ schnelle Zersetzung der Alkaloide eintritt. Deshalb werden so hergestellte Exsikkate für Naturstoffanalysen bis zur Extraktion und Chromatographie bei –10 °C trocken aufbewahrt. In der nordamerikanischen Literatur wird unabhängig von den finnischen Ergebnissen erwähnt, dass die Zersetzung des Psilocybins in *Psilocybe semilanceata* im Vergleich zu den andern Arten am langsamsten erfolgte.

In letzter Zeit werden vereinzelt Mythen kreiert, die angeblich neuentdeckte toxische Wirkungen der *Psilocybe semilanceata* jenseits der bekannten psychischen Symptomatik suggerieren. So sollen Milligrammspuren von Phenylethylamin im Pilz vermehrt „bad trips“ im Vergleich zu reinem Psilocybin induzieren. Diese Annahme, die aus sehr limitierten und unvergleichbaren Literaturdaten abgeleitet wurde, wird schon daher entkräftet, dass selbst 1,6 g (!) Phenylethylamin im klinischen Versuch völlig ohne Wirkung blieben (Shulgin). Außerdem zeigten Auert und Mitarbeiter in einem detaillierten Artikel aus der Tschechoslowakei von 1980, dass beim kontrollierten klinischen Vergleich von Psilocybin mit Pilzmaterial gleichen Alkaloidgehaltes die Arten *Psilocybe semilanceata* und *Psilocybe bohemica* generell einen mehr meditativen Bewusstseinszustand erzeugten als die Reinsubstanz! (vgl. auch Kapitel 9). Wir haben außerdem nachgewiesen, dass eine angeblich tödliche Wirkung der *Psilocybe semilanceata*, mit vorher total konfuser Symptomatik in Frankreich, mit Sicherheit nicht von der Einnahme der Pilzart herrührte. Eine weitere, kurze Mitteilung aus Polen beschrieb neuerdings eine völlig atypische Wirkung der Pilzart, die hier sogar einen durch Psilocybin bedingten Herzinfarkt bei einem Achtzehnjährigen induziert haben soll. Abgesehen davon, dass hunderttausende Versuche in allen Altersgruppen bis hin zu neunzigjährigen mexikanischen Heilern mit 80-jähriger Pilzerfahrung mit verschiedensten Arten und Dosierungen *nie* solche Komplikationen erzeugt haben, wurde von den polnischen Forschern nicht einmal der Versuch unternommen, toxikologisch verschiedene mögliche Gifte wie z. B. Abkömmlinge des Amphetamins, Atropin oder analoge Arzneimittel im Sinne einer Mischvergiftung zu finden. Sofort wurden die Pilze als ursächliches Agens postuliert und man wird den dringenden Verdacht nicht los, dass jenseits der Wissenschaft unbedingt bedrohliche toxische Nebenwirkungen gefunden werden sollen, unter Vernachlässigung der ethnopharmakologischen und klinischen Forschung mehrerer Jahrzehnte (vgl. auch Absatz 7 u. 8).

Es ist sicher nur noch eine Frage der Zeit, bis die angeblichen Fenstersprünge nach LSD-Einnahme aus den sechziger Jahren journalistisch erneut reaktiviert und nun „modern" auf die Pilze projiziert werden. Dies entgegen den pharmakologischen Eigenschaften, die eben kein Delirium à la Nachtschattengewächse beinhalten.

2.2. Psilocybe germanica
Der „neue“ Psilocybinpilz aus Deutschland

Der „Deutsche Kahlkopf“ ist eine Neuentdeckung aus dem Jahr 2014. *Psilocybe germanica* Gartz & Wiedemann wurde von Jochen Gartz und Georg Wiedemann in Dippoldiswalde (Sachsen) entdeckt, im größten deutschen Herbarium in Berlin-Dahlem hinterlegt und wissenschaftlich beschrieben. Die neue Art wurde von den Erstbeschreibern nach den Elbgermanen benannt, die vor 2000 Jahren an dem Fundort gesiedelt hatten. *Psilocybe germanica* war bisher vollkommen unbekannt, sie ist bislang nur in Deutschland gefunden worden.

Die Art wächst häufig in Gruppen und tritt zuweilen in Büscheln auf. Der Deutsche Kahlkopf ist ein Holzzersetzer, gedeiht also auf Rinden und Mulch, auf Holzschnitzeln und -resten und auch auf einer Mischung aus Holz, Laub und Erde. *Psilocybe germanica* fruktifiziert von September bis in den Dezember und kann z. B. in Parks gefunden werden, jedoch erscheint eine Ausbreitung in Wäldern auch in höheren Lagen möglich. Die Pilze wuchsen am größten Standort in Massen bis hin zu büscheligen Aggregaten. Die Art erscheint im Wachstum ähnlich aggressiv wie die Myzelien von *Psilocybe cyanescens* und *Psilocybe azurescens*, eine zukünftige Ausbreitung wie bei diesen Arten kann daher künftig auch von *Psilocybe germanica* erwartet werden.

Die Pilze erscheinen von September bis November, vielleicht auch im Dezember. Kurze Schneefälle und mehrere Nächte mit kurz unter null Grad brachten das Pilzwachstum nicht zum Erliegen. Als neue Art zeigt *Psilocybe germanica* eine einzigartige Kombination aus Makro- und Mikromerkmalen sowie der Biochemie (Gartz 2018).

Der Hut der Spezies ist 1 bis 4 cm breit und weist ähnlich dem *Psilocybe semilanceata* eine Mammille im Zentrum auf. Im feuchten Zustand ist er dunkelbraun und verfärbt sich beim Austrocknen zu weißlich hin. Die Lamellen sind zunächst bräunlich und verfärben sich bei zunehmender Reife der Sporen zu purpur-braun hin. Der weißliche und gebogen wachsende, nach oben hin dicker werdende Stengel wird 5 bis 9 cm lang und 0,3 bis 0,7 cm dick. Anfänglich ist er mit Myzelium gefüllt, später hohl. Außerdem weist der Stiel eine äußerliche Eigenart auf. Jochen Gartz beschreibt es im Magazin *Lucys Rausch* als „eindrucksvolle Verdickungen der neuen Art bei den Frischpilzen nach Art eines Gelenks, wobei bei älteren Pilzen tatsächlich der Hut ab dieser Stelle nach vorn knickte“ (Gartz 2015). Hut und Stiel blauen bei Berührung, Frost und Regen können ebenso eine starke Blauung der Fruchtkörper bewirken. Die Mammille auf dem Hut verfärbt sich mit der Zeit meist von selbst in Richtung grau-bläulich. Die blaue Verfärbung ist weit größer als bei *Psilocybe semilanceata* und ähnlich der *Psilocybe azurescens* und *Psilocybe bohemica*. Die frischen Pilze haben einen angenehmen, aromatischen Geruch.

Die Sporenbildung ist im Vergleich zu *Psilocybe cyanescens* und *Psilocybe azurescens* eher weniger üppig. Die Sporen der Lamellen keimen gut auf 4 % Malzagar und die resultierenden weißen Myzelien wachsen außerordentlich schnell. Auch sie blauen bei Druck regelmäßig und verfärben im Alter etwa nach sechs Wochen Kultivierung spontan großflächig. Die Menge an Psilocybin reichte von 0,21 bis 0,28 % in den Trockenmassen bei fünf Myzelien nach vier Wochen Kultivierung. Es ist zu erwarten, dass durch die moderne Anwendung von Mulch in Parks und Gärten, vor allem in Städten, auch die *Psilocybe germanica* neben den anderen Arten eine große Zukunft hat und ihren Seltenheitsstatus bald ablegen wird.

Die Dosierung der *Psilocybe germanica* liegt, je nach gewünschter Intensität, zwischen 0,5 und 2 Gramm der Trockenmasse. Der deutsche Kahlkopf kann wie *Psilocybe semilanceata* dosiert werden. Proben getrockneter *Psilocybe germanica* enthielten zwischen 0,66 und 1,12 Prozent Psilocybin, 0,11 bis 0,30 Prozent Baeocystin und kein Psilocin. Die Art gehört damit zu den potenteren Spezies. „*Psilocybe germanica* ist auch biochemisch sehr interessant. Ihr Alkaloidmuster mit Psilocybin und Baeocystin erscheint völlig identisch zu *Psilocybe semilanceata* und daher von den anderen Holzbewohnern völlig abgetrennt! Auch hier fungierten als Standorte künstlich geschaffene Mulchflächen, im Gegensatz zu *Psilocybe bohemica* auf Holz- und anderen Pflanzenresten im Wald" (Gartz 2015). Aufgrund der relativen Neuheit dieser Art liegen noch keine Erfahrungsberichte von Nutzern vor, der Pilz weist jedoch das typische pharmakologische Profil eines Psilocybinbildners auf.

„Interessant sind im Zusammenhang mit der *Psilocybe germanica* Grabfunde zum möglichen Gebrauch der Art im Landkreis Wittenberg an der Elbe als Standort eines ‚deutschen Pilzkultes'. Diese legen die Vermutung nahe, dass der Pilz *Psilocybe germanica* bei Schamaninnen der Elbgermanen in Gebrauch gewesen sein könnte. In diesem Grab befanden sich die Nachbildungen von neun Pilzen mit denen für die *Psilocybe germanica* charakteristischen Verdickungen/Knoten im oberen Stildrittel. Nur dieser Psilocybinpilz weist diese taxonomische Besonderheit auf und die ‚9' galt in damaliger Zeit mythologisch als ‚göttliche Zahl'. Das Vorkommen der *Psilocybe germanica* ist im Übrigen nicht auf den Raum Wittenberg und Dippoldiswalde beschränkt" (Wiedemann 2021).

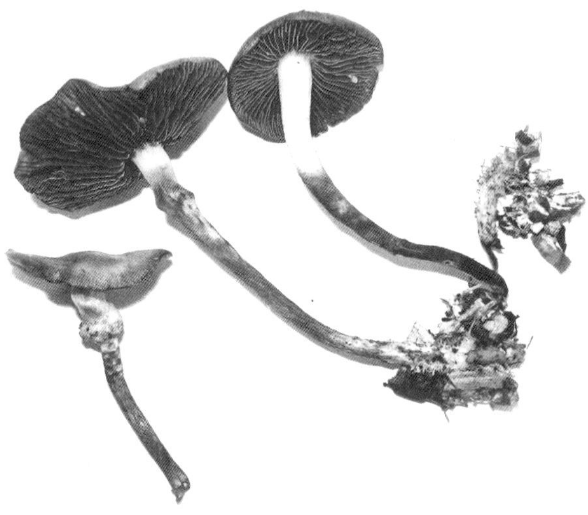

Psilocybe germanica *mit typischer Stielverdickung.*

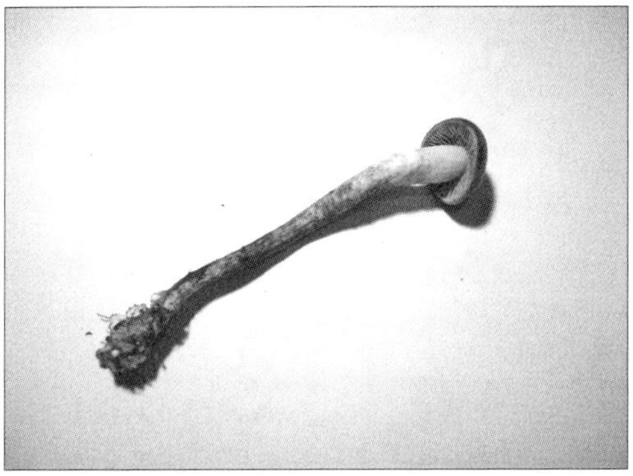

Psilocybe germanica *(Foto: J. Gartz).*

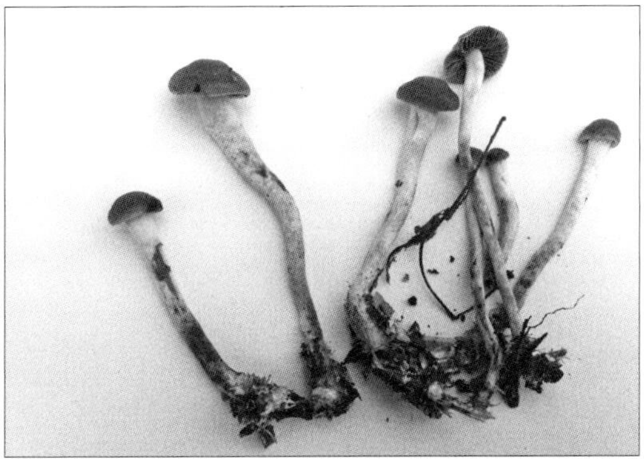

Psilocybe germanica *(Foto: J. Gartz).*

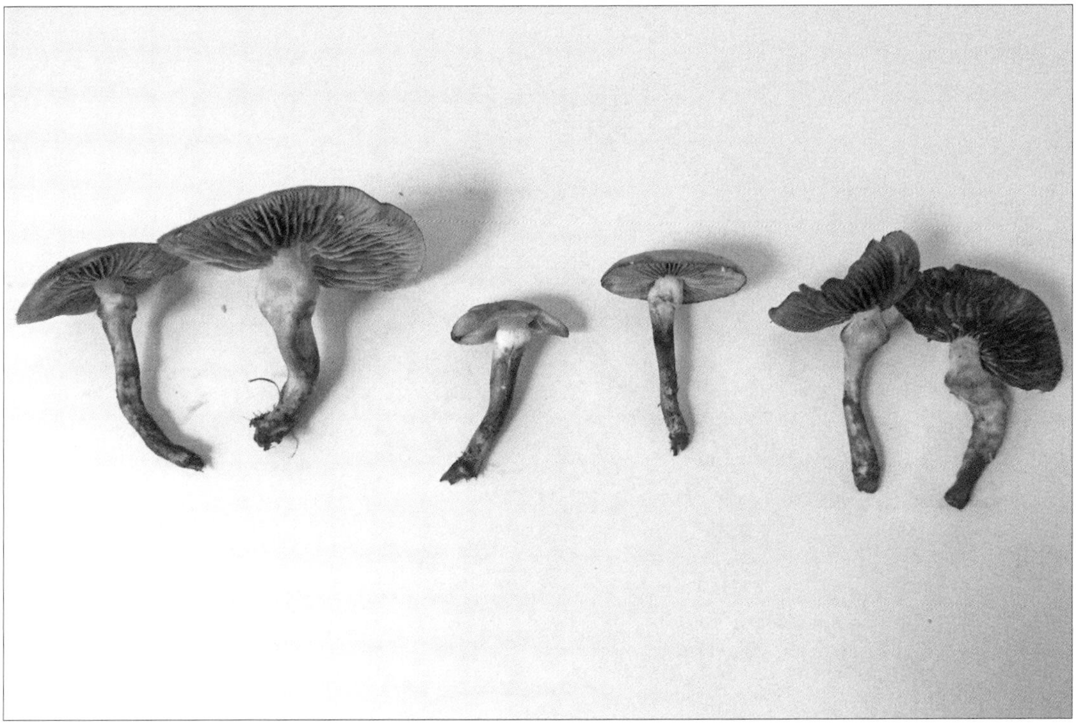

Psilocybe germanica *(Foto: Georg Wiedemann).*

2.3. *Psilocybe cyanescens* und *Psilocybe bohemica*

Potente Streubewohner

Außer *Psilocybe semilanceata* existieren in Europa mindestens noch zwei weitere psychotrope Psilocybe-Arten. Hier muss ausdrücklich darauf hingewiesen werden, dass die Differenzierung einzelner Arten in der Gattung *Psilocybe* zwischen namhaften Taxonomen umstritten ist. So wird zum Beispiel die Abgrenzung gegen die Gattung *Hypholoma* (Schwefelköpfe) und *Stropharia* (Träuschlinge) verschieden gehandhabt.

Große Variationsbreite der *Psilocybe cyanescens*

Während *Psilocybe semilanceata* eine eindeutig differenzierte und schon lange gleichlautend beschriebene Art darstellt, lassen sich nach Krieglsteiner weitere stark blauende Pilze als „*Psilocybe-cyanescens*-Komplex" kennzeichnen, allesamt Pilze, die auf Rohhumus bzw. pflanzlichen Resten wachsen.

In der Literatur sind nach Krieglsteiner folgende Arten lediglich Synonyme der *Psilocybe cyanescens* Wakefield emend. Krieglsteiner: *Hypholoma cyanescens* R. Maire, *Hypholoma coprinifacies (*Rolland ss. Herink*) Pouzar, Geophila cyanescens* (R. Maire) Kühner & Romagnesi, *Psilocybe serbica* Moser & Horak, *Psilocybe mairei* Singer, *Psilocybe bohemica* Sebek.

Eine große Schwierigkeit bei der Beurteilung der Einordnung dieser Synonyme liegt darin, dass die betreffenden Mykologen jeweils nur einzelne Aufsammlungen frischer Fruchtkörper näher beschreiben konnten und danach ein Vergleich mit Literaturdaten von Pilzen der andern Fundorte erfolgte. Im besten Fall lagen Exsikkate aus verschiedenen Herbarien zur Analyse vor. Jedoch sind die mikroskopischen Daten bei *Psilocybe*-Arten wenig different und überschneiden sich oft. Es ist dringend nötig, dass eine weitere mykologische Forschung über *Psilocybe cyanescens* anhand von Frischpilzen verschiedenster Standorte in Europa und Nordamerika unter Einschluss biochemischer Methoden erfolgt. Eindeutig widerlegt ist jedenfalls die arealgeographische Aufspaltung von *Psilocybe cyanescens* durch Guzman, der *Psilocybe mairei* Nordafrika, *Psilocybe cyanescens* England und Holland und *Psilocybe serbica* Serbien und Böhmen als Verbreitungsgebiete jeweils zuordnete. Innerhalb der Art scheint eine gewisse Variationsbreite je nach Aufsammlung und Klima zu existieren. Solche unterschiedlichen Morphologien sind bei „jungen" Arten zu erwarten, die noch relativ wenig festgelegt sind und sich neue Standorte erst erschließen.

In Abbildung 8 auf S. 18 sind die Fundregionen der *Psilocybe cyanescens* in Europa und Nordafrika dargestellt.

Ich habe innerhalb von 15 Jahren in den USA, Kanada, in Deutschland, Österreich und der früheren Tschechoslowakei frische Aufsammlungen von *Psilocybe cyanescens* und *Psilocybe bohemica* (nur in Europa) studiert. Beide sind eindeutig verschiedene Arten (Hut, Stiel) mit Sporen, die jedoch nicht zu unterscheiden sind.

Hier sollen jetzt einige Aspekte solcher blauender Psilocyben erörtert werden. Detaillierte Beschreibungen einzelner Aufsammlungen finden sich in den sehr ausführlichen Darstellungen von Krieglsteiner.

Eine gültige Beschreibung einer Pilzart ist erst dann erfolgt, wenn eine lateinische Diagnose der Aufsammlungen in Abgrenzung zu andern Arten in einem mykologischen Journal publiziert wird.

1946 beschrieb Wakefield Aufsammlungen von blauenden, dunkelblättrigen Pilzen aus den botanischen Gärten in Kew, England als *Psilocybe cyanescens* WAKEFIELD. Es wurde schon der Verdacht geäußert, dass die Pilze adventiv dort vorkamen, das heißt durch Einschleppung der Sporen mit Pflanzenmaterial aus Übersee. Solche Vorkommen von Pilzen in botanischen Gärten wurden schon oft beobachtet und sind immer dann wahrscheinlich, wenn die Pilze im Umland vorher nie gefunden werden konnten. An anderer Stelle wird die spektakuläre Einbürgerung von *Gymnopilus purpuratus* beschrieben (Kapitel 2.6).

Die Pilze zeigten eine viel stärkere Blaufleckung als *Psilocybe semilanceata* und wuchsen auf Holzstückchen im Herbst in den mehr waldigen Teilen der Gärten von Kew schon seit mehreren Jahren. Besonders fallen bei diesen Aufsammlungen die wellig verbogenen Pilzhüte auf. Guzman ist der Meinung, dass Aufsammlungen aus dem Nordwesten der USA (Nordkalifornien, Oregon, Washington) und aus British Columbia mit dieser Art identisch sind. Tatsächlich entsprechen alle Beschreibungen und Fotos der Pilze den englischen Funden, und meine eigene Feldforschung ergab, dass die Pilze identisch aussehen (vgl. Farbbilder 3.1 bis 3.4). Einen endgültigen Beweis könnten aber erst DNA-Analysen bzw. Kreuzungsexperimente von Einspormyzelien liefern. Auf diese Methode wird noch eingegangen. Auch in Holland wurden Fruchtkörper dieser Art im Jahre 1975 entdeckt. Weitere blauende Pilze, die auf faulendem Schilf und Gras wuchsen, fand man 1972 in der Schweiz im Jura-Gebirge (MTB 8511), wo sie gesellig vorkamen. Aus Österreich wurden Funde von der Steiermark im Herbst 1976 und 1992 nahe der tschechischen Grenze bekannt, von Korsika aus den Jahren 1972 und 1984. Fruchtkörper, die ebenfalls *Psilocybe cyanescens* zugeordnet werden konnten, fand man auch mehrfach in Deutschland (Abb. 18).

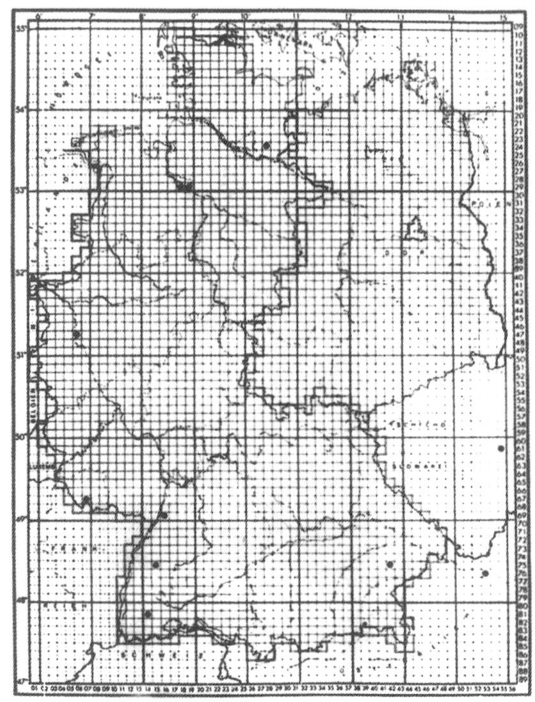

Abb. 18
Psilocybe cyanescens *in Deutschland und angrenzenden Gebieten (nach Krieglsteiner).*

Hier sollen nur einige Funde näher vorgestellt werden:

Am 31.10.1983 konnten größere Mengen von Fruchtkörpern aller Entwicklungsstadien in Niederbayern (MTB 7542) aufgesammelt werden, die auf etwa 100 m Länge entlang eines früheren Müllplatzes zwischen Gras in größeren und kleineren Gruppen, teils büschelig verwachsen, inmitten verwesenden pflanzlichen Materials (Blätter, Ästchen, Humus) wuchsen. Die älteren Pilze zeigten an den Hüten, besonders aber beim Übergang zu den Myzelzusammenballungen, grünliche und deutliche blaue Flecke, die anderen Fruchtkörper fleckten auch bei der sehr kühlen Temperatur nach Berührung sehr schnell blau. Der deutsche Name „Blauverfärbender Kahlkopf" ist also sehr typisch.

Die hier gekürzte Beschreibung der *Psilocybe cyanescens* trifft im Kern auf alle andern Aufsammlungen zu, die Größenverhältnisse können dagegen variieren.

Hüte: 2–6 cm breit, jung kegelig und mit steil zum Stiel führenden straffen, bald flüchtig werdenden Cortinafäden, schließlich verflachend, unregelmäßig aufgebogen und ohne Schleierreste, auch alt noch leicht stumpf gebuckelt. Frisch und feucht, kräftig haselbraun bis strohfarben, dann austrocknend, mit blauen bis blaugrünen Flecken.

Lamellen: teils flach ausgebuchtet, einige auch breit angewachsen, jung hell bis schmutzig beige, später durch Sporenreifung zimt- bis purpurbraun, bei Druck nur schwach blau fleckend.

Stiel: 2–14 cm lang, weißlich, gleichmäßig dick, 1,5–3 mm, Stiele und Myzelfasern bei Berührung blau verfärbend, teils bereits blau gefleckt.

Geruch: leicht mehlig bis fast kartoffelähnlich.

Sporen: elliptisch, 9–13,5 × 5–8 µm

Blauende Pilze auf Pflanzenresten wurden auch 1976 aus dem Saarland beschrieben, weitere Funde stammen aus dem Südschwarzwald (MTB 7515, 1959, 1963) und dem Vogtland (1979) sowie dem Rheinland (MTB 4706, 1982). Auch bei Hamburg (MTB 2428, 1961) und in Bremen (1982, 1983) konnten ähnliche Pilze gefunden werden. Die letzten Aufsammlungen sind besonders interessant, da die Fruktifikation in den Gewächshäusern des Rhododendron- und Bürgerparkes (MTB 2919, 2918) auf Holzstückchen im Herbst noch bedeutend stärker war (Tausende von Pilzen!) als im Freiland, wo die Art auch mehrfach fruktifizierte. Aus dem Nordwesten der USA sind weitere Holzbewohner von gleichen Substraten bekannt, so *Psilocybe stunzii* (Farbbild 10.2), *Psilocybe baeocystis* (Farbbild 10.3), *Psilocybe pelliculosa* u.a. Auch die mexikanische *Psilocybe caerulescens* MURR. ist mit diesen Arten verwandt. Der Pilz war die erste *Psilocybe*-Art, welche Wasson am 29. Juni 1955 im Selbstversuch als psychoaktiv erkannte (Farbbild 14.1).

Über die chemische Zusammensetzung der genannten Aufsammlungen ist fast nichts bekannt.

Eigene Analysen von Pilzen aus Deutschland ergaben:

Psilocybin: 0,85% in den Trockenpilzen
Psilocin: 0,07% in den Trockenpilzen
Baeocystin: 0,03% in den Trockenpilzen

Die Werte lagen in der gleichen Größenordnung wie die Alkaloidkonzentrationen in den mexikanischen Arten.

Die umfangreichsten Studien über Vorkommen, psychotrope Aktivität und Inhaltsstoffe von stark blauenden, europäischen Arten vom Holzsubstrat stammen aus der früheren Tschechoslowakei.

Am 6. und 13.12.1942 entdeckte Kubicka erstmals solche Pilze im Tal des Kresicky-Baches am Dorf Poricko v Posazavi bei Sazava. Der Mykologe Herink beschrieb die Pilze dann 1950 ausführlich und glaubt, dass Fries im vorigen Jahrhundert mit *Psilocybe callosa* diese *Psilocybe bohemica* SEBEK gemeint hat. Ich hatte die Möglichkeit, mit ihm und weiteren tschechischen Mykologen diesen Fundort am 15.11.1986 feldmykologisch zu erforschen, wobei wir 440 Fruchtkörper (550 g) fanden. Im Gegensatz zu *Psilocybe cyanescens* waren die Hüte *nie* hochgeschlagen (Farbbilder 4.1 und 4.3).

Auf beiden Seiten des Baches fruktifizierte die Art auf einer Länge von ca. 3 km, zum Teil inmitten von Brennesseln auf Ästchen von Carpinus, Alnus, Salix, auf Rohhumus von Picea-, Pinus- und Larix-Nadeln sowie an vermorschten Fichtenzapfen. Mehrere Fruchtkörper mit Höhen bis 15 cm und Hutbreiten bis 5 cm wuchsen auf einem total vermorschten Holzstamm, dessen Unterseite direkt vom Bach umspült wurde. Als sehr feuchtigkeitsliebende Art fruktifiziert sie bevorzugt im Spätherbst (Abb. 19), wobei vorherige kurze Nachtfröste die Fruktifikation maximal gestalten. Hier trocknen die sehr hygrophanen, braunen Hüte nach Milchkaffeeweiß aus, der Geruch bewegt sich zwischen den Stellungnahmen rettichartig bis mohnähnlich und ist nach meinen Erfahrungen variabel und schlecht zu definieren. Bei Berührung blauen besonders junge, trockene Pilze stark. Ältere Fruchtkörper sind meist schon am Standort fleckig tiefblau. Es ist erstaunlich, über wieviele Jahre die Pilze bei Poricko standorttreu in großer Zahl fruktifizieren. Leider erfolgte eine teilweise Vernichtung dieses Standortes in den letzten Jahren durch den Bau einer Straße.

Bis Ende 1982 konnte die Pilzart an 51 Orten in der CSFR gefunden werden, wovon nur 7 in Böhmen liegen, 40 in Mähren und vier in der Slowakei. Die Meereshöhen streuen von 200 m NN bis zu 700 m, darüber gibt es nur zwei Lokalitäten. Insgesamt wurde bis zu diesem Zeitpunkt über 112 Funde berichtet, davon allein 44 von der klassischen Lokalität
 bei Sazava.

Die Myzelien utilisieren die verschiedensten Pflanzenreste, sie wachsen sogar auf feuchter Pappe und bilden dabei wie in der Natur starke Rhizomorphen aus, die als dicke Myzelstränge zum Transport von Nährstoffen und Wasser dienen und ebenfalls stark blauen. (Farbbild 4.4). Dieses Verhalten ist ebenfalls analog zu *Psilocybe cyanescens*, die allerdings bevorzugt in Parks vorkommt. Beide Arten enthalten in Europa als Hauptalkaloid Psilocybin, während Psilocin und Baeocystin nur in Spuren vorkommen.

Psilocybe bohemica wirkt stark psychotrop. Der Erlebnisbericht eines Naturwissenschaftlers während kontrollierter klinischer Experimente in Prag dokumentiert die Wirkung eindrücklich:

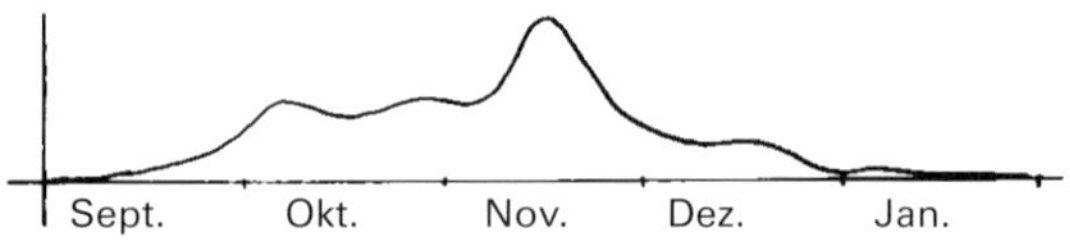

Abb. 19 *Fruktifikationskurve von Aufsammlungen aus der CSFR (nach Kubicka und Krieglsteiner).*

Die Wirkung der heißen Zubereitung der Pilze in Wasser (ca. 30 mg Psilocybin) setzte schon nach 10 Minuten ein. Ich wurde immer stiller. Zuerst begannen die Beine zu kribbeln, danach auch die Unterarme. Es konnten neben der etwas tieferen Atmung kaum weitere spürbare somatische Wirkungen beobachtet werden. Ungewohnte gedankliche Assoziationen lösten anfänglich Lachstürme aus, die auch auf die beiden „nüchternen" Aufsichtspersonen ansteckend wirkten. Die auftretende Hyperakusie wirkte zuerst beim Anhören von Musik sehr störend, so stach Vivaldis „Frühling" recht schmerzhaft im Hirn, – „wie ein Sägemesser" sagte ich. Die Versuchsleiter sahen gedunsen und gelb aus… Vorhandene Körpermerkmale, wie wenig Haarwuchs, bewirkten die illusionäre Verwandlung der Gestalt in einen Mönch mit Tonsur. Die Stimmen wirkten dazu noch sehr weihevoll, wobei unter leicht wahnhaften Bezügen die Herren teilweise wie in einer Schaltzentrale wirkten, die irgendwie gegen mich war. Gleichzeitig fand ich beide aber sehr sympathisch. Die andere weibliche Versuchsperson sah während dieser Zeit grandiose Farbenspiele, ihr ganzes Leben rollte visionär vor geschlossenen Augen ab. Während dieser Zeit hatte ich das starke Gefühl der Durchflutung des Körpers mit elektrischem Strom, welches nicht unangenehm war. Als nach ca. drei

Stunden sich die Versuchsleiter in die Küche zurückzogen, veränderte sich das Erleben schlagartig.

Zuerst hatte ich das Gefühl, dass meine Beine zunehmend mit der Wand verwuchsen, was sehr angenehm war. Bei dem Gefühl der völligen Bewusstseinsklarheit fühlte ich dann keinen Körper mehr. Ich sagte: „Der beste Ausdruck ist das Gefühl der reinen Seele." Wir konnten uns gegenseitig durch Worte gemeinsame Farbvorstellungen induzieren und reisten in der Welt, im mentalen Raum herum. Eine eindeutig telepathische Aussage ihrerseits über meine Heimat konnte ich einfach nicht fassen und deuten, konnte es auch später nicht. Das untrügliche Gefühl, dass der Tod dann auch nur so ein Seelenschweben mit oder ohne Herabsehen auf die „gewöhnliche" Welt ist, erfüllte mich mit Zuversicht, wobei mir das Denken gleichzeitig supernormal vorkam. Dagegen lehnte ich ihr Angebot, in meine Zukunft zu sehen und mir davon zu berichten, sehr ängstlich ab, obwohl ich gleichzeitig fühlte, dass sie entsprechende Sachen schon sah, wie künftige Krankheiten.

Im Erlebnisbericht kommen die kosmisch-mystischen Aspekte der Pilzwirkung deutlich zum Ausdruck, die überaus eindrücklich sind. Bei Halluzinogenen in höherer Dosierung, unter korrekter Einhaltung eines Schutz gewährenden „Settings" bei entsprechender positiver Gestimmtheit und innerer Vorbereitung („Set") sind sie oft beschrieben worden – natürlich bei jedem Individuum anders nuanciert. Ein berühmtes Beispiel zur Untersuchung dieser Bewusstseinszustände ist die mustergültige Studie der Psilocybinwirkung während eines Karfreitags-Gottesdienstes im Jahre 1962 durch Pahnke, die sogar als Doppelblindstudie angelegt war.

Ein ganz besonderes Wirkungsspektrum zeigte sich bei der gleichen Person während eines Versuches in Prag mit dem Myzel von *Psilocybe bohemica* drei Jahre später, wobei durch einen Analysenfehler anstelle der angestrebten Dosis von 30 mg jeweils 72 mg Psilocybin neben etwas Psilocin durch die vier am Versuch beteiligten Personen aufgenommen wurden (Farbbild 16.3):

Ich hatte schon Tage vor dem Versuch das gewisse Gefühl, dass es dieses Mal nicht ganz so glatt gehen würde wie vor drei Jahren, da ich die letzten zwei Monate durch persönlichen Stress labilisiert wurde. Jedoch vertraute ich auf die sachkundige psychiatrische Begleitung. Meine vorherige Frage nach der Ursache der mangelhaften Entfaltung von Visionen bei mir wurde vom Psychiater mit der kurzen Bemerkung „Abwehr" abgetan und trug noch zur Verspannung bei.

Nach 15 Minuten setzte die Wirkung der heißen Zubereitung schlagartig ein: Ich nahm die Musik nicht mehr wahr und versank für etwa drei Stunden in einen autistischen Zustand, der ohne Visionen subjektiv als Verwirrung mit teilweiser Bewusstlosigkeit bei Aufhebung des Zeit- und Ortsempfindens wahrgenommen wurde. Dieser äußerst quälende Zustand war jedoch nicht mit groben somatischen Störungen verbunden. Nach dem Aufwachen kam ich mir wie eine defekte Maschine vor; nur die Anteilnahme mit den andern, ebenfalls stark leidenden Versuchspersonen machte mich zeitweise etwas klarer. Die Bemühungen meines Versuchsleiters, auf mich ausgleichend zu wirken und auch den Realitätskontakt zu verstärken, hatten keinen dauerhaften Erfolg. Der Zustand erinnerte an alkoholische Volltrunkenheit, war jedoch nicht mit Aggressivität verbunden. Danach begann eine Projektion meiner Gefühle auf den Psychiater. Ich sah ihn illusionär verändert, erst als dominanten Hahn, der sich schließlich in einen Punker verwandelte. Dann hatte ich das Gefühl, dass er nur aufgrund seiner großen Erfahrung in der psycholytischen Therapie meine Zustände verstehen kann und bat ihn, dass wir uns gemeinsam in das andere Zimmer zurückziehen. Als er zustimmte, begann die psychische Spaltung. Meine Stimme war weinerlich verfremdet. Ich hatte das Gefühl, dass ein Teil von mir als Beobachter abgespalten war, der Rest lag mit meinem Körper nach Art eines Kleinkindes da, den Finger im Mund und unter Tränenströmen Zellstofftaschentücher zerknüllend. Ein gewaltiges

Erleben auf psychoanalytischer Ebene lief ab. Alle kürzlichen und früheren Konflikte, vor allem unter Einschluss der Eltern, tauchten in das Bewusstsein und wurden von diesem Teil der Persönlichkeit ausgesprochen und abreagiert. Dabei erfolgte keine Induzierung durch den Psychiater, wie man vermuten könnte. Ich sah ihn im Halbdunkel als meinen verstorbenen Großvater, als Totenschädel, als American-Football-Spieler, wobei ich seine Panzerung als Projektion meines zwanghaften Charakters erkannte.

Danach sah ich in den großen Spiegel und versöhnte mich mit mir selbst unter Verschmelzung der beiden Persönlichkeitshälften. Ich sah ein verweintes, weiches Gesicht und merkte bald, dass ich diesen Menschen für mich selbst annehmen kann, dass ich mich jetzt trotz aller Probleme selbst akzeptierte. Gleichzeitig bemerkte ich auch meine übertriebene Selbststrenge und wusste jetzt, dass man sie mir auch unvorteilhafterweise ansah. Jetzt wollte ich den Alltag gelassener annehmen. Diese psychische Klärung erschien mir als Offenbarung, bei Augenschluss sah ich durchsichtige Gefäße auf einer wunderbar blauen Fläche.

In der Folgezeit fiel meiner Umwelt ein lockeres Auftreten meinerseits auf und wurde spontan erwähnt.

In diesem Erlebnisbericht spiegelt sich die Abwehr vor den bei der hohen Dosis zwangsläufig aufsteigenden Konflikten im anfänglichen, sehr quälenden Delirium wieder, das dann durch ein ausgeprägtes psycholytisches Erlebnis abgelöst wurde (Kapitel 8). Schließlich erfolgte ein psychedelisches Erleben mit Visionen bei gleichzeitiger Verschmelzung der beiden Persönlichkeitshälften mit entsprechender, vorher unbeabsichtigter(!) therapeutischer Wirkung. Die persönliche Stresssituation trug anscheinend zum Sichtbarwerden der tief liegenden Konflikte bei, die sonst wahrscheinlich nie bearbeitet worden wären. Von den Außenstehenden mit Ausnahme des Psychiaters wurde die Reaktion als „bad trip" empfunden, von der Versuchsperson jedoch als sehr klärend und läuternd – auch noch zehn Jahre später. Grof beschreibt völlig analoge Reaktionsweisen unter LSD-Therapie. Nach dem „Durchschreiten der Hölle" erfolgt die Neustrukturierung der Persönlichkeit auf höherem Niveau unter gleichzeitigem visionärem Sehen von klaren Lichtern.

Tabelle 3

Psilocybin und seine Derivate in getrockneten Pilzen der *Psilocybe bohemica* (%).

Pilz	mg	Psilocybin	Psilocin	Baeocystin
1	31	1,34	–	0,01
2	90	0,94	0,01	0,01
3	104	0,41	–	0,02
4	175	0,90	–	0,01
5	200	0,71	0,01	0,02
6	220	0,37	–	0,01

1973 berichteten Semerdzieva und Nerud erstmalig über den qualitativen Nachweis des Psilocybins in Aufsammlungen von *Psilocybe bohemica*. Diese Arbeitsgruppe hat dann auch über Psilocybinmengen bis 1,1% in den Trockenpilzen berichtet. In den eigenen Untersuchungen konnte auch eine Variation der Alkaloidmengen in verschiedenen Pilzen von dem Standort bei Sazava nachgewiesen werden, eine Pilzkultur gelang ebenfalls.

Trotz der starken Blauverfärbung enthalten die Pilze des europäischen *Psilocybe-cyanescens*-Komplexes wie *Psilocybe bohemica* ebenfalls sehr wenig oder überhaupt kein Psilocin. Die Aufsammlungen unterscheiden sich chemotaxonomisch stark von der *Psilocybe cyanescens* aus dem Nordwesten der USA, die bis zu 1% an Psilocin in den Trockenpilzen enthalten und mit einem gleichfalls hohen Gehalt an Psilocybin (insgesamt bis zu 2% Alkaloid) als potenteste nordamerikanische Art bis zur Entdeckung von *Psilocybe azurescens* STAMETS & GARTZ (Kapitel 6.1., Farbbilder 11.1–11.4) galt. Auch wird bei der Untersuchung von Extrakten dieser Pilze das Oxydationsprodukt des Psilocins auf den Dünnschichtplatten sichtbar, im Gegensatz zur Analyse der europäischen Pilze. Dagegen enthalten beide Pilze ähnlich geringe Mengen Baeocystin, im Gegensatz zu den großen Mengen in *Psilocybe azurescens*.

Insgesamt kann eingeschätzt werden, dass die stark psychoaktiven und auffälligen Arten in Europa in Ausbreitung begriffen ist. Die zunehmende Eutrophierung der Landschaft, verbunden mit einer Ansäuerung weiter Bodengebiete sowie die Vielzahl der möglichen Substrate ohne nötige Dungassoziation in beliebigen feuchten Wäldern und Parks lassen vermuten, dass vor allem *Psilocybe cyanescens* in zukünftigen Jahren eine sehr große Verbreitung erlangen wird.

Diese schon 1993 gemachte Feststellung hat sich durch die Entwicklung der letzten sechs Jahre völlig bestätigt. Inzwischen wurden große Funde mit Hunderten bis Tausenden Fruchtkörpern der *Psilocybe cyanescens* in Schwerin, Hamburg, Berlin, Stuttgart, Dresden, im Ruhrgebiet, in und um Erfurt sowie bei Leipzig gemacht.

In der Schweiz fand man sie und die verwandte *Psilocybe azurescens* in und um Zürich, Basel, Thun und Bern. Auch österreichische Funde sind bekannt geworden.

Durch die neuartige und umfassende Anwendung von Rindenmulch und Laubholzhäcksel in Parks, botanischen Gärten, Zoos, neuen Wohn- und Gewerbegebieten wurde eine ökologische Nische geschaffen, die von den stark blauenden Pilzen mit ihrem sehr aggressiven Myzelwachstum sowie der starken Sporenbildung stürmisch erschlossen wird. Eine ähnliche Entwicklung war im Pazifischen Nordwesten vor fünfzehn bis zwanzig Jahren zu beobachten, die schließlich dazu führte, dass sich die Pilzart als *der* charakteristische Spätherbstpilz auf Holzresten in Siedlungen etabliert hat. Die Entwicklung in Mitteleuropa ist völlig analog und wird schließlich in fünf, spätestens zehn Jahren dazu führen, dass in jeder Gegend von Ende September bis in den Dezember hinein Massenfruktifikationen der *Psilocybe cyanescens* und auch der verwandten Arten auftreten werden.

2.4. Panaeolus subbalteatus
Mykologie und Mythen über Düngerlinge

Über unfreiwillige Intoxikationen mit den dunkelsporigen Düngerlingen (Gattung *Panaeolus*) wurde ebenfalls seit Anfang des 19. Jahrhunderts aus verschiedenen Regionen der Welt berichtet. *1816 sammelte ein armer Mann im Hyde Park von London Pilze, die er für Champignons hielt. Bald nach dem Verzehr verdunkelte sich sein Blickfeld, er sah Nebel, fühlte Leichtigkeit bei gleichzeitigem Auftreten von Schwindelgefühlen. Unter Zittern fiel er kraftlos in einen Sessel und vergaß alles um sich herum, wusste auch nicht mehr, wo er sich befand. Später verebben die Schwindelgefühle, der Puls wurde langsam, schließlich schlief er ein.*

Für dies alles wurde als Ursache der „*Agaricus campanulatus* Linnaeus" – den der Mann für Champignons hielt – angesehen, die gleiche Art, die schon ein Jahr zuvor einen ähnlichen Fall verursacht hatte.

Beide Berichte erinnern an die Intoxikationen von 1799 mit der *Psilocybe semilanceata* aus dem St.James Green Park. (S. 20 ff.). Irgendwie logisch, denn auch unter den Düngerlingen finden sich Psilocybinbildner. Jedoch ist und war Gegenstand wissenschaftlicher Kontroversen, welche der 15 europäischen Arten die Wirkstoffe bilden und damit psychotrop sind. Auch wenn hier keine endgültigen Stellungnahmen vermittelt werden können, weisen die Naturstoffanalysen von exakt bestimmten und in Herbarien hinterlegten Arten aus neuester Zeit eindeutige Ergebnisse aus (siehe Tabellen). Speziell in der Gattung *Panaeolus* scheint manche amerikanische Art nicht mit der gleichnamigen Spezies aus Europa identisch zu sein.

Aber zunächst noch weitere Beispiele für früher aufgetretene Intoxikationen mit Düngerlingen.

1914 ereignete sich eine typische halluzinatorische Erfahrung in Maine, USA, die dem versehentlichen Verzehr des Schmetterlings- oder Blassen Düngerlings *Panaeolus papilionaceus* (Bull.: Fr.) Quel. zugeschrieben wurde.

Ein Mr. W. beschrieb danach die Wirkung so (gekürzt):

Nach dem Verzehr der Pilze wurden wir beide in kurzer Zeit sehr angeregt und nahezu hysterisch. Das Lachen konnte nur mit großer Schwierigkeit unterdrückt werden. Gegenstände nahmen eine grüne und rote Tönung an. Später hatte ich eine sehr unangenehme Illusion. Unzählige menschliche Gesichter aller Art und verschiedensten Aussehens erschienen und füllten den Raum völlig aus. Sie grimassierten schnell und wirkten schrecklich. Die

Gesichter zeigten alle möglichen Farbintensitäten und auch ein intensives Rot und Violett, wie Feuerwerke. Makroskopie war ebenfalls festzustellen. Nach sechs Stunden endete der Zustand ohne jegliche Nachwirkungen.

Im Winter 1915 erschien eine *Panaeolus*-Art spontan in einem Pilzgewächshaus in New York, wurde zusammen mit den dort kultivierten Champignons irrtümlich verspeist und bewirkte so eindrucksvolle Vergiftungen, dass Murrill den Pilz als *Panaeolus venenosus* neu beschrieb. Erst später stellte sich heraus, dass die Art anno 1861 als *Agaricus subbalteatus* B. & BR. aus England schon erwähnt worden war. Die heute gültige Kombination *Panaeolus subbalteatus* (B.& BR.) SACC. (Dunkelrandiger oder Gezonter Düngerling) wurde dann 1887 publiziert.

Weitere Intoxikationen mit Düngerlingsarten wurden aus den USA (1917) und auch aus Australien (nach 1940), hier mit „*Panaeolus ovatus* COOKE & MASSEE", mit ähnlicher Symptomatik beschrieben.

Diese Ereignisse veranlassten Schultes, im Einklang mit den Bestimmungsversuchen von Linder, den Teonanacatl aus der mexikanischen Literatur des 16. und 17. Jahrhunderts schließlich 1939 als *Panaeolus sphrinctrinus* (FR.) QUEL. zu publizieren.

Jedoch konnten Wasson, Heim und Mitarbeiter sowie Singer den Gebrauch von Düngerlingen in Mexiko neben den psychotropen Psilocyben in den fünfziger Jahren nicht belegen. Auch Guzman nannte diese Art bereits 1959 den „falschen Teonanacatl" und konnte bis heute den nativen Gebrauch irgendeiner Panaeolus-Art für Mexiko nicht nachweisen. Im Gegenteil, die Eingeborenen halten blauende halluzinogene Düngerlingsarten für giftig!

In der frühen deutschen Literatur erscheinen in Analogie zu den Psilocybe-Arten die Düngerlinge trotz der englischen Vergiftungen nicht als Giftpilze (Abb. 20).

Jedoch erfasst auch diese Beschreibung die Merkmale sehr genau, wie auch das Farbbild 5.1 als Aquarell den Habitus gut wiedergibt (Farbbild 5.2). Auch eine neuere Beschreibung erscheint eher weniger gründlich als die frühere Definition (Abb. 21).

Eine Intoxikation mit Düngerlingen in Deutschland wird erstmals 1957 erwähnt (siehe Abb. 22):

Der verursachende Pilz muss aus heutiger Sicht der Runzlige Düngerling *Panaeolus retirugis* (FR.) GILL. gewesen sein:

30 bis 60 Minuten nach dem Essen des Pilzgerichtes nahm die Frau ein immer stärkeres Flimmern vor den Augen wahr, unter starker Pupillenerweiterung und Atemnot traten ausgesprochene Angstzustände auf. Alle Gegenstände wirkten wie mit Gardinen verhängt. Nach Abklingen der Wirkungen konnten keine Schädigungen festgestellt werden.

1970 trat ein weiterer Vergiftungsfall mit *Panaeolus subbalteatus* in Leipzig auf, bei dem – wie bereits 1915 in New York – die Art in künstlich angelegten Pilzkulturen, hier in der des Riesenträuschlings *Stropharia rugoso-annulata* FARLOW, spontan erschien und verzehrt wurde. Im Bericht wurden die Wirkungen etwas eigenartig beschrieben.

Auf Mist, Dung und im Kompost

Durch die Schilderung der Intoxikationen und durch den Namen „Düngerlinge" wird schon deutlich, welche Standorte die Pilzarten bevorzugen.

Sie wachsen zum Teil direkt auf Dung oder auf stark gedüngten Weiden im Gras, auf Abfallhaufen sowie im Kompost oder auf Stroh von angelegten Speisepilzkulturen.

Eine weitere Besonderheit besitzen die europäischen Düngerlingsarten, die Psilocybin bilden, in Abgrenzung zu den Psilocyben. Nur sehr selten blauen sie bei Verletzung oder auf Druck, im Gegensatz zu stark blauenden tropischen Arten.

Watling erwähnt in seinem Bericht über schottische Intoxikationen aus dem Jahre 1977 auffällige blaue Verfärbungen an den Stielen und Hüten von *Panaeolus subbalteatus* auch nach Druckeinwirkung. Nach meinen Beobachtungen sind diese aber sehr selten. Auch aus dem pazifischen Nordwesten der USA wird berichtet, dass nur ein Pilz pro Hundert sich blau verfärbt.

Eine Art wird in der Literatur bezüglich Giftigkeit besonders kontrovers diskutiert: *Panaeolus foenisecii* (PERS.: FR.) KÜHN., der Heu-Düngerling. Die Art wurde auch schon zu *Psilocybe* und *Psathyrella* (Mürblinge) gestellt und von *Panaeolus* abgetrennt als *Panaeolina* benannt, weil sie nicht auf Dung fruktifiziert, nach dem Heuschnitt vorkommt und dunkelbraune bis purpurbraune, rauhe Sporen bildet. Die andern Düngerlinge hinterlassen dagegen einen schwarzen Sporenstaub beim Legen der Hüte auf weißes Papier und Überstülpen eines Glases zur Verhinderung der Austrocknung. Aber auch beim Heu-Düngerling reifen die Sporen nicht gleichzeitig, so dass die Lamellen scheckig erscheinen.

Abb. 20
Panaeolus subbalteatus *im Pilzbuch von Michael/Schulz aus dem Jahre 1927*

192. Gezonter Düngerling. Wertlos. Panaēolus subbalteátus Berk. u. Br.

Der Hut ist flachglockig, stumpf, in der Mitte öfter etwas gebuckelt, meist 3 bis 4, manchmal auch bis 5 cm breit, hygrophan, im feuchten Zustande rotbraun, trocken blaß, bräunlich-fleischfarben, am Rande eine Zeitlang durchwässert dunkler gezont, glatt oder etwas runzelig, kahl, schleierlos, ziemlich fleischig.

Die Blätter sind erst rotbräunlich, schließlich rußig-schwarz, ziemlich gedrängt, bauchig, 7 bis 8 mm breit, dicklich, am Stiel angeheftet, später von ihm getrennt.

Die Sporen sind fast zitronenförmig, 13 bis 14 μ lang und 8 bis 9 μ breit, glatt, schwarz, undurchsichtig.

Der Stiel ist schlank, fast gleichmäßig dick, oft verbogen, 4 bis 8 cm lang und 3 bis 4, seltener bis 5 mm dick, rotbräunlich, seidig-faserig, nur oben schwach bereift, engröhrig-hohl, zerbrechlich.

Das Fleisch ist blaß, geruchlos und von mildem Geschmack.

Zeit und Standort: Der Pilz wächst von Juni bis Oktober büschelig, fast rasig, an grasigen Orten, besonders üppig auf gedüngten Äckern, kommt aber seltener vor.

Abb. 21
Beschreibung des Gezonten Düngerlings im Jahre 1962

Dunkelrandiger Düngerling (Panaeolus subbalteatus). ***Gewölbt-ausgebreitet, lehmbraun mit dunkler Randzone.*** **Hut 2–4 cm, gewölbt, bald leicht gebuckelt ausgebreitet, glatt, jung kastanienbraun, von der Mitte aus verblassend bis lederfarben-lehmbraun, aber fast immer mit kastanienbrauner Randzone, ohne Schleier. Lamellen marmoriert, allmählich fast schwarz. Stiel recht kräftig, schwach gerieft, mit etwas Hutfarbe. – Auf gedüngtem Boden. Recht häufig.**

Abb. 22
Erste Erwähnung einer Vergiftung mit Düngerlingen aus Deutschland (1957)

Eine Düngerlingvergiftung in Bremen

Von W. Neuhoff

Vergiftungen durch die schwarzsporigen Düngerlinge (*Panaeolus*) kommen anscheinend nur selten vor. Bekanntgeworden sind bisher vereinzelte Fälle aus Nordamerika und England. Die Schilderung des Krankheitsverlaufes geht im wesentlichen zurück auf Louis C. C. Krieger – »A popular guide to the higher fungi (mushrooms) of New York State«, 1935, S. 147 –, der die Symptome als ähnlich denjenigen einer Alkoholvergiftung beschreibt: Schwierigkeiten beim Stehen und Gehen, unzusammenhängendes und unangebrachtes Reden und Lachen, visionäres Schwanken oder Tanzen von Gegenständen der Umgebung. Hinzu kommen bemerkenswerte Halluzinationen prachtvoller Farbenzusammenstellungen. Äußerlich besonders auffallend sind die geröteten Augen und die Erweiterung der Pupillen.

Durch die schwierige taxonomische Differenzierung existieren für die europäischen Panaeolus-Arten erst recht keine zuverlässigen Verbreitungskarten. Einige Spezies können aber lokal häufig auftreten.

Taxonomische Verwirrungen

So fand ich am 25. Mai 1986 in Heringsdorf an der Ostseeküste 147 Fruchtkörper aller Altersstadien des *Panaeolus subbalteatus* auf einem Komposthaufen, der ursprünglich einmal Pferdemist enthielt. Im Gegensatz zu *Psilocybe*-Arten kommen die Düngerlinge von Frühjahr bis Herbst vor. Die Differenzierung der *Panaeolus*-Arten wird auch dadurch erschwert, dass die Farbe der Hüte durch die Hygrophanität je nach Art von weißlich bis grau oder rotbraun bis nach schwarzbraun verändert sein kann. Die Pilze vom Komposthaufen waren im Alter zum Teil an den Hüten aufgerissen (siehe Farbbild 5.4), nach oben gebogen und mit schwarzem Sporenstaub bedeckt. Nur zwei Pilze hatten blaue Flecken auf den Hüten, bei Druck verfärbten sich die Stiele nicht. *Panaeolus subbalteatus* wurde in der amerikanischen Literatur auch schon „*Panaeolus variabilis*" genannt, weil manche Stämme im Aussehen andere Pilzarten imitieren und so zur taxonomischen Verwirrung beitragen. Auch kann die Art zum Beispiel unmittelbar neben dem Heu-Düngerling wachsen, so dass bei flüchtiger Betrachtung weitere Verwechslungen möglich sind. Die im Alter flachen Hüte sind für *Panaeolus subbalteatus* taxonomisch signifikant.

Die lange durchwässerte Randzone gibt den Pilzen ihren Namen. Hier sollen nur die Arten näher betrachtet werden, die Psilocybin bilden. Aus umfangreichen neueren Analysen geht eindeutig hervor, dass *Panaeolus subbalteatus* die wichtigste psychotrope Düngerlingsart in Europa ist.

Ola'h hat in seiner Weltmonographie der Gattung *Panaeolus* Ende der sechziger Jahre viel Verwirrung gestiftet, indem er manche Arten als „latente Psilocybin-Bildner" charakterisierte.

So wurde zum Beispiel für *Panaeolus foenisecii* die gelegentliche Bildung von Psilocybin postuliert. Es zeichnen sich alle Düngerlingsarten durch eine Besonderheit gegenüber den sonstigen besprochenen Arten aus: Sie bilden 5-substituierte Indolverbindungen wie Serotonin und dessen biochemischen Vorläufer 5-Hydroxy-Tryptophan. Die erstere Verbindung ist auch bei Tier und Mensch weit verbreitet und fungiert als Neurotransmitter im Gehirn, auch wenn noch nicht alle Wirkungen geklärt sind. Festzuhalten ist jedenfalls, dass beide Substanzen oral verabreicht völlig ohne Wirkung sind. Diese Stoffe können bei der Papier- und Dünnschichtchromatographie vor allem mit Psilocin verwechselt werden, auffällig war im Gegensatz zu heutigen Befunden an Ola'hs Resultaten der sehr häufige Nachweis des Psilocins in Düngerlingen!

Bei jüngeren Untersuchungen von eindeutig bestimmtem Pilzmaterial der europäischen *Panaeolus*-Arten konnte nie Psilocin in größeren Mengen nachgewiesen werden. Auch „chemische Rassen" einzelner Arten entdeckte man nicht. Ich glaube, dass sich die akzidentiellen Intoxikationen mit Ausnahme einer Einschleppung von tropischen Arten (S. 42 ff) fast ausschließlich auf *Panaeolus subbalteatus* zurückführen lassen. Über *Panaeolus retirugis* ist in der Literatur hinsichtlich Vorkommen und chemischer Zusammensetzung nur sehr wenig bekannt, der Fall aus Bremen zeigt jedoch auch die Psychoaktivität der Art an. 1985 fand ich zwei Fruchtkörper auf einer Weide, die 0,03 und 0,05% Psilocybin neben Serotonin in den Exsikkaten enthielten. Alle Merkmale, wie etwa die runzligen, fleischfarbigen Hüte stimmten mit der Beschreibung von *Panaeolus retirugis* überein.

Stijve schlussfolgerte aus seinen Analysen, dass getrocknete Fruchtkörper von *Panaeolus subbalteatus* unabhängig vom Vorkommen ungefähr 0,1% Psilocybin neben sehr wenig Baeocystin enthalten. Jedoch sprechen die starken psychotropen Intoxikationen dagegen, dass die Art immer so wenig Alkaloid enthält. Getrocknete Pilze aus dem pazifischen Nordwesten der USA enthielten dagegen 0,16 bis 0,65% Psilocybin. Auch führten erste analytische Untersuchungen der Pilzart aus Nordamerika (1959) zur Isolation einer wasserlöslichen indolischen Substanz in signifikanten Mengen, die heute als Baeocystin angesehen wird.

Eigene Analysen des Myzels sowie von 19 Fruchtkörpern aus dem Fund von Heringsdorf führten zu Resultaten, die hinsichtlich des Gehaltes an Psilocybin völlig mit denen aus den USA übereinstimmten:

Tabelle 4

Inhaltsstoffe des Myzels und der Fruchtkörper von *Panaeolus subbalteatus* (in % der Trockenmasse).

Inhaltsstoff	Myzel	Pilze
Psilocybin	0,07	0,08 (Stiel)–0,70
Psilocin	–	–
Baeocystin	–	0,05 (Stiel)–0,46
Serotonin	0,10	0,08–0,30
Harnstoff	–	1,8–2,3 (Hut)

Die Tabelle dokumentiert, dass sich die Inhaltsstoffe des erstmalig untersuchten Ausgangsmyzels und der daraus resultierenden Fruchtkörper in Art und Menge unterscheiden.

Harnstoff wirkt zwar als Inhaltsstoff banal, hat jedoch bei höheren Pilzen eine gewisse chemotaxonomische Bedeutung und kommt bei den hier erwähnten Spezies nur in den Düngerlingen und *Pluteus*-Arten (jeweils in jeder Art) vor. Seine Anwesenheit wurde als „Nebeneffekt" bei der Detektion auf Indolverbindungen während den dünnschichtchromatographischen Untersuchungen entdeckt.

Während Aufsammlungen von *Panaeolus foenisecii* aus acht Ländern der drei Kontinente Amerika, Europa und Australien konstant kein Psilocybin neben den 5-substituierten Indolverbindungen enthielten, erbrachten eigene Analysen von 100 Pilzen verschiedenster Standorte aus Deutschland ebenfalls nur den negativen Nachweis des Alkaloides und seiner Abkömmlinge. Neben den hier dargestellten einheimischen Arten, die jedoch auf andern Kontinenten ebenfalls vorkommen – den *Panaeolus subbalteatus* etwa findet man selbst auf Hawaii –, gibt es tropische Vertreter dieser Gattung, die ebenfalls stark psychoaktiv sind. Unter günstigen klimatischen Umständen können diese Spezies kurzzeitig auch in Europa adventiv fruktifizieren. Die bekannteste Art, welche ähnlich wie andere tropische Düngerlinge und *Psilocybe*-Arten stark blauen kann, ist *Panaeolus cyanescens* (Farbbild 10.1). Aus den vielen Synonymen der Spezies (nach Gerhardt) (Abb. 23) wird deutlich, dass auch hier eine große taxonomische Verwirrung, gepaart mit Mangel an Erfahrungsaustausch, herrschte.

Manchmal kann man sich des Eindrucks nicht erwehren, dass gewisse namhafte Mykologen unter Missachtung anderer Forschungsresultate nur zu gern ihren Namen hinter von ihnen definierte „neue" Arten setzen. So ist auch manche *Psilocybe*-Art von Guzman zu betrachten.

Panaeolus cyanescens wird nach Singer auch als von *Panaeolus* abgetrennte Gattung *Copelandia* neben weiteren Arten geführt; in der heutigen Zeit wird die Einordnung jedoch von immer weniger Mykologen vorgenommen.

Die Düngerlingsart hat am 19. August 1965 in Menton an der französischen Mittelmeerküste eindrucksvolle Intoxikationen verursacht. Der Pilz trat spontan auf Kompost auf, der aus Verrottung von Pferdemist und Stroh entstanden war und zur Rasenaufbesserung dienen sollte. Auffällig war, dass der Dung von einer Rennbahn stammte, auf der auch Pferde aus tropischen Ländern liefen. Eine Einschleppung der Art ist daher sehr wahrscheinlich. Anfang der siebziger Jahre wurde die Spezies anlässlich der Budapester Messe auch einmal neben dem thailändischen und vietnamesischen Pavillon aufgesammelt!

Zum Vergiftungsverlauf: Eine Frau und ihre beiden Kinder aßen ein Gericht von nur ca. 60 g der frischen Pilze. In weniger als einer Viertelstunde nach dem Verzehr fühlte sie Schwäche, dann traten Sehstörungen unter starker Pupillenerweiterung auf. Eine Stunde nach dem Mahl kam es bei ihr zu Schwindelgefühlen in mehreren Wellen. Die Farbe der Umgebung schlug nach und nach ins Grünliche um. Die Halluzinationen erschienen furchterregend, Köpfe von Ungeheuern wurden sichtbar, eine Wand öffnete sich zu einem

Abgrund. Menschliche Gestalten mit Tierköpfen folgten aufeinander. Am nächsten Tag war alles wieder in Ordnung. Auch das älteste Kind (14) sah die Haare ihrer Eltern grün und nahm geometrische Figuren an der Wand unter Pupillenerweiterung wahr. Bei der jüngsten Schwester (11) trat neben Krämpfen ein Bewusstseinsverlust ein.

Schon um 1960 hatten Singer und Guzman aufgrund der starken Blauung der Pilze den Verdacht geäußert, dass sie Psilocybin enthalten würden. Aber erst nach den Intoxikationen in Menton wies die Gruppe um A. Hofmann 0,2% Psilocybin in den Pilzen nach. Aufgrund der starken Wirkung der Pilze erscheint diese Konzentration allerdings zu gering. Später ermittelte man in den Sandoz-Laboratorien einen Gehalt von 0,8% Psilocybin und 1,2% Psilocin in den Exsikkaten der Pilzart, vielleicht haben hier aber auch das Serotonin und seine Derivate den letzteren Wert etwas nach oben verfälscht.

In Thailand von J. W. Allen gesammelte Pilze enthielten nach Stijve 0,4 – 1,05% Psilocin, dagegen nur Spuren von Psilocybin; Serotonin war, wie in allen Düngerlingen, reichlich vorhanden.

Die Pilzart enthielt hier mehr Psilocin als Psilocybin. Jedoch konnte ich im Myzel der Spezies vom Malzagar 0,4% Psilocybin ohne weitere Indolverbindungen nachweisen, und andere Pilze enthielten mehr Psilocybin als Psilocin (Proben aus Hawaii). Die Beschreibung des Düngerlings wäre unvollständig, wenn nicht darauf verwiesen würde, dass die furchterregenden Psychosen von 1965 nicht durch eine spezifische Wirkung dieser Art verursacht wurden, sondern den Umständen (Set und Setting) anzulasten waren. Die von Allen auf Hawaii erlebte Wirkung durch den Verzehr von 20 Pilzen war völlig anders ausgeprägt (gekürzt):

Bei vollständiger Dunkelheit und leiser Radiomusik kam die Euphorie in Wellen über mich. Nach 20 Minuten waren die visuellen Erscheinungen so stark, dass ich versuchte, die Augen zu schließen. Schloss ich sie, fühlten sich die Augenlider so an, als ob sie besprüht würden. Die Farben waren klar und scharf, ich öffnete die Augen jedoch immer wieder schnell. Die Farben tanzten wie Laserstrahlen im Rhythmus der Musik. Die Sterne am Himmel bildeten Zusammenballungen bis in meine Seele hinein. Die Vorstellung, dass das Wasser des Ozeans die Hütte erreichen könnte, erschreckte mich etwas. Die Euphorie war ansonsten aber überwältigend und Lachanfälle traten zeitweise auf. Ich schlief danach ein wie ein „Prinz". Morgens packte ich meine Sachen und musste über die Weide zurückgehen, auf der ich am vorigen Tag die Pilze gesammelt hatte. Ich bemerkte eine Menge Pilze, die durch den Regen in der letzten Nacht gewachsen waren. Ich hatte als Nachwirkung das Gefühl, sie übermittelten mir die Botschaft: „Vergiss uns nicht, komm zurück, wenn du kannst."

Es muss festgestellt werden, dass noch weitere umfassende taxonomische und naturstoffchemische Untersuchungen zur Kenntnis der *Panaeolus*-Arten nötig sind. Die Feststellung von A. Weil, dass *Panaeolus subbalteatus* aus dem Nordwesten der USA mehr körperliche Wirkungen als die *Psilocybe*-Arten hervorruft, kann dann vielleicht chemisch und toxikologisch bewiesen oder auch entkräftet werden.

1. **Panaeolus cyanescens (Bk. & Br.) Sacc.** – Syll. Fung. 5: 1123 (1887)

Bas.: *Agaricus cyanescens* Bk. & Br. – Journ. Linn. Soc. 11: 557 (1871)
Deutsche Namen: Blauender Düngerling, Falterdüngerling.
Synonyme:
Copelandia papilionacea (Bull.) Bres., non Fr. – Hedwigia 53: 51 (1913)
Campanularius anomalus Murr. – Mycologia 10: 32 (1918)
Panaeolus anomalus (Murr.) Sacc. & Trott. – Syll. Fung. 23: 323 (1925)
Campanularius westii Murr. – Lloydia 5: 154 (1942)
Panaeolus westii (Murr.) – Lloydia 5: 157 (1942)
Copelandia westii (Murr.) Sing. – Mycologia 36: 552 (1944)
Copelandia cyanescens (Bk. & Br.) Sing. – Lilloa 22: 473 (1951)
Copelandia cyanescens (Bk. & Br.) Boedijn – Sydowia 5: 222 (1951)

Dieser mittelgroße Düngerling ist durch sein blauendes Fleisch und die an den Lamellenflächen vorkommenden dickwandigen Zystiden (Metuloiden) gut gekennzeichnet. Die ziemlich breiten, glatten, deutlich abgeflachten Sporen tragen einen breiten Keimporus. Maße: 11–14(15) x 8–11 x 6,5–8 µm. Der 1–4 cm breite Hut ist weder hygrophan noch schmierig. Die Farben sind, wie bei allen Düngerlingen, sehr veränderlich und variieren von dunkelbraun bis hin zu hellgrau. Ein Velum ist nicht vorhanden.

Abb. 23

Synonyme von Panaeolus cyanescens *(nach Gerhardt).*

2.5. Inocybe aeruginascens
Massenhaft sich ausbreitende Neulinge

Am 15. Juni 1965 fand I. Ferencz in Ungarn im Ort Ocsa (Gebiet Pest) Risspilze, deren Merkmale mit Literaturdaten bekannter Arten der Gattung *Inocybe* nicht übereinstimmten. Im gleichen Jahr und später konnten von ihm und anderen Mykologen an verschiedenen Lokalitäten Pilze der gleichen Spezies in großer Zahl gefunden werden. Schließlich wurden die Pilze als neue Art *Inocybe aeruginascens* Babos im Jahre 1968 beschrieben (Abb. 24, S. 53).

Bis 1985 wurde der Grünlichverfärbende Risspilz in Ungarn an 17 Orten (46 Funde) von den wenigen auf die Gattung *Inocybe* spezialisierten Mykologen aufgesammelt. Babos merkt in ihrem Artikel von 1983 an, dass *Inocybe aeruginascens* inzwischen der charakteristische Pilz für die Sandgebiete der Tiefebene geworden ist. Hier fruktifiziert die Art einzeln oder gesellig in Pappelwäldern auf Sandböden oder in mit Pappeln gemischten Mischwäldern sowie auf Wiesen in der Nähe von Pappeln. Die Pilze sind standorttreu und erscheinen bei günstigen Witterungsbedingungen in jedem Jahr.

1975 wurde die *Inocybe*-Art dann auch von Kaspar in Berlin-Köpenick aufgesammelt. Genauere Untersuchungen ergaben dann, dass die Pilze früher verkannt worden sind und bereits seit 1965 im Arboretum in Berlin-Baumschulenweg fruktifizierten und auch von andern Mykologen vor 1975 „nebenbei" mit flüchtigem Interesse registriert wurden. Viele Arten der großen Gattung *Inocybe i*n Europa (etwa 160 Spezies) sind schlecht voneinander abtrennbar und erwecken dadurch auch nur relativ geringes Interesse in mykologischen Fachkreisen. Die Arten gehören in die große Gruppe von Pilzen, die in der amerikanischen Literatur als „LBM" (*little brown mushrooms*) bezeichnet werden und taxonomisch oft große Probleme bereiten. Andere Beispiele sind die schon erwähnten Düngerlinge und auch die Gattung *Psilocybe.*

Bei einem plötzlichen Auftauchen „neuer Pilze" stellt sich natürlich immer die Frage nach der Herkunft. Der schon erwähnte tschechische Mykologe Herink fand nach seinen Angaben die Art schon in den dreißiger Jahren und hinterlegte sie in einem Herbarium. Ein Beweis für die Identität der Pilze unter Einschluss biochemischer Daten steht allerdings noch aus. Durch das gleichzeitige Auffinden von Fruchtkörpern der *Inocybe*-Art in Ungarn und Deutschland lässt sich keine Ausbreitungsrichtung postulieren. Es gibt die Möglichkeit, dass die Pilzart lange Zeit nur einen eng begrenzten Standort besiedelte und erst durch die spätere Ausbreitung auffällig wurde. Über eventuelle Mutationen, die in relativ kurzer

Zeit aus bekannten Arten eventuell mehrere neue Spezies kreieren, könnte höchstens spekuliert werden.

In den achtziger Jahren wurden schließlich auch Funde weniger Fruchtkörper aus Holland (1980) und der Schweiz (1984) – im Rhonetal (Wallis) – bekannt, deren Identität aber nicht eindeutig durch Vergleich mit den ungarischen Proben geklärt wurde.

Die Pilzart weckte schlagartig das Interesse von Naturstoffchemikern und Klinikern, als G. Drewitz 1983 über rätselhafte psychotrope Intoxikationen mit diesen Pilzen aus dem Stadt- und Landkreis Potsdam im Juni und Juli 1980 berichtete.

Das beobachtete Wirkungsfeld stellte für die Gattung *Inocybe* eine Sensation dar, da sehr viele Arten typische Muscarin-Vergiftungen induzieren. Muscarin bewirkt parasympathikomimetische Symptome wie Pupillenverengung (Miosis) und Speichelfluss (Salivation). Mit Sicherheit wurde die Substanz in mindestens 40 Arten der Gattung *Inocybe* nachgewiesen. Schon vom Anfang unseres Jahrhunderts stammen Berichte über Todesfälle nach Verzehr des sehr muscarinhaltigen Ziegelroten Risspilzes *Inocybe patouillardi* Bres.

Hier nun einige nähere Angaben über die Wirkung des Grünlichverfärbenden Risspilzes: *Am 30. Juni 1980 hatte ein Jugendlicher die Pilze bei Teltow nahe Potsdam gesammelt und als Nelkenschwindling,* Marasmius oreades *(Bolt. & Fr.) Fr. verkannt, der als guter Speisepilz gilt. Die Pilze wurden zu Hause vom Vater in Margarine gebraten und danach von beiden verzehrt. Der Sohn aß lediglich ein Drittel der Portion.*

Etwa 35 bzw. 45 Minuten nach der Mahlzeit stellten sich bei Vater und Sohn die ersten Symptome ein. Der Sohn berichtete vor allem über farbliche Illusionen und Halluzinationen. Das Wirkmuster seines reinweißen Taschentuches erschien plötzlich als leuchtend himbeerrote Streifen, bei Augenschluss sah er zauberhaft leuchtende, abstrakte Gebilde. Er bemerkte an sich selbst eine ganz grundlose läppische Albernheit und lief alsbald auf Geheiß des Vaters bei strömendem Regen unter andauerndem Gekicher und Gelächter zum nahegelegenen Bahnwall, um dort einige von den Pilzen zu holen, mit denen er sich vergiftet hatte. Beim Vater traten zunächst unter Gähnen und Brennen im Gesicht, Jucken am Haaransatz, starkem Müdigkeitsgefühl und danach zunehmend Taubheit (Parästhesie) der linken Gesichtshälfte und des linken Armes auf. Später weiteten sich die Symptome auf die rechte Körperhälfte aus, wobei zusätzliche motorische Sprachstörungen bei voller Orientierung auftraten. Das psychische Bild wurde zunehmend von Depersonalisationserscheinungen beherrscht: Er hatte die ganze Zeit den Eindruck, „selbst als Beobachter daneben zu stehen", und seine Stimme erschien ihm verfremdet.

Das zweite Vergiftungsgeschehen in der Stadt Potsdam ereignete sich am 13. Juli 1980: 75 Minuten nach dem Essen (von Grünlichverfärbendem Risspilz) stellen sich bei einer Frau Hitzegefühl, Übelkeit ohne Erbrechen, stark geweitete Pupillen und ein „eher fröhlicher" ausgeprägter Rauschzustand ein. Räumliche Illusionen verknüpfen sich mit einem auffallenden Leichtigkeitsgefühl, Entfernungen wirken stark vergrößert. Nach mehreren Stunden klingen alle Erscheinungen folgenlos ab, während die Pupillenerweiterung auch am nächsten Tag noch deutlich wahrzunehmen ist.

Diese Fälle veranlassten Drewitz zur Annahme, dass Psilocybin oder ähnliche Stoffe in den Pilzen enthalten sein müssten, was sich später voll bestätigte.

Tabelle 5

Akzidentielle Intoxikationen durch *Inocybe aeruginascens* in Ostdeutschland.

Jahr	Personen	Ort
1977	3	Hohen-Neuendorf
1980	2	Teltow
1980	1	Potsdam
1984	4	Oranienburg
1984	2	Magdeburg
1985	3	Woltersdorf
1986	7	Potsdam

In den folgenden Jahren traten noch weitere Intoxikationen auf bzw. frühere Intoxikationen ließen sich jetzt ebenfalls auf diese Pilzart zurückführen, wobei in jedem Fall eine Verwechslung mit Nelkenschwindlingen erfolgte.

Alle Psychosen klangen folgenlos nach mehreren Stunden ab. Für einen Psychiater wäre es gewiss interessant gewesen – besonders beim letzten Fall im großen Familienkreis –, die Psychodynamik und soziale Interaktion während dieser kollektiven Intoxikationen studieren zu können.

1983 hat dann Babos über eine weitere versehentliche Aufnahme von *Inocybe aeruginascens* aus Budapest berichtet, die sich bereits am 1. Juli 1970 ereignet hatte und deren Folge Aufhebung des Schweregefühls, farbige Halluzinationen, räumliche Illusionen und Brechreiz ohne Erbrechen waren.

In diesem Zusammenhang interessiert auch ein Testversuch eines Mykologen im Jahre 1984 mit 2,4 g trockenem Pilzmaterial:

Die Pilze schmeckten wie gewöhnliche Speisepilze. Nach etwa 30 Minuten stellte sich bei entspanntem Liegen ohne weitere somatische Wirkungen allmählich eine äußerst angenehme Aufhebung des Schweregefühls ein. Langsam entwickelten sich auch abstrakte Halluzinationen in Form von sprühenden Farben und Lichtern. Mit der völligen Aufhebung des Schweregefühls entstand die sehr lebhafte Vorstellung eines Fluges der Seele mit entsprechend euphorischen Gefühlen. Beim Schauen aus dem Fenster in die dunkle Nacht in eine Waldlandschaft traten Illusionen in Form seltsamer Raster und Muster auf, die besonders eindrücklich wirkten und einen Hauch von Ewigkeit verbreiteten. Nach vier Stunden war die Wirkung ohne jegliche Dysphorie oder körperliches Missempfinden abgeklungen. Ein Vergleichsversuch mit 0,8 g trockener Psilocybe semilanceata *brachte ein viel abrupteres Einsetzen der ersten Symptome unter starkem Tränenfluss, so dass zuerst Angst aufkam und erst in einer späteren Phase Ornamente nach Art von „Unterwassergirlanden" als ästhetisch bereichernd empfunden werden konnten.*

Das regelmäßige Auftreten der unfreiwilligen Intoxikationen ist ein guter Indikator für die starke Ausbreitung der *Inocybe*-Art. 1980 – zum Zeitpunkt der ersten Vergiftungen– noch auf wenige gut überschaubare Funde beschränkt, hatte sich die Art z.B. im Stadtgebiet von Potsdam an dem bekannten Fundort von 1982 ausgebreitet und an mehreren benachbarten Stellen angesiedelt, wo über 150 Pilze aufgesammelt werden konnten (Abb. 26, S. 54; Farbbilder 6.1 und 6.2).

Symbiose mit Gehölzen

1984 wurden dann die Fruchtkörper seit Ende Mai reichlich an zahllosen neuen Fundstellen in weiteren Ortschaften der Mark Brandenburg gefunden. Sie wachsen im Wurzelbereich verschiedener Laubbäume (Populus, Tilia, Quercus, Betula) im Rasen der Grünanlagen und Gärten, an Wegrändern und auf den gepflasterten Randstreifen baumbestandener Gehsteige (dort auch auf nacktem Sandboden), in den durchgrünten Wohngebieten der Stadtrandanlagen und Siedlungen in und um Berlin.

Hier liegt der entscheidende Unterschied gegenüber den übrigen psychotropen Pilzen Europas mit Ausnahme der *Psilocybe cyanescens.* Es sind ausschließlich anthropogene Standorte und überwiegend mitten in Ortschaften, wo die Pilze wie andere *Inocybe*-Arten lokal und temporär massenhaft auftreten und an Lokalitäten wachsen, die für die essbaren Nelkenschwindlinge typisch sind.

1987 konnte das bisher üppigste Wachstum der Pilzart durch günstige, sehr feuchte Witterungsbedingungen beobachtet werden. In den nachfolgenden trockenen Jahren fruktifizierte die Art kaum – erst 1990 traten an der klassischen Fundstelle in Potsdam wieder einige Pilze auf. Trotz des schlechten Pilzjahres konnte jedoch die *Inocybe*-Art auch erstmalig 1989 an der feuchten Ostseeküste an vier Fundstellen in und um Rostock gefunden werden. Die Befunde beweisen eine erhebliche weitere Ausbreitung. Eine Einwanderung in weitere Gebiete mit Sandböden ist für die nächsten Jahre zu erwarten.

Inocybe-Arten sind Mykorrhizapilze, benötigen also im Gegensatz zu den andern psilocybinhaltigen Spezies zur Fruktifikation die Symbiose mit bestimmten Gehölzen. Sie fruktifizieren zur Zeit der größten biochemischen Aktivitäten der Baumpartner. *Inocybe aeruginascens* wächst in den Wurzelbereichen nach längeren Regenfällen von Ende Mai bis Oktober. Die Pilze sind im Mai/Juni besonders häufig und zu dieser Zeit von andern Risspilzarten auch gut differenzierbar, wenn die Standorte, die typisch grüne bis blaue Verfärbung (z. T. erst beim Liegen über Nacht, besonders im Kühlschrank oder beim kurzen Eintauchen der Stielbasis in kochendes Wasser) und die nachfolgende Beschreibung *genau* beachtet werden (S. 54). Im Gegensatz zu den dünnfleischigen, erst im Herbst vorkommenden *Psilocybe*-Arten wird die *Inocybe aeruginascens* oft von Fliegenmaden befallen, besonders bei beginnender Überständigkeit. Auch die entstehenden Madenfraßgänge verfärben sich dann durch die Verletzung grün bis blau. Es soll hier aber ausdrücklich darauf hingewiesen werden, dass die Inocybe-Art unter den vorgestellten Spezies am ehesten durch den Laien verwechselt werden kann, naturgemäß mit den potentiell tödlichen Muscarinbildnern in der gleichen Gattung.

Die Vermutung von Drewitz, dass die Pilze Psilocybin enthalten, konnte 1984 in eigenen Untersuchungen bestätigt werden. Bei der quantitativen Analyse von Extrakten aus über 100 Pilzen von Ungarn und Deutschland der Jahre 1967 bis 1990 konnte in jedem Fruchtkörper eine relativ konstante Menge Psilocybin neben Baeocystin nachgewiesen werden. Über diese Befunde wurde im Februar 1985 erstmalig berichtet, und im gleichen Jahr von Mai bis Dezember bestätigten dann Forschergruppen aus Berlin (West), Regensburg und schließlich der Schweiz die Anwesenheit des Alkaloides in den Pilzen. Die Intoxikationen wiesen darauf hin, dass höchstens klinisch unauffällige, geringe Mengen an Muscarin in den Fruchtkörpern enthalten sind. Aber alle untersuchten Pilze jeden Alters und verschiedenster Aufsammlungen enthielten nicht einmal Spuren dieser Substanz.

In Zusammenarbeit mit tschechischen Kollegen konnten wir dann nachweisen, dass der durchschnittliche Gehalt bei der gemeinsamen Analyse von Extrakten aus mehreren Pilzen relativ konstant ist und bei längerer Lagerung der Fruchtkörper nur allmählich abnimmt:

Die Konzentrationen an Psilocybin liegen etwa im Bereich der Alkaloidmengen von *Psilocybe mexicana* HEIM. Die Pilze enthalten höchstens Spuren von Psilocin. Dagegen wird Baeocystin in Mengen akkumuliert, die denen des Psilocybins entsprechen. Das Verhältnis der Alkaloide unterscheidet sich in der *Inocybe-Art* von dem in *Psilocybe semilanceata,* wo ca. das Drei- bis Fünffache an Psilocybin enthalten ist. Die Analysenergebnisse von Pilzen eines Standortes aus Caputh (8. Juni 1986, Abb. 26, S. 54) verdeutlichen die Variation des Alkaloidgehaltes in verschiedenen Fruchtkörpern (Tabelle 7).

Tabelle 6

Psilocybin in *Inocybe aeruginascens* verschiedener Lokalität.

Ort	Fundjahr	Analyse	Psilocybin (% d. Trockenmasse)
Potsdam	1984	1984	0,38
Potsdam	1983	1984	0,34
Potsdam	1982	1984	0,33
Berlin	1975	1985	0,11
Csevharaszt (Ungarn)	1967	1985	0,22

Als weiteres bemerkenswertes Analyseresultat konnte in allen Pilzextrakten ein noch unbekanntes Alkaloid nachgewiesen werden, welches ich Aeruginascin genannt habe. Diese Substanz muss eine sehr ähnliche Struktur wie Psilocybin und Baeocystin besitzen und löst sich wie diese nur in polaren Lösungsmitteln wie Wasser, Methanol und Essigsäure. Die Konzentrationen in den Fruchtkörpernsind mit denen der beiden andern Alkaloide vergleichbar. Die Substanz ist für die *Inocybe*-Art charakteristisch, die Analyse der Extrakte (Dünnschichtchromatographie) ist also eine Art Fingerabdruck von *Inocybe aeruginasens*. Auch in den anderen *Inocybe*-Arten kommt sie nicht vor.

Tabelle 7

Gehalt einzelner Trockenpilze an Psilocybin und Baeocystin.

Pilz	Trockenmasse (mg)	Psilocybin (%)	Baeocystin (%)
1	0,110	0,43	0,15
2	0,118	0,26	0,24
3	0,220	0,23	0,22
4	0,221	0,50	0,25
5	0,298	0,16	0,20

Nun stellt sich natürlich die Frage, ob die Substanz zur psychotropen Wirkung beiträgt. Auffällig war vor allem bei allen unfreiwilligen Intoxikationen das Auftreten von Euphorie, obwohl doch durch die psychische Ausnahmesituation – das Wissen um die Pilzvergiftung mit potentiell unbekannten, fatalen Folgen – äußerst schlechte innere Bedingungen (Set) für ein „gutes Erleben" vorlagen und überdies die Alltagssituation mit Terminen und Störungsmöglichkeiten (Setting) hätte eher negativ stimulierend wirken müssen. Es bleibt zukünftigen Untersuchungen vorbehalten, einen möglichen stimmungsmodifizierenden Einfluss dieser neuartigen Substanz nach deren Strukturaufklärung mit nachfolgender Synthese abzuklären.

Zusätzlich dazu kann bei Aufnahme der Pilze auch eine langsamere Freigabe der Alkaloide aus der organischen Matrix mit nachfolgender allmählicher Resorption nicht ausgeschlossen werden, welches beim Testversuch des Mykologen anklingt.

Inzwischen konnte auch in den nachfolgenden *Inocybe*-Arten Psilocybin neben Baeocystin nachgewiesen werden: *Inocybe corydalina* QUEL., *Inocybe haemacta* BERK. & BR., *Inocybe tricolor* KÜHNER, *Inocybe coelestium* KUYPER.

Diese haben jedoch durch ihre zum Teil extreme Seltenheit sowie durch das Wachstum an Waldstandorten kaum Bedeutung für unfreiwillige Intoxikationen. Der Gehalt an Psilocybin war auch geringer als in *Inocybe aeruginascens*. Die häufigste von diesen Arten ist *Inocybe corydalina*, welche nur 0,011 bis 0,1% Psilocybin bei den Analysen enthielt und dadurch nur bei Verzehr von großen Mengen klinisch relevant wird. In eigenen Versuchen konnte Psilocybin auch in *Inocybe calamistrata* (FR.: FR.) GILL. nachgewiesen werden, die am unteren Stielteil blau verfärbt ist. Anderen Autoren gelang der Nachweis in dieser Pilzart nicht.

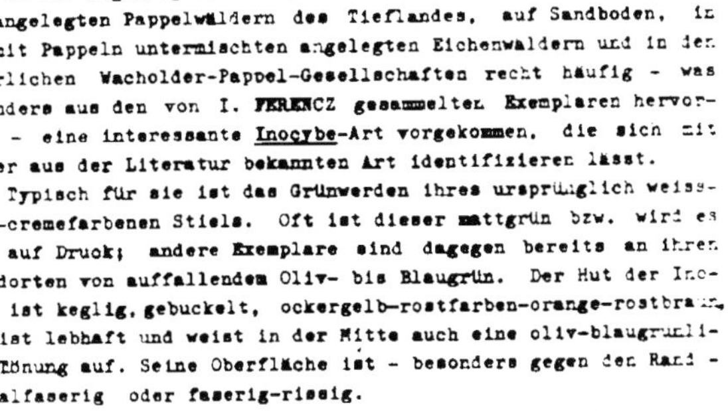

FRAGMENTA BOTANICA
MUSEI HISTORICO-NATURALIS HUNGARICI
Tom. VI 1968 Fasc. 1-4

Eine neue Inocybe-Art in Ungarn
Inocybe aeruginascens n. sp.

In der Umgebung von Budapest ist in den letzten Jahren in den angelegten Pappelwäldern des Tieflandes, auf Sandboden, in den mit Pappeln untermischten angelegten Eichenwäldern und in den natürlichen Wacholder-Pappel-Gesellschaften recht häufig – was besonders aus den von I. FERENCZ gesammelten Exemplaren hervorgeht – eine interessante Inocybe-Art vorgekommen, die sich mit keiner aus der Literatur bekannten Art identifizieren lässt.

Typisch für sie ist das Grünwerden ihres ursprünglich weisslich-cremefarbenen Stiels. Oft ist dieser mattgrün bzw. wird es erst auf Druck; andere Exemplare sind dagegen bereits an ihren Standorten von auffallendem Oliv- bis Blaugrün. Der Hut der Inocybe ist keglig, gebuckelt, ockergelb-rostfarben-orange-rostbraun, zumeist lebhaft und weist in der Mitte auch eine oliv-blaugrünliche Tönung auf. Seine Oberfläche ist – besonders gegen den Rand – radialfaserig oder faserig-rissig.

Abb. 24
Erste Erwähnung der Inocybe-*Art in der Literatur.*

Beschreibung

Hut: 2—3 cm, trocken, mittelbräunlich, nach dem Rand zu radialfaserig, im Jugendstadium stumpfkegelig, dann ausgebreitet, in der Mitte gebuckelt, spitz zulaufend, Rand nicht selten etwas eingebogen, Farbe des Buckels etwas dunkler, mitunter etwas oliv- bis blaugrünlich gefärbt.

Lamellen: zuerst im Jugendstadium hell, später ton-, oliv- bis tabakbraun, normal dichtstehend.

Stiel: 3—4,5 cm, 2—5 mm Durchmesser, zur Spitze hin etwas verbreitet, seidig gestreift, nur an der Spitze bereift, Basis knollig, jung weißlich, am Standort bald, vom Stielgrund her, bis etwa zum Mittelteil außen mehr oder weniger deutlich blaugrün verfärbend, nach dem Längsschnitt durch den Fruchtkörper verfärbt sich auch das Fleisch in diesem Bereich ebenfalls blaugrün.

Sporen: 7—9 (12), 4,5—5,5 µg, glattwandig, etwas elliptisch.

Zystiden: 46—60, 21—25 µm, auffällig dickwandig und dickbauchig mit Kristallschopf.

Abb. 25
Beschreibung der Inocybe aeruginascens *aus dem Jahre 1986.*

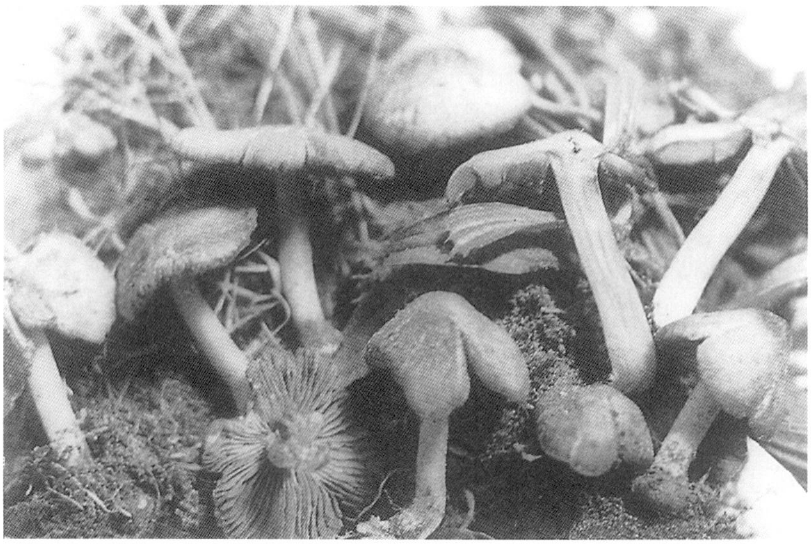

Abb. 26
Inocybe aeruginascens *im Rasen.*

2.6. *Gymnopilus purpuratus*
Eingeschleppte Flämmlinge aus Südamerika

Kontroverse Anschauungen bezüglich der Psychoaktivität einzelner Arten der Gattung *Gymnopilus* (Flämmlinge) findet man ebenfalls in der Literatur.

Bereits im Oktober 1942 ereignete sich in Cleveland, USA, eine bemerkenswerte Intoxikation, die *Pholiota spectabilis* zugeschrieben wurde. Der Pilz wird heute als *Gymnopilus spectabilis* (FR.) A. H. SMITH (USA) oder in Europa *Gymnopilus junonius* (FR.) ORTON (Beringter Flämmling) bezeichnet.

Eine Frau fand während eines Spazierganges Pilze. Da sie annahm, essbare von giftigen Arten sicher unterscheiden zu können, aß sie allerdings nur relativ wenig von dem Mahl. Als sie sich niederlegte, erlebte sie prächtigste Farbvisionen und Klänge – ohne das Auftreten irgendeines Missgefühles. Am gleichen Abend erklärte die Frau einem Arzt, dass die Halluzinationen bald wieder vorbei waren und sie sich wieder völlig normal fühle. Sie fügte hinzu: „... wenn nun das der Weg sein sollte, an Pilzvergiftung zu sterben, dann bin ich dafür".

Ein weiterer Vergiftungsfall wird protokolliert aus Harvard (Massachussetts), 9. September 1966:

Ein 56-jähriger Mann findet neben seinem Haus auf einem Holzstamm Pilze, die er für den essbaren Hallimasch hält. Er kostet die rohen Pilze und findet sie leicht bitter schmeckend. Nach Zubereitung in Butter essen er und seine Frau davon. 15 Minuten nach dem Verspeisen von zwei oder drei Hüten fühlt er sich zerstreut – der Raum erscheint kleiner als vorher, die Wände sind näher als normal. Objekte schimmern und sind gelb mit zentralen, dunkleren Flächen verfärbt. Bäume und Gras haben eine sehr grüne Farbe angenommen und zeigen aber auch purpurfarbene Flecken. Dann scheinen alle Dinge unnatürlich verfärbt, wie beim Fernsehen.

Obwohl er seine Gedanken nicht sammeln konnte, fand der Mann seine Reaktionsweise geschärft. Er stellte sich Fragen und konnte sie sofort beantworten. Andererseits konnte er nach dem Niederlegen eines Buches dieses nicht wiederfinden. Nach ein paar Stunden war die Wirkung vorüber. Seine Frau erlebte außer geringfügigen körperlichen Symptomen keine Visionen, die aufgenommene Pilzmenge war offensichtlich zu gering.

Die Pilze wurden ebenfalls als *Pholiota spectabilis* identifiziert. Diese Bestimmung erscheint jedoch fraglich, da diese Art sonst übereinstimmend als sehr bitter bezeichnet wird.

Man fand, dass die Gattung *Gymnopilus* in Nordamerika bedeutend artenreicher vorkommt als in Europa (73 bzw. 15 Spezies).

Obwohl *Gymnopilus junonius* zu den größten Pilzarten gezählt werden kann (Stiele bis zu 60 cm wurden beobachtet!), wurden nie Intoxikationen mit den Flämmlingen in Europa bekannt. Die zum Teil extreme Bitterkeit einiger Arten schreckt von der Verwendung als Speisepilz ohnehin ab.

Jedoch bewirkten die Intoxikationen in den USA, dass Hatfield und Mitarbeiter einige Arten phytochemisch untersuchten. Von 1968 bis 1971 wurde von diesem Arbeitskreis zunächst über das Vorkommen von inaktiven Styrylpyronen wie Bis-noryangonin in acht Arten, darunter dem Beringten Flämmling, berichtet.

Nach einem erneuten, versehentlichen Vergiftungsfall in den USA mit der Art *Gymnopilus validipes* konnte dann das Psilocybin in diesem Pilz (0,12%) und noch in drei weiteren Arten, darunter auch in *Gymnopilus spectabilis* aus Nordamerika, von der gleichen Forschungsgruppe nachgewiesen werden.

Die Analysen von in Europa einheimischen Flämmlingsarten erbrachten jedoch weiter negative Resultate.

Eigenartige Umstände führten jedoch auch in Europa schließlich zum Nachweis des Psilocybins und seiner Abkömmlinge in Pilzen der Gattung *Gymnopilus*.

Bereits im Mai 1887 fand man an einem Baumfarnstamm im botanischen Garten in Kew, England (S. 36 ff) eine Pilzart, die schließlich als neue Spezies *Flammula purpurata* COOKE & MASSEE publiziert wurde. In diesem Zusammenhang soll der Mykologe Mordecai Cooke (1825–1914) gewürdigt werden, welcher als kompetenter Pilzfachmann sich neben vielen andern Pilzen auch mit *Psilocybe semilanceata* beschäftigte und die erste Hypothese über die Blauung und ihre physiologische Bedeutung aufstellte (S. 20), *Panaeolus*-Arten und *Inocybe haemacta* fand und bestimmte sowie die erwähnte *Flammula*-Art klassifizierte. Seine einzige, volkstümliche Publikation unter dem Titel *The Seven Sisters of Sleep* (1860) war merkwürdigerweise gerade eine interdisziplinäre Studie über narkotische Pflanzen. Ob er eine der psychotropen Pilzarten auch getestet hat? Man wird es wohl nie mehr erfahren.

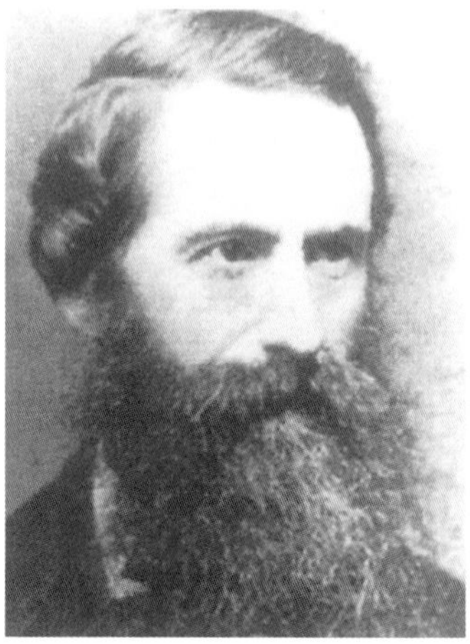

Abb. 27
Der Mykologe M.C. Cooke

Schließlich erkannte man, dass die *Flammula*-Art in Australien und Südamerika (Chile) heimisch ist, wo sie im Mai auf toten Stämmen fruktifiziert. Später wurde der Flämmling dann in *Gymnopilus purpuratus* (COOKE & MASSEE) SING. umbenannt.

1983 wurde dann an der Ostseeküste bei Ribnitz-Damgarten ein auffälliger Pilz beobachtet, welcher auf Holzund Rindenabfällen eines Faserplattenwerkes vorkam. Zunächst erfolgte die Pilzbestimmung als Holzritterling *Tricholomopsis rutilans (*SCHAEFF.: FR.) SING., der eindrucksvolle und schöne Pilz hatte jedoch orange-rostbraunen Sporenstaub sowie eine gut ausgebildete, zitronengelbe Cortina und verfärbte sich bei Druck und im Alter blau.

Eine nähere Untersuchung zeigte, dass es sich um *Gymnopilus purpuratus* handelte, welcher nach 100 Jahren erneut nach Europa eingeschleppt worden war. Das für sein Wachstum notwendige Mikroklima ergab sich durch das Zumischen der Schweinegülle zu den Holzresten. In den bis zu 20 m langen und mehrere Meter hohen Mieten lief nach dem Draufgießen der Gülle eine intensive Kompostierung ab. Das Verfahren dient zur Beseitigung beider Abfälle. Innerhalb der Aufschüttungen wurden Temperaturen um 80 °C gemessen. Dadurch konnten sich in den oberen Schichten die *Gymnopilus*-Art und weitere Spezies aus warmen Ländern Asiens und Südamerikas ansiedeln.

Nun stellt sich natürlich die Frage, wie die Flämmlinge nach Europa gelangten. Ende der siebziger Jahre wurden große Mengen Futtergetreide aus Argentinien importiert. Dadurch erscheint es sehr wahrscheinlich, dass anhaftende Pilzsporen des *Gymnopilus purpuratus* den Magen-Darm-Trakt der Schweine unzerstört passierten und die Halden besiedelten. Pilzsporen sind sehr widerstandsfähig, auch wenn Oss und Oeric (die Gebrüder McKenna) sie stark übertrieben als härteste organische Substanzen bezeichnen. Gerade durch die Sporenanalyse von Magensaft werden wertvolle Hinweise auf die Pilzart bei menschlichen Vergiftungen erhalten.

Obwohl die Halden in der Regel zweimal jährlich umgesetzt und nach etwa zwei Jahren als Dünger auf die umliegenden Felder gebracht wurden, erschien der Pilz nach Sporenvermehrung auf immer neuen Holzaufschüttungen. Aufgrund der veränderten ökonomischen Bedingungen und ökologischen Anschauungen im Osten Deutschlands wurde dieses Verfahren nicht mehr weitergeführt und die Pilzart ist in Europa jetzt nicht mehr zu finden. Mittlerweile existiert die Holz verarbeitende Fabrik nicht mehr.

Die folgende Beschreibung ist für die nicht bittere Pilzart charakteristisch (vgl. auch Farbbild 6.3):

Hut: *15–42mm breit, Übergrößen bis 20cm Durchmesser wurden vereinzelt beobachtet, dünnfleischig, flach gewölbt, ungebuckelt, gleichmäßige Besetzung mit purpur- bis weinroten spitzen Schuppen auf gelbem Grund, trocken, Rand erst eingerollt, später eingebogen, mitunter blaufleckig.*

Lamellen: *Schmal gedrängt, schwach ausgebuchtet, goldgelb, später durch Sporenreifung rostgelb, Schneide gleichfarben, ganzrandig, bauchig und kahl.*

Stiel: *Nicht hohl, 6–10 mm × 30–80mm, ausnahmsweise bis 15 cm Höhe, zylindrisch bis schwach keulenförmig, mittelbraun, grob faserig gestreift, unterer Stielteil und Basis graublau bis grünlich bei Druck oder im Alter verfärbend, einzeln oder in Gruppen bis zu 22 Pilzen wachsend.*

Cortina: *Schwefelgelb, am Hutrand fast häutig, an der Stielspitze filzig, jedoch keine Ausbildung eines eigentlichen Ringes, mit zunehmendem Alter verschwindend.*

Basidien: *Ca. 35 µm lang, keulenförmig.*

Basidiosporen: *Mit einem Öltropfen, 6–12,5 × 4,3–7,3 µm, ellipsoid bis mandelförmig.*

Bereits Singer erwähnte 1969, dass die Pilze nach Analysen von Cassels in Chile ein Indolderivat enthielten und aufgrund der Blauung möglicherweise halluzinogen sein könnten. 1988 wurde dann über den Nachweis des Psilocybins in den Extrakten der Pilzart aus Deutschland mittels Dünnschichtchromatographie (nur qualitative Detektion) berichtet. Eigene quantitative Analysen von 26 Pilzen im gleichen Jahr bewiesen auch das Vorkommen von Psilocin und Baeocystin in jedem Fruchtkörper der Flämmlingsart. Keine andere europäische Art enthielt soviel Psilocin wie *Gymnopilus purpuratus:*

Aus der Tabelle 8 wird deutlich, dass das instabile Psilocin nach einem Jahr Lagerung bis zur Analyse sich bereits teilweise zersetzt hatte.

Tabelle 8

Alkaloidgehalt in zwei Aufsammlungen des *Gymnopilus purpuratus* (% der Trockenmasse).

Pilze	Psilocybin	Psilocin	Baeocystin
Aufsammlung 1988			
1	0,29	0,28	0,05
2	0,31	0,29	0,04
Aufsammlung 1987			
3	0,32	0,03	0,03
4	0,21	0,02	0,02

Kleinere Pilze enthielten größere Alkaloidkonzentrationen, wie in der Tabelle dargestellt, als größere, bei denen die Psilocybin- und Psilocinkonzentrationen bei ca. 0,1% lagen. Mir sind keine unbeabsichtigten Intoxikationen oder auch Selbstversuche mit dieser Art bekannt.

Berauschender Trank der Yurimagua-Indianer

Unter dem Eindruck des Nachweises von Psilocybin in einer südamerikanischen *Gymnopilus*-Art erscheinen auch alte Berichte in einem anderen Licht.

Jesuiten berichteten aus dem späten 17. und frühen 18. Jahrhundert vom westlichen Amazonasgebiet (Peru), dass die heute ausgestorbenen Yurimagua-Indianer einen stark berauschenden Trank aus einem Baumpilz bereiten. Diese erschienen als rötlicher, scharf schmeckender Bewuchs auf umgestürzten Bäumen. Kein Mensch könne der Wirkung widerstehen, wenn er drei Züge von dem Gebräu nehmen würde, so stark wäre es. Der Pilz wurde als *Psilocybe yungensis* SINGER & SMITH angesehen. Da jedoch Flämmlingsarten rötlich sind (Beschreibung von *Gymnopilus purpuratus,* S. 55) und auch kompakte Stämme besiedeln, kämen sie als Kandidaten für diesen ominösen Baumpilz eher in Frage. Die betreffenden *Psilocybe*-Arten besiedeln meist nur Ästchen oder Rindenabfälle, nur ausnahmsweise fanden wir z.B. *Psilocybe bohemica* auf einem völlig vermorschten, nassen Baumstamm (S. 35). Wahrscheinlich war die rötliche Baumart ein enger Verwandter des *Gymnopilus purpuratus.* Mit der Auffindung des Psilocybins in der Gattung *Gymnopilus* erfolgte erstmalig der Nachweis dieser Substanz in der Familie der Schleierlingsartigen (Cortinariaceae).

Auch die später erkannten, psilocybinhaltigen *Inocybe*-Arten gehören in diese Familie. Durch die nicht enge Verwandtschaft mit *Psilocybe-*, *Panaeolus-* und *Conocybe*-Spezies, bei denen der Alkaloidnachweis vorher erfolgte, konnte damit auch die Annahme einer chemotaxonomischen Bedeutung dieser Substanz nicht länger aufrechterhalten werden.

In Zukunft sollten weitere subtropische und tropische Flämmlingsarten auf die mögliche Bildung von Psilocybin und seiner Derivate untersucht werden. Die Gattung ist taxonomisch noch längst nicht erschöpfend studiert und auf ein weiteres, mögliches Auftreten von *Gymnopilus purpuratus* in Europa, z.B. auch in botanischen Gärten, wäre zu achten.

2.7. Conocybe cyanopus
Seltene Winzlinge

Bei der Untersuchung der mexikanischen Zauberpilze beschrieb R. Heim in den fünfziger Jahren eine neue Art in der Gattung *Conocybe* (Samthäubchen). Danach sollte *Conocybe siligineodes* Heim als bis zu 8 cm hoher, schöner Pilz mit braunrötlicher bis oranger Farbe auf verrottetem Holz wachsen und von den Indianern ebenfalls als psychotrope Spezies verwendet werden. Jedoch erfolgte keine weitere Erwähnung in der Literatur, genauso wenig wurden Untersuchungen zur physiologischen Wirkung und chemischen Zusammensetzung dieser Funde publiziert. Trotz jahrzehntelanger Feldforschung konnte Guzman die Art in Mexiko nicht finden. Damit konform stellte er auch keinen nativen Gebrauch irgendeiner *Conocybe*-Spezies fest. Durch die Beschreibung von Heim wurde aber das Interesse an der chemischen Untersuchung dieser Gattung geweckt. Die etwa 55 europäischen, saprophytisch lebenden Arten führten unter verschiedenen Namen eher ein Schattendasein in der älteren Literatur. Auch eine Differenzierung bereitet zum Teil große Schwierigkeiten. Die Pilze sind meist klein, zerbrechlich und schnell vergänglich, wachsen meist im Gras und sind sehr leicht zu übersehen.

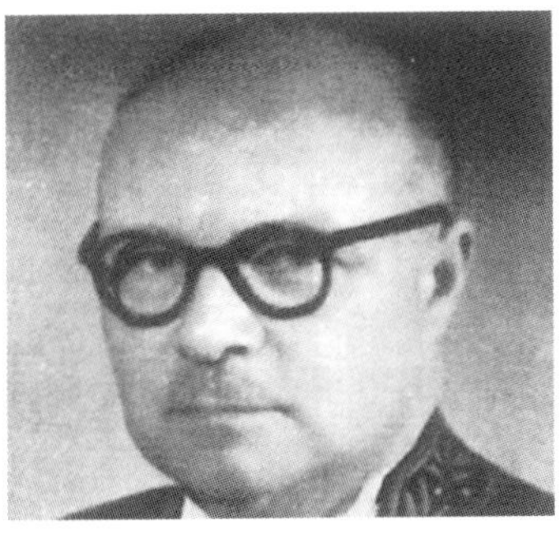

Abb. 28
Der berühmte Mykologe Roger Heim

Um 1930 fand J. Schäffer in Potsdam ein großes Vorkommen verschiedenster *Conocybe*-Arten auf einer gedüngten Rasenfläche, die ihn durch ihre Farben- und Formenvielfalt begeisterten und gleichzeitig zur taxonomischen Arbeit inspirierten, wie es eigentlich auch in der Pilzforschung sein sollte. Bei einer Art, die er in Potsdam, Berlin und im Harz (wo?) fand, war die Stielbasis blau verfärbt.Die „Galera"-Art wurde von Kühner 1935 in seine Monographie über die „Sammethäubchen" (Schäffer) als *Conocybe cyanopoda* aufgenommen und erscheint heute als *Conocybe cyanopus* (Atk.) Kühn. in der Literatur. Dieses Blaufüssige Samthäubchen wurde vorher erstmalig 1918 in den USA (Ithaca, New York) aufgesammelt und von Kühner als identisch mit den europäischen Pilzen beurteilt.

Folgende Beschreibung charakterisiert *Conocybe cyanopus* hinreichend, da sie sich durch ihre blaue Verfärbung von den andern Arten der Gattung *Conocybe* in Europa hinreichend abgrenzen lässt.

> ***Hut:*** *0,3–2,5cm breit, stumpf kegelig bis halbkugelig, gerieft, ocker bis dunkelbraun ohne blaugrüne Flecke.*
> ***Stiel:*** *2-4cm lang, 1–1,4cm dick, zuerst weißlich, dann silbrig, bei Verletzung oder im Alter besonders an der Basis blaugrün.*
> ***Sporen:*** *Feinwarzig., 7–10 × 4-5 μm.*
> ***Vorkommen:*** *Auf Rasenflächen oder Moos im Sommer bis Herbst.*

Die Gattung *Conocybe* gehört in die Familie der Mistpilzartigen (Bolbitiaceae), die den dunkelsporigen Tintlingsartigen (Coprinaceae) nahestehen. Den letzteren Pilzen werden auch die Düngerlinge zugeordnet.

Die *Conocybe*-Art ist in Europa äußerst selten. Typischerweise tauchen die Pilze in Fundlisten europäischer Länder höchstens wenige Male auf. Auf dem Gebiet der ehemaligen DDR wurde die Spezies, ausschließlich der Funde von Schäffer, in den letzten 60 Jahren nur zweimal (!) in den achtziger Jahren gefunden bzw. beschrieben. Allerdings wird die Gattung *Conocybe* mangels Attraktivität nur von sehr wenigen Mykologen studiert.

Durch diese Seltenheit kann ich nur Fotos von frischen Pilzen der *Conocybe*-Art aus den USA zeigen (Farbbilder 6.4 u. 7.1). Es war schon ein großer Glücksumstand, dass mir wenige Exsikkate zur chemischen Analyse bereitgestellt wurden.

In Fruchtkörpern der *Conocybe cyanopus*, die am 4. September 1961 in Seattle, USA gesammelt worden waren, konnte erstmalig bei den Samthäubchen Psilocybin nachgewiesen werden. Psilocin ließ sich in den Pilzen nicht finden. Die Beobachtungen von Heim lassen sich daher nicht vernachlässigen, bleiben aber rätselhaft.

1977 berichtete der Arbeitskreis um Repke über den Nachweis des Baeocystins neben Psilocybin in der *Conocybe*-Art aus den USA und Kanada. Psilocin war in diesen Aufsammlungen wiederum nicht enthalten. Schließlich wurde in Funden aus den Jahren 1982 und 83 0,33 bis 0,55% Psilocybin neben Spuren an Psilocin von norwegischen Forschern nachgewiesen. Auch finnische Proben enthielten das erstere Alkaloid. In Pilzen aus dem Nordwesten der USA konnten Beug & Bigwood schließlich 0,93% Psilocybin detektieren. Interessanterweise wurden am 2. Juli 1989 als Zweitfund im Osten Deutschlands einige Fruchtkörper von *Conocybe cyanopus* bei Potsdam im Gras auf Sand gefunden. Die alte Lokalität, auf der Schäffer 60 Jahre vorher die Pilzart gefunden hatte, lag dagegen direkt in der Stadt Potsdam und lässt sich heute nicht mehr exakt bestimmen.

In fünf Pilzen dieser Aufsammlung waren ähnliche Konzentrationen an Psilocybin und Baeocystin enthalten wie in *Psilocybe semilanceata:* Die Konzentrationen an Psilocybin waren denen in der Aufsammlung aus dem Nordwesten der USA verblüffend ähnlich.

Die Sporen eines Fruchtkörpers keimten nach mehreren Tagen auf Malzagar und wuchsen dann im Vergleich zu andern Arten sehr langsam unter Ausbildung von Dauerformen (Sklerotien, S. 68). Diese blauten nicht, enthielten im getrockneten

Tabelle 9

Eigene Untersuchungsergebnisse zum Alkaloidgehalt von *Conocybe cyanopus* (% der Trockenmasse).

Pilz	Trockenmasse (mg)	Psilocybin (%)	Baeocystin (%)
1	5	0,84	0,15
2	6	0,73	0,12
3	7	1,01	0,20
4	10	0,91	0,16
4	12	0,89	0,14

Zustand jedoch ebenfalls 0,25% Psilocybin, weitere Alkaloide konnten nicht nachgewiesen werden (Farbfoto 7.2).

Zusammenfassend kann eingeschätzt werden, dass die wissenschaftlich überaus interessante *Conocybe cyanopus* aufgrund ihrer Kleinheit und extremen Seltenheit keine Bedeutung für Intoxikationen in Europa hat oder erlangen wird. Andere untersuchte, nicht blauende Arten – z.B. *Conocybe tenera* (SCHAEFF.: Fr.) FAYOD und *Conocybe lactea* (Lge.) METROD enthielten bei eigenen Analysen nur physiologisch inaktive Inhaltsstoffe.

Aufsammlungen von Arten der Gattung *Conocybe* aus warmen Ländern wurden noch nicht untersucht und könnten hinsichtlich ihrer chemischen Zusammensetzung noch bemerkenswerte Resultate erbringen.

2.8. *Pluteus salicinus*
Wenig bekannte Holzzersetzer

Innerhalb der Familie der Dachpilzartigen (Pluteaceae) gibt es in der Gattung *Pluteus* (Dachpilze) von den etwa 45 Arten in Europa einzelne Spezies, die ebenfalls Psilocybin bilden. Früher wurden die Dachpilze zur Familie der Wulstlingsartigen (Amanitaceae) gestellt, in der auch die tödlichen Knollenblätterpilze sowie der Fliegenpilz als Arten der Gattung Amanita eingeordnet werden. Im Gegensatz zu allen hier besprochenen Pilzarten gehören die Dachpilze mit ihrem rosa gefärbten Sporenstaub zu den Hellblättlern.

In der Literatur dokumentierte, versehentliche Intoxikationen mit *Pluteus*-Arten sind nicht bekannt.

1981 wurde von Saupe erstmalig über den qualitativen Nachweis von Psilocybin und Psilocin in den Extrakten des Grauen Dachpilzes, *Pluteus salicinus* (Pers.: Fr.) Kumm. aus Illinois, USA, berichtet. Die Konzentration des letzteren Alkaloides war überraschenderweise in den untersuchten Proben am größten. Auch diese Pilzart wurde schon vor etwa 200 Jahren in Europa erstmalig beschrieben, tauchte jedoch in der Folgezeit nur seltener und mit kurzer Beschreibung in der Literatur auf. (Abb. 29, S. 63).

Frühere taxonomische Betrachtungsweisen können auch heute noch verwirren. So bezeichnete Ricken (1915) den Pilz als *Pluteus petasatus*.

In Ergänzung zur Beschreibung von 1962 (S. 63) treffen noch folgende Merkmale auf *Pluteus salicinus* zu – vgl. auch die Farbbilder 7.3 und 7.4):

Mittelgroßer Pilz mit mehr oder weniger starkem bläulichem oder blaugrünlichem Einschlag. Überständige Pilze sind mitunter ganz olivgrün verfärbt.

Hüte ausnahmsweise bis 8cm Durchmesser, am Rand meist heller, silbergrau, haarigfilzig, Hutmitte stärker haarig-filzig, oft sogar schuppig.

Stiel bis zu 10cm lang, glatt, an der Basis manchmal spontan graugrün oder graublau gefärbt, die Farben verstärken sich bei Druck.

Es gibt auch weiße Formen, die dieser Pilzart noch zugerechnet werden. Aber bei diesen Albino-Fruchtkörpern verfärben sich der Hutscheitel und die Stielbasis ebenfalls leicht graugrün. Die Verbreitung des Grauen Dachpilzes wird als recht selten bis nicht selten für feuchte Laubwälder angegeben. Die Arten der Gattung *Pluteus* sind Finalzersetzer, d. h. sie wachsen saprophytisch an Holz, das schon von andern Pilzen über Jahre zersetzt wurde und dann morsch und verfärbt erscheint. *Pluteus salicinus* fruktifiziert an Stümpfen von

Weiden, Erlen, Linden, Buchen, Pappeln und Ahorn sowie vielleicht auch an Holzresten weiterer Baumarten vom Mai bis Oktober. Dass der Pilz noch keine Intoxikationen verursacht hat, liegt wahrscheinlich daran, dass er einzeln oder nur in sehr wenigen Fruchtkörpern auf den Stümpfen fruktifiziert und gegenüber andern Holzbewohnern nicht sehr ansehnlich ist.

Grauer Dachpilz (Pluteus salicinus). *Grau-rußbraun, Stielbasis etwas ins Blaugrüne.* **Hut 3–6 cm, bald abgeflacht-gebuckelt, fein faserig, am Buckel fein schuppig, grau-braun. Lamellen weiß, später lachsfarben. Stiel schlank, weiß, unten etwas braunfaserig mit mehr oder weniger Stich ins Blaugrüne. – Auf Laubholzstümpfen. Recht selten.**

Abb. 29
Beschreibung des Grauen Dachpilzes im Jahre 1962.

Unverständlicherweise wurden alle *Pluteus*-Arten noch 1987 von Kreisel in seinem Pilzhandbuch als „ungiftig" bezeichnet, obwohl bereits 1981 der Nachweis des Psilocybins in nordamerikanischen und 1984 in norwegischen Proben (0,35%) in den Exsikkaten) erfolgte. Auch Pilze aus Holland, Finnland, Schweden und Frankreich enthielten das Alkaloid, wobei jeweils nur ganz wenige Fruchtkörper untersucht worden waren.

Während 20 Aufsammlungen aus der Schweiz von 1984 bis 1986 im Durchschnitt 0,25% Psilocybin in den Trockenpilzen enthielten, ergaben eigene Analysen von Pilzen aus Thüringen aus dem Jahre 1986, die nicht blauten (!), weit höhere Alkaloidkonzentrationen:

Tabelle 10

Psilocybin- und Harnstoffgehalt in *Pluteus salicinus* (in % bezogen auf die Trockenmasse).

Pilzprobe	Psilocybin (%)		Harnstoff (%)	
	Hut	Stiel	Hut	Stiel
1	1,38	0,48	2,5	Spuren
2	1,57	0,71	2,6	–
3	1,57	0,71	2,6	–
4	1,22	1,14	1,4	–
5	1,39	0,64	2,4	–

Weitere Analysen von vier blauenden Pilzen aus der Dübener Heide (1988) erbrachten den Nachweis von nur 0,2 bis 0,7% Psilocybin in den Pilzen, wobei sehr wenig Baeocystin ebenfalls in allen von mir untersuchten Fruchtkörpern vorkam.

Die Resultate zeigen, dass die Schwankungsbreiten im Alkaloidgehalt des Grauen Dachpilzes noch nicht genügend ausgelotet sind und weitere Analysen nötig erscheinen. Es steht aber fest, dass – im Gegensatz zu den amerikanischen Aufsammlungen – in den europäischen Pilzen höchstens Spuren von Psilocin gebildet werden.

Stijve und Bonnard untersuchten Originalmaterial von Saupe aus den USA und stellten überraschenderweise fest, dass die Pilze mit den Aufsammlungen aus Europa nicht identisch waren und auch keine Alkaloide mehr enthielten. Diese Resultate zeigen, dass Pilzarten mit gleicher Bezeichnung aus verschiedenen Erdteilen eben doch nicht identisch zu sein brauchen.

Auch alle andern untersuchten *Pluteus*-Arten enthielten Harnstoff, welcher auch in den Düngerlingen nachgewiesen werden kann. Jedoch bilden diese auch noch 5-substituierte Indolverbindungen, die in den Dachpilzen nicht vorkommen, so sind wieder „Fingerabdrücke" der verschiedenen Spezies möglich.

Das von mir aus Sporen angezüchtete Myzel des *Pluteus salicinus* auf Malzagar war sehr zäh und ließ sich nur schwer zerteilen. Es enthielt 0,1% Psilocybin in der Trockenmasse und weder Harnstoff noch andere Indolverbindungen.

In der Literatur werden auch noch weitere seltene, bläulich oder violett verfärbende *Pluteus*-Arten erwähnt. So enthielt die sehr seltenen Spezies *Pluteus nigroviridis* Babos kleine Mengen Psilocybin (0,035%) in den Exsikkaten.

Weitere Analysen dieser Arten der bisher recht vernachlässigten Gattung sind daher dringend nötig.

3. Verwechslungsmöglichkeiten

„Am 16. Dezember 1981 sammelten drei Jugendliche eine Galerina-*Art auf Whidbey Island, Washington, USA, wobei sie die Pilze mit einer* Psilocybe-*Art verwechselten. Sie wurden krank, verschwiegen ihre Krankheit aber zwei Tage lang, weil sie Angst hatten, wegen des Gebrauches von Psilocybin verurteilt zu werden. Nach der folgenden medizinischen Behandlung erholten sich zwei Jugendliche. Das Mädchen jedoch, 16 Jahre alt, starb am 24. Dezember 1981.“*

Dieser tragische Bericht von Beug und Bigwood zeigt anschaulich, welches Elend durch Verwechslung bestimmter Pilzarten, noch verstärkt durch überzogene legislative Maßnahmen, entstehen kann. Wie schon mehrfach bei der Besprechung der einzelnen Spezies deutlich wurde, existieren verschiedene Varianten der Verkennung psilocybinhaltiger Arten oder auch von Speisepilzen. Natürlich erlauben die heutigen mykologischen Bestimmungsschlüssel eine fachkundige Diagnose von unbekannten Pilzen bis zur Familie und Gattung. Aber die endgültige Einordnung der fraglichen Aufsammlung zu einer bestimmten Art bereitet bei den „LBM“ oft große Schwierigkeiten. Der Einfluss von Standortfaktoren auf die Variationsbreite im Habitus der Pilze ist meist noch nicht systematisch erforscht worden. Ein anderes Problem liegt in der begrenzten Beschreibungsmöglichkeit und Abgrenzung der einzelnen Spezies in den Lehrbüchern. Ich erinnere mich an meine frühen Versuche zur Bestimmung von unbekannten Pilzen mittels scheinbar exakter Definitionen aus mykologischen Standardwerken. Viele der erwähnten Merkmale trafen auf die unterschiedlichsten Arten zu. Bei den Vergleichen ertappte ich mich auch, kleine Details aus der Literatur wegzulassen und so „meine Pilze“ in die Beschreibung hineinzupressen. Das Resultat war dann eine Fehlbestimmung, die sich nach Rückfrage bei befreundeten Mykologen meist schnell klärte. Nach meinen Erfahrungen bildet nur die Kombination aus feldmykologischer Arbeit unter Hinzuziehung kompetenter Pilzkenner oder sogar von Fachmykologen und der gleichzeitigen Analyse der Funde mittels entsprechender Pilzbücher die Fähigkeit zur Arterkennung aus.

Aus der Literatur wird deutlich, dass die *Psilocybe semilanceata* an den relevanten Standorten gefunden und bestimmt werden kann, ohne dass Diagnoseschlüssel im wissenschaftlichen Sinne nötig sind. Die Art erscheint in Abgrenzung zu anderen Pilzen auf Weiden so charakteristisch (S. 21), dass eine mikroskopische Untersuchung nicht nötig ist.

Etwas andere Verhältnisse liegen bei den auf Holzresten lebenden Psilocyben entsprechend dem zitierten Vergiftungsfall vor, wenn die meist weißlichen Stiele bei Druck nicht stark blau verfärben. Die nordamerikanische Pilzflora ist ohnehin viel artenreicher als die europäische.

In der Gattung *Galerina* gibt es gefährliche Giftpilze, in denen die gleichen tödlichen Amatoxine enthalten sind wie in den Knollenblätterpilzen. Diese Toxine wirken erst nach einer Latenzzeit von 12 Stunden und führen trotz Therapie meist zum Tode. Eine verbreitete Art in Nordamerika ist *Galerina autumnalis* (PECK) SINGER & SMITH, die wie einige der *Psilocybe*-Arten auf Holzresten in Parks und Wäldern wächst. Sie sieht der *Psilocybe stuntzii* GUZMAN & OTT auf den ersten Blick sehr ähnlich und kann unmittelbar neben dieser wachsen. Jedoch blaut die *Galerina*-Art nicht. Ich fand bei einem im Gras wachsenden „mushroom cluster" (Pilzslang eines amerikanischen Freundes) *Psilocybe stuntzii* mit einer *Galerina*-Art so innig verwachsen, dass letztlich nur die Sporenfarbe beide Pilze differenzieren konnte.

Auch im Kleinen Glockenschüppling, *Pholiotina filaris* (Fr.) SING. (auch als *Conocybe* bezeichnet) nordamerikanischer Herkunft wurden Amatoxine nachgewiesen. Dagegen gelang der Nachweis in europäischen Proben dieser Spezies nicht. Es ist daher sehr fraglich, ob die Aufsammlungen beider Kontinente die gleiche Art repräsentieren. Jedoch existiert mindestens eine *Galerina*-Art in Europa, die die Toxine des Knollenblätterpilzes bildet. Der Gift-Häubling, *Galerina marginata* (Fr.) KÜHN., fruktifiziert ebenfalls auf morschem Holz und enthält ca. ein Drittel der Mengen an Amanitinen wie der Grüne Knollenblätterpilz. Selbst dieser Pilz wurde in alten Pilzbüchern als essbar bezeichnet!

Aus Österreich wurde auch über Vergiftungen mit einer nierenschädigenden *Cortinarius*-Art anstelle der gesuchten *Psilocybe semilanceata* berichtet, beide haben überhaupt keine Ähnlichkeit.

Eine andere Verwechslungsmöglichkeit wurde schon bei den Düngerlingen erwähnt. Durch ihre Schnellwüchsigkeit erscheinen diese Arten oft schon vor den Kulturpilzen in den künstlich angelegten Beeten. Bei dem genannten Vergiftungsfall in Leipzig im Jahre 1970 mit *Panaeolus subbalteatus* erfolgte die Einordnung der gewachsenen „Riesenträuschlinge" mit Hilfe eines Pilzbuches. Man glaubte, die Spezies sei etwas kleiner als sonst angegeben erschienen. Auch die differenten Merkmale wurden nicht erkannt. Noch schlimmer sind die Fälle, bei denen Wildpilze der betreffenden Person einmal gezeigt wurden und sie dann das überzeugende Gefühl hat, die Art sicher zu kennen. Auf diese Weise wurde die *Inocybe aeruginascens* anstelle der Nelkenschwindlinge gesammelt und verspeist. Bei einer anderen Intoxikation sprach man sogar von Wiesenegerlingen. Diese Champignons ähneln weder in der Größe noch in der Form den Nelkenschwindlingen oder der *Inocybe aeruginascens*. Auf der anderen Seite führten diese Intoxikationen zu wichtigen Erkenntnissen der pilzlichen Biochemie.

Hier soll nochmals darauf hingewiesen werden, dass die halluzinogenen Risspilzarten leicht mit stark giftigen Muscarinbildnern in der Gattung *Inocybe* verwechselbar sind.

Guzman betonte in seinen Untersuchungen der Gattung *Psilocybe,* dass neben der Blauung von halluzinogenen Arten auch als Charakteristikum ein mehlartiger Geruch oder Geschmack auftreten würde. Abgesehen davon, dass beide Sinnesempfindungen sehr subjektiv sind, trifft diese Feststellung mit Sicherheit auf die europäischen Spezies nicht zu (S. 21/35 ff).

Aus dem Westen der USA wird über ausgesprochene Spezialisten bezüglich der *Psilocybe semilanceata* berichtet, welche diese Art zwar oft sammeln und sicher erkennen, jedoch leicht zu bestimmende Speisepilze, ja sogar die auf den gleichen Weiden wachsenden

Champignons nicht differenzieren können und auch daran gar kein Interesse haben. Dieses Verhalten ist für mich eine seltene Verknüpfung von Mykophilie und Mykophobie.

Bei der Pilzbestimmung liefert der Sporenstaub, den die Hutlamellen auf weißem oder schwarzem Papier, je nach Farbe, hinterlassen, indem der Pilzhut unter einem Glas zum Schutz vor Austrocknung mehrere Stunden liegt, wichtige Erkenntnisse. Die Analyse der Sporen kann jedoch auch nur begrenzte Informationen liefern. So können sie bei verschiedenen Gattungen gleich gefärbt sein, unterscheiden sich aber im mikroskopischen Bild. Auch ähneln sich die Sporen einzelner Arten bei *Psilocybe* sehr. Nur eine sachkundige Pilzbestimmung unter Einbeziehung der ökologischen Daten ist die einzige Möglichkeit zur Vermeidung schwerer und potentiell tödlicher Intoxikationen.

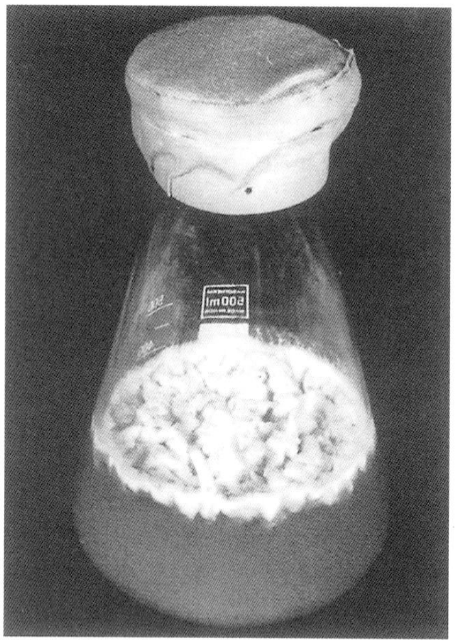

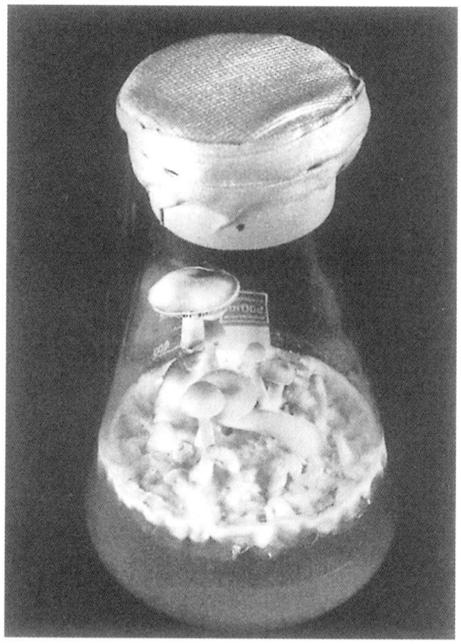

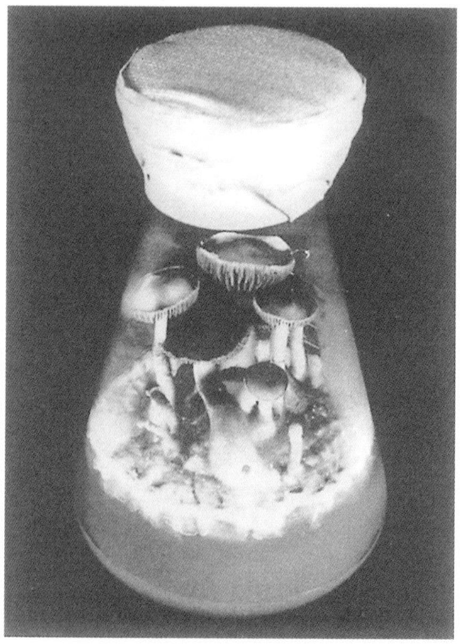

Abb. 30
Fruktifikation von Psilocybe cubensis *auf Malzagar (2%) innerhalb einer Woche*

4. Blauung und Metoltest
Realität und Wunschvorstellung

Wie schon in den Kapiteln 2.1. bis 2.8. aufgezeigt wurde, stellt das Blauungsphänomen ein Charakteristikum der Psilocybin bildenden Art dar. Jedoch können einige Spezies oder Aufsammlungen sonst blauender Arten trotz des Wirkstoffgehaltes keine farblichen Veränderungen zeigen. Die Gründe hierfür sind unbekannt. Von den meinerseits untersuchten Spezies blaute die *Psilocybe bohemica* am eindrucksvollsten. Die Hutflecke bilden sich bei Druck sehr schnell. Bei anderen, an den Stielen ebenfalls stark blauenden Arten wie *Psilocybe cubensis* (EARLE) SING. (Kubanischer Kahlkopf) bleiben die farblichen Hutveränderungen dagegen aus. *Psilocybe semilanceata, Conocybe cyanopus* und *Inocybe aeruginascens* färben im Gegensatz dazu an den Druckstellen der Stiele nur diskret und nach längeren Zeiträumen. *Gymnopilus purpuratus* steht hinsichtlich der Schnelligkeit und Intensität der Blauung zwischen diesen beiden Extremen. Eine äußerst starke Blauung zeigt auch *Psilocybe azurescens*.

Die Farben reichen von grün bis tiefblau, letzteres kann sich bei *Psilocybe cubensis* sogar noch in eine schwarzblaue Tönung wandeln. Die Verfärbungsmechanismen in den Pilzen selbst wurden bisher nicht untersucht. Die Vermutung von Cooke über die Bedeutung der Blauung bei *Psilocybe semilanceata* vom Anfang unseres Jahrhunderts wurde bereits erwähnt. In den fünfziger Jahren wiesen vor allem Singer und Smith darauf hin, dass die Verfärbungen psychotroper *Psilocybe*- und *Panaeolus*-Arten mit den aktiven Wirkstoffen direkt oder indirekt verbunden sein müssten. 1958 berichteten dann A. Hofmann und Mitarbeiter über die Isolation der Wirkstoffe und beobachteten erstmalig, dass reines Psilocin gegen Oxydationsmittel wie Luft instabil war und die Lösungen des Alkaloides besonders im alkalischen Milieu blaugrüne Farben annahmen.

Damit konnte bewiesen werden, dass die Blauungsreaktion das Ergebnis der oxydativen Zersetzung eines Pilzwirkstoffes darstellt. Ab 1960 untersuchten Blaschko, Levine und Bocks sowie Horita und Weber die biochemischen Reaktionen von Psilocybin und Psilocin in vitro. Sie fanden übereinstimmend, dass nur das Psilocin zu blaugrünen Produkten oxydiert werden kann. Die Phosphatgruppierung des Psilocybins verhindert die unmittelbare Oxydation des Alkaloides. Jedoch tritt das typische Blauungsphänomen nach Abspaltung dieser Schutzgruppe durch Enzyme wie verschiedene Phosphatasen ein, die im pilzlichen und menschlichen Gewebe weit verbreitet sind. Ich fand auch entsprechende Blauungsreaktionen nach Abtrennung des Phosphates von Baeocystin. Psilocin ist die wirksame psychoaktive Substanz, gebildet im Körper aus Psilocybin durch Spaltung (Phosphatasen).

Die Beobachtungen aus den In-vitro-Versuchen erklären, warum *Psilocybe bohemica* trotz des geringen oder meist sogar fehlenden Nachweises von Psilocin im Pilz stark blaut: Offensichtlich verläuft die enzymatische Phosphatabspaltung von Psilocybin sehr schnell. Unmittelbar danach reagiert das auf diese Weise bei Verletzung der Fruchtkörper gebildete Psilocin vollständig unter Bildung blauer Produkte weg. Es konnten ebenfalls Enzyme gefunden werden, welche die Oxydation des Psilocins beschleunigen. Hier wären die Cytochromoxydasen und Laccasen zu nennen. Letztere wurden auch im Myzel von *Psilocybe cubensis* nachgewiesen. Die Enzyme werden sehr wahrscheinlich auch in den anderen, sich blau verfärbenden Pilzen (siehe Metoltest) gebildet. Eisen^{3}±Ionen beschleunigen in Spurenmengen ebenfalls die Blauungsreaktion. Die blauen Produkte sind strukturell nicht erforscht. Sie sind offensichtlich recht instabil und gehören zum chemischen Verbindungstyp der Chinone. Viele Farbstoffe mit dieser Grundstruktur sind bekannt.

Auch wenn nicht alle Pilzarten, die Psilocybin und Psilocin bilden, blau verfärben, kann man doch umgekehrt feststellen, dass alle so reagierenden Blätterpilze mit dunklen Lamellen zur Alkaloidbildung befähigt sind. Das Blauungsproblem beeindruckte die früheren Mykologen im allgemeinen nicht sonderlich, weil eine Anzahl von Röhrlingen (Boleten) schon lange bekannt waren, die sich bei Druck blau verfärbten und sogar zu den geschätztesten Speisepilzen gehörten. Diese Farbreaktion fundiert allerdings auf der Oxydation von physiologisch inaktiven Pilzinhaltsstoffen. Auch treten die spontanen Verfärbungen im Alter, wie sie so oft bei den psychotropen Arten festzustellen sind, bei den Röhrlingen nicht auf.

Wie ich analytisch zeigen konnte, lagen bei den höchstens diskret verfärbten Fruchtkörpern von *Psilocybe semilanceata* und *Panaeolus subbalteatus* die Alkaloidkonzentrationen in den gleichen Grössenordnungen wie in den nicht geblauten Pilzen. Offensichtlich besitzen die Farbstoffe eine hohe Intensität; die gebildeten, sehr geringen Mengen tragen nicht zur messbaren Wirkstoffvernichtung bei. Bei überalterten, stark verfärbten Fruchtkörpern und Myzelien von *Psilocybe cubensis* und *Psilocybe cyanescens* war dagegen die Konzentration an Psilocin und Psilocybin im Verhältnis zu jüngeren Pilzen stark reduziert. 1948 beschrieb Singer erstmalig die Verstärkung der Blauungsreaktion mit Farbänderung in Richtung violett bei *Psilocybe cubensis* durch Benetzung der Pilze mit einer wässrigen Lösung von Metol (p-Methylaminophenol), einem photografischen Reagens. Zehn Jahre später erwähnte er, dass die Stiele der von ihm weiter untersuchten psychotropen *Psilocybe*-Arten sich durch dieses Reagens regelmäßig stark purpur verfärbten. Ab 1970 wurde dann auch in verschiedenen „field guides" zur Auffindung nordamerikanischer Psilocyben die Reaktion als spezifisch beschrieben. Sie ist jedoch für diese Zwecke praktisch nutzlos. Das Metol reagiert lediglich mit dem in den Pilzen enthaltenen Enzym Laccase (mehrere Strukturtypen) und ist kein Nachweisreagens für das Psilocybin und seine Abkömmlinge. Auch die braunen und weißen Handelssorten des Zuchtchampignons färben sich, wie andere Pilze auch, mit der Lösung an.

Die Grenzen der Reagenzien

Schon seit langer Zeit wird versucht, verschiedene Farbreagenzien zur Differenzierung bestimmter Arten oder sogar Gattungen einzusetzen, meist nur mit sehr mäßigem Erfolg. Ein bekanntes Gemisch ist Melzers Reagens, dessen Anwendung auch schon für die Erkennung der *Psilocybe*-Arten propagiert worden ist. Es erwies sich für diese Zwecke aber genauso unspezifisch und wertlos wie das Metol.

G. Drewitz fand bei der Anwendung von Eisenchlorid an Fruchtkörpern der *Inocybe aeruginascens*, dass eine tiefblaue Verfärbung auftrat, während Muscarin bildende Arten der gleichen Gattung ungefärbt blieben. Das Salz bildet mit verschiedenen Phenolen nach Art der Eisengallustinte starkblaue Verbindungen. Diese Reaktion hat einen realeren Hintergrund als die anderen, da Psilocin als Phenol ebenfalls reagiert und schon Spuren der Eisen-Ionen unabhängig von dieser Umsetzung bereits die Luftoxydation des Alkaloides beschleunigen.

Jedoch bildet *Inocybe aeruginascens* Psilocin höchstens in Spurenmengen; eine Reaktion von anderen, im Pilz vorkommenden Phenolen mit dem Eisensalz erscheint dadurch sehr wahrscheinlich. Zusammenfassend kann festgestellt werden, dass nur die spontane oder durch Verletzung eingeleitete Blauungsreaktion echte Hinweise auf das Vorhandensein von Psilocybin und seiner Abkömmlinge in Blätterpilzen liefert. Jedoch sagt dieses Phänomen nichts über die Art und Menge der einzelnen Indolverbindungen aus. Eine starke Blauung kann ein Indikator für Psilocin sein, doch ist dies nicht immer der Fall.

5. Klassische und rezente Befunde zur Pilzkultur

Im Zuge der Erforschung der mexikanischen Arten erarbeiteten in den fünfziger Jahren schon R. Heim und R. Cailleux die Kultivierungsbedingungen für verschiedene Pilze. Bevor diese Entwicklung näher geschildert wird, möchte ich jedoch zusammenfassend auf die Nährstoffansprüche und die Charakteristika pilzlichen Wachstums eingehen, soweit es in diesem Rahmen von Interesse ist.

Die psychotropen Spezies verhalten sich hinsichtlich ihrer Kulturparameter und der Nährstoffe völlig wie die Speisepilze und andere häufig vorkommende Blätterpilze. Daher gehören die Spekulationen von Oss und Oeric über eine „außerirdische" Herkunft dieser Arten in das Reich der Fabel. Auch die Wirkstoffe Psilocybin und Psilocin leiten sich vom Tryptophan durch überschaubare Reaktionen ab; die letztere Aminosäure ist ohnehin in einer großen Anzahl von Arten in freier Form enthalten.

Die natürliche Vermehrung der Blätterpilze erfolgt über Basidiosporen, die bei der Reifung der Fruchtkörper auf den Lamellen gebildet und anschließend abgeschleudert werden. Nach der Verbreitung – z. B. durch den Wind – können die Sporen unter günstigen Bedingungen (Nährstoffe, Temperatur, Feuchtigkeit, keine konkurrierenden Organismen) auskeimen und schließlich die Substrate schrittweise besiedeln. Das bedeutet zunächst, dass ein monokaryotischer (einkerniger) Myzelfaden aus der Spore herauswächst und oberflächlich in das Nährsubstrat eindringt. Treffen zwei dieser Fäden aufeinander, so verschmelzen sie zu einem dikaryotischen (zweikernigen) Myzel („Pilzgeflecht"). Erst dieses bildet in einer späten Phase der Entwicklung sporulierende Fruchtkörper (Fruktifikation), deren Sporen nach der Verbreitung wiederum auskeimen.

Die längste Zeit im Jahr wächst das dikaryotische Myzel im natürlichen Substrat unbemerkt und rein vegetativ, d. h. es breitet sich ohne Pilzbildung zunehmend aus und erschließt sich neue Nährstoffquellen, sofern genügend Feuchtigkeit vorhanden ist und keine Minusgrade herrschen. Es übersteht jedoch auch Trockenheit und winterliche Kälte in einer Ruhepause, um danach weiter zu wachsen. Dabei sind von manchen Arten dicke Myzelstränge im Substrat sichtbar (z.B. die Rhizomorphen bei *Psilocybe cyanescens*), während andere wie *Psilocybe semilanceata* nur dünne Fäden bilden, die am Standort kaum erkennbar sind.

Jeder Pilzsammler kennt Jahre, in denen maximale Pilzausbeuten erreicht werden. Andere sind sehr pilzarm oder in trockenen Zeitabschnitten ohne jegliches Vorkommen von Blätterpilzen oder Röhrlingen. Die Ansprüche der meisten Pilzarten zur Erreichung der Fruktifikationsphase wurden bisher nicht erforscht.

Für die saprophytischen Arten einschließlich der halluzinogenen Spezies (ohne *Inocybe*-Arten: Mykorrhiza) gilt, dass die Fruktifikation nach einem optimalen Myzelwachstum auf einem geeigneten Nährsubstrat eingeleitet wird, wenn folgende Milieubedingungen eingestellt werden: *Herabsetzung der Temperatur bis zum Optimum der Fruktifikation, Erhöhung der Luftfeuchtigkeit auf 95–100 %, Herabsetzung der Kohlendioxid-Konzentration durch verstärkten Luftaustausch, Lichtzufuhr kann zur Fruktifikation nötig sein.*

Die beiden letzten Punkte leiten schon zu den Bedingungen bei der Pilzkultur über, weil sie unter natürlichen Gegebenheiten immer erfüllt werden, dagegen beim Wachstum in Glasgefäßen oder Räumen oft eingestellt werden müssen.

Es ist kein Zufall, dass die saprophytischen Arten fast immer im Herbst fruktifizieren. Die pflanzlichen Substrate wie Hölzchen und Laub fallen in dieser Jahreszeit im frischen Zustand an und werden durch die gebildeten Pilzsporen im Rahmen des natürlichen Kreislaufes sofort besiedelt. Der Temperaturrückgang und die zunehmende Luftfeuchtigkeit im Herbst schaffen die Voraussetzung zur Fruktifikation der Arten. Das sprichwörtlich schnelle Pilzwachstum über Nacht setzt voraus, dass die Myzelien schon vorher Zusammenballungen (Knötchen) mit anschließender Differenzierung in Pilzvorstufen (Primordien) unter zunehmender Gliederung in Hut und Stiel bildeten, deren Entwicklung zu den fertigen Pilzen bei ausreichender Feuchtigkeit und Temperatur sehr schnell erfolgt. Die Abb. 30 zeigt die vergleichbare In-vitro-Fruktifikation des Myzels von *Psilocybe cubensis* (Earle) Sing. auf einem Agarsubstrat in einer Woche.

Bei der künstlichen Kultivierung versucht man die natürlichen Bedingungen für das Pilzwachstum nachzuahmen, zu optimieren und schließlich sogar zusätzliche Nährstoffe zu erschließen, auf denen die Arten in der Natur nicht vorkommen können. Voraussetzung für diese Arbeitsweise ist, oft sehr schnellwüchsige Organismen wie Bakterien und Schimmelpilze von Anfang an durch Herstellung steriler Bedingungen auszuschließen. Im mykologischen Labor benutzt man dazu Laminarboxen, die durch keimfreie Filtration eines Luftstromes einen kleinen Sterilraum schaffen, in dem Arbeiten wie Isolation von Zuchtstämmen, Gewinnung von Reinkulturen und Überimpfung von Myzelien durchgeführt werden. Besonders bei Beginn der Arbeiten werden Antibiotika wie Gentamyzin (0,01%) oft den Nährmedien zugesetzt.

Zwei Arbeitsweisen der Gewinnung von Reinkulturen pilzlicher Myzelien werden angewendet.

Die erste ahmt die natürliche Vermehrung der Pilze nach. Abgefallene oder auch von den Lamellen gewonnene Sporen werden in sterilem Wasser suspendiert und auf mit Agar verdickten Nährböden verschiedener Zusammensetzung unter mikroskopischer Kontrolle zum Keimen gebracht. Myzelien sind mitunter schon nach 3 Tagen deutlich zu sehen, bei anderen erst nach über einer Woche! Ein häufig verwendetes Nährmedium, auf dem die Sporen vieler Arten nach mehreren Tagen keimen, enthält 3–6% Malzextrakt neben 1,5% Agar. Alle Substrate werden vorher im Autoklaven mit Wasserdampf sterilisiert. Die entstandenen monokaryotischen Myzelien lässt man durch gemeinsame Keimung vieler Sporen spontan zu den verschiedenen Dikaryonen kreuzen oder versucht, ihre gezielte Vereinigung zur Entwicklung von leistungsfähigen Zuchtstämmen (Kriterien: Schnellwüchsigkeit, Ausbeuten) zu erreichen. Eine gängige Arbeitsweise, die auch beim Champignon extensiv durchgeführt wird.

Gleichzeitig gestatten diese Kreuzungsexperimente eine Aussage darüber, ob Pilze von verschiedenen Standorten zur gleichen Art gehören. Bei der Anwendung dieser Methode konnte ich nachweisen, dass die entsprechenden Myzelien der *Psilocybe bohemica* und der *Psilocybe cyanescens* sich niemals kreuzen lassen, d.h. sie gehören nicht zur gleichen Art (S. 35 ff).

Bei der zweiten Arbeitsweise schneidet man unter sterilen Bedingungen ein Stück Fruchtfleisch aus dem Inneren junger, noch geschlossener Fruchtkörper mit einem desinfizierten Messer heraus und legt es auf den Agarnährboden. Meist wird nach wenigen Tagen Myzelwachstum sichtbar. Ein Vorteil dieses Verfahrens ist, dass die Myzelien im Gegensatz zu den Sporenisolaten identische Erbanlagen wie die Ausgangspilze besitzen. Dadurch kann man leicht Hochleistungsstämme saprophytischer Arten weiter vermehren. Einige Wildstämme verschiedener Spezies fruktifizieren in Kultur gar nicht oder nur sehr spät unter spärlicher Bildung von Fruchtkörpern.

R. Heim fand dieses variable Kulturverhalten auch bei verschiedenen Stämmen der *Psilocybe mexicana* HEIM. Er hatte bereits 1956 in Mexiko Sporenabdrücke einer Anzahl von Fruchtkörpern genommen und konnte dann in Paris durch deren Keimung Myzelkulturen von fünf verschiedenen Spezies isolieren. Auf Kompostsubstraten, die die industriell wichtigsten Pilznährböden überhaupt darstellen (Champignon!) gelang ihm zusammen mit R. Cailleux die Fruktifikation der *Psilocybe mexicana*. A. Hofmann und Mitarbeiter isolierten aus den trockenen Fruchtkörpern erstmalig Psilocybin und Psilocin. In Basel konnte auch das Myzel verschiedener Arten auf flüssigen Malzextraktlösungen gezüchtet werden, das sich ebenfalls als psilocybinhaltig erwies, ohne dass eine Fruktifikation ablaufen musste. Diese wichtige Erkenntnis lieferte die Voraussetzung zur Gewinnung großer Alkaloidmengen, da die Myzelkultur der Arten (Abb. 31) auf ruhenden Malzextraktlösungen (4–6%), unter Zusatz von 0,2% Agar zur Erhöhung der Viskosität, viel höhere Ausbeuten an Pilzmaterial innerhalb von vier Wochen lieferte als die über mehrere Monate verlaufende Fruktifikation in bis zu fünf Erntewellen.

Auch bereitete diese saprophytische Oberflächenkultur keinerlei Probleme bei Arten, die in-vitro nur sehr schwer fruktifizieren wie z.B. *Psilocybe zapotecorum* HEIM, und konnte so ebenfalls zur Alkaloidbildung genutzt werden. Allerdings enthielten die Myzelien der mexikanischen Spezies nur halb soviel Psilocybin (0,1–0,2% in der Trockenmasse) wie die Pilze, was aber durch die leichte und schnelle Kultivierung sowie die hohen Ausbeuten (etwa 20 g/l) nicht ins Gewicht fiel. Rätselhaft ist immer noch, dass Myzelien der nordamerikanischen *Psilocybe cyanescens* auf festem Malzagar blau verfärbten und Psilocybin akkumulierten, während der gleiche Stamm bei der Kultivierung auf den beschriebenen Lösungen mit gleichem Nährstoffanteil beide Eigenschaften vollständig verlor.

Bei der Myzelkultur im Dunkeln wandeln sich die Myzelien teilweise in Dauerformen (Sklerotien) um, die meist dunkel bis schwarz gefärbt sind, hart sein können und ebenfalls Psilocybin enthielten. Eine Sklerotienbildung wurde schon bei der ersten Agarkultur einer psychotropen Pilzart überhaupt beobachtet. H. J. Brodie berichtete 1935 über die Bildung blaugrüner Dauerformen bei der Kultivierung von *Panaeolus subbalteatus* auf Malzagar.

Er glaubte zuerst, dass Schimmelpilze seine Nährböden verunreinigt hätten, da die Art sonst fast nie spontan blaugrün verfärbt (S.38). In Farbbild 8.2 wird auch eine ausgeprägte Sklerotienbildung der *Psilocybe semilanceata* deutlich, die Bildung dieser Dauerformen bei *Conocybe cyanopus* wurde schon erwähnt.

Heim und Cailleux beschrieben vor allem die Fruktifikation der *Psilocybe mexicana* und *Psilocybe cubensis* auf Agar (0,05–2% Malzextrakt) und Kompost. In ihren Versuchen waren die Ausbeuten der ersteren Art am höchsten, wobei die letztere Spezies aber auch gut fruktifizierte. Nahezu gleichzeitig wie R. Heim hatte R. Singer ebenfalls von mexikanischen Pilzproben, die zu sechs Arten gehörten, Myzelkulturen angelegt. Die Fruktifikationsversuche von ihm und seinen Mitarbeitern konzentrierten sich bald auf *Psilocybe cubensis* und L. R. Kneebone berichtete dann Anfang der sechziger Jahre, dass diese vielfach in den Subtropen verbreitete und robuste Pilzart (Hutbreiten bis zu 12 cm) auch auf Roggenkörnern fruktifizieren kann.

Mit der Spezies wurden Mitte der sechziger Jahre in Schüttelkulturen (submerse Fermentation) Versuche mit dem Ziel durchgeführt, die biosynthetische Bildung des Psilocybins aus Tryptophan und weiteren Vorstufen in den Myzelien zu erforschen. In diesem Zusammenhang ist erwähnenswert, dass Baeocystin damals erstmalig ebenfalls aus so gewonnenen Myzelpellets der *Psilocybe baeocystis* Singer und Smith isoliert werden konnte. Die Pellets aus der Schüttelkultur der *Psilocybe bohemica* wurden bereits in Kapitel 2.3. erwähnt.

Ab etwa 1970 wurden in den USA zunehmend Bücher über die im „underground" erarbeiteten Erkenntnisse zur Kultivierung psychotroper Pilze veröffentlicht. Nachdem anfänglich nur die Forschungsergebnisse von R. Heim abgeschrieben und einem breiteren Publikum zugänglich gemacht wurden, konzentrierte sich diese Entwicklung bald auf *Psilocybe cubensis*.

1971 wurden neue Resultate der Fruktifikation des Champignons auf Roggenkörnern unter Anwendung einer Deckschicht veröffentlicht, die dann schnell auf die Kultivierung der *Psilocybe*-Art übertragen wurden.

Bereits 1932 veröffentlichte J. Sinden ein Patent zur Beimpfung des üblich angewendeten Pferdemistkompostes mit Pilzmyzelien des Champignons, die vorher sterilisierte Getreidekörner durchwachsen hatten. Seit dieser Zeit wird das Verfahren hauptsächlich in der Speisepilzproduktion zur Herstellung des „Impfstoffes" für den Kompost ohne Fruktifikation vom Getreide verwendet. *Psilocybe cubensis* fruktifiziert nach 3 bis 8 Wochen auf diesem Substrat, bei zusätzlicher Anwendung einer feuchten Deckschicht (Torf/Kalk-Gemisch, z.B. 2:1) können sich die Ausbeuten verdoppeln. Allerdings besteht hier die Gefahr einer zu starken Durchnässung mit nachfolgender Kontamination durch Bakterien und Schimmelpilze in den nun unsterilen Gefäßen. Die meisten Autoren geben einem Roggen/WasserGemisch den Vorzug, das mit Myzelien einer Agarkultur beimpft wird. Aber auch Reis, Gerste, Weizen und andere Getreidearten wurden mit unterschiedlichem Erfolg verwendet. Farbbild 13.2 demonstriert, dass sich kleine Pilze sogar auf feuchtem Zeitungspapier der früheren SED-Parteipresse nach fünf Wochen bilden konnten.

Heute steht fest, dass die in der Natur meist Kuhmist bewohnende Kahlkopfart zu den am leichtesten kultivierbaren Pilzen überhaupt gehört und eine Vielzahl von Substraten besiedeln kann. Sie wächst als Primärzersetzer auf Dung und Stroh, kann aber auch Nährstoffe verwerten, die von anderen Organismen bereits vorzersetzt worden sind. Hierzu gehören verschiedene Kompostarten (Farbbild 15.2).

Es ist nicht möglich, in diesem Rahmen auf alle Einzelheiten der Fruktifikation psychotroper Arten einzugehen. Das hervorragende Werk von P. Stamets und J.S. Chilton behandelt jeden Sachverhalt der Kultivierung von Pilzen und handelt neben einer Vielzahl von Speisepilzen auch die psychotropen Arten ab. Auch das jüngst erschienene Buch von Schuldes und Lanceata sowie die Ausführungen bei Adelaars sind hier zu nennen.

Erwähnenswert ist noch, dass bei Zusatz von Pferde- oder Kuhdung eine schnellere Entwicklung der *Psilocybe cubensis* unter Bildung robusterer Pilze gegenüber der Ausgangsmischung zu beobachten ist (Farbbilder 8.3 und 8.4). Allerdings muss vorher der Dung im Wasser suspendiert werden, um dann durch eine Autoklavierung bereits eine beträchtliche Keimreduzierung zu erreichen. Jetzt erst erfolgt der Zusatz zum Roggen mit erneuter Sterilisation.

Im Gegensatz zu den Verheißungen in mancher populären Literatur vereiteln oft Kontaminationen (Bakterien, Schimmelpilze) die Fruktifikation der *Psilocybe cubensis* auf Roggensubstrat bei der Kultivierung durch Laien. Obwohl die Pilze nicht zu den Pflanzen gezählt werden, weil sie keine Photosynthese durchführen, sind einige Arten wie auch *Psilocybe cubensis* heliotrop, das heißt, sie wachsen bei einseitiger Belichtung der Lichtquelle entgegen. Alle bisher untersuchten *Psilocybe*-Arten benötigen Licht, um den biochemischen Prozess der Fruktifikation in den Myzelien zu induzieren, und brauchen schließlich noch weitere Belichtung zur Ausbildung normal gestalteter, Sporen bildender Fruchtkörper.

Neben den interessanten physiologischen Versuchen, die E. R. Badham in den achtziger Jahren durchführte, sind noch einige Substrate zur Fruktifikation der *Psilocybe cubensis* erwähnenswert. Wir fanden erstmalig, dass neuartige Pflanzenhormone (Brassinosteroide) die Fruktifikation der Myzelien beschleunigen (Farbbild 13.1). Gleichzeitig konnte bei diesen Versuchen die Bildung von Psilocybin und Psilocin durch eine hohe Phosphatkonzentration völlig unterdrückt werden, so dass die Untersuchung verschiedener halluzinogener Spezies unter diesen Bedingungen in zukünftigen physiologischen Experimenten möglich sein wird.

In den letzten Jahren gelang auch die Kultivierung von in Europa vorkommenden halluzinogenen Arten.

Das Myzel der *Psilocybe semilanceata* wächst bedeutend langsamer als das von *Psilocybe cubensis, Gymnopilus purpuratus, Panaeolus subbalteatus* und *Psilocybe bohemica*. Obwohl nur wenige Stämme der erstgenannten Art im Labor fruktifizieren, gelang eine Kultivierung auf verschiedenen Substraten. Die Pilze erschienen nach einem Myzelwachstum von drei bis vier Monaten auf Kompost (Farbbilder 9.4 und 10.4) in vier Fruktifikationswellen sowie auf einem Gemisch, bestehend aus Grassamen, Dung, Reiskörnern und Wasser (Farbbild 2.3).

Auch *Panaeolus subbalteatus* fruktifizierte nach 92 Tagen auf einem Gemisch aus Kuhdung und feuchten Reiskörnern. Die Fruchtkörper differierten im Aussehen erheblich gegenüber denen vom natürlichen Substrat (vgl. Farbbilder 5.2 und 5.3).

Nach Stamets und Chilton benötigt dagegen die verwandte Art *Panaeolus cyanescens* immer eine Deckschicht zur Fruktifikation, was aber wegen des natürlichen Vorkommens auf Dung in Analogie zu *Psilocybe cubensis* nicht sehr plausibel erschien. Inzwischen konnte die Art auf Kompost/Reis ohne Abdeckung zur Pilzbildung gebracht werden.

Auch die auf feuchten Reiskörnern nach zwei bis drei Monaten fruktifizierende *Psilocybe bohemica* erschien in vitro weitaus robuster als bei den Aufsammlungen vom natürlichen Standort bei Sazava und bildete jetzt sogar zwei Ringe(!) aus, benötigte aber ebenfalls einen Kälteschock zur pilzlichen Entwicklung.

Gymnopilus purpuratus fruktifizierte auf einem feuchten Gemisch aus Reiskörnern und Sägespänen in der gleichen Zeit. Allerdings waren die Pilze dieser Spezies jetzt kleiner als die Fruchtkörper der fruktifizierenden Myzelien auf Sägespänen ausserhalb von Laborgefäßen (Farbbild 6.3)

In den 80er Jahren wurde ebenfalls auch die Kultivierung der *Psilocybe mexicana* und der *Psilocybe tampanensis* GUZMAN & POLLOCK erfolgreich ohne nötige Fruchtkörperbildung erforscht. In beiden Fällen bildeten sich Sklerotien auf einem Grasssamen (Lolium)-WasserGemisch, typischerweise nach einer Kulturzeit von 3 bis 12 Wochen, vorzugsweise in Dunkelheit (Farbbild 9.3). Alle Stämme der *Psilocybe tampanensis* stammen von einem Pilz ab, der 1977 nahe Tampa, in Florida, gefunden wurde. Auch auf feuchtem Stroh in der Dunkelheit bilden sich Sklerotien nach ähnlichen Kultivierungszeiten. Auf weichem Reis-Wasser-Gemisch bildeten sich die Sklerotien noch konstanter als beim Lolium-Nährboden, wahrscheinlich weil letzterer schneller die Feuchtigkeit verliert.

In meinen Versuchen fruktifizierte *Psilocybe natalensis*, die wir erstmals im Januar 1994 in Natal (Südafrika) aufsammeln konnten (Kap. 6.6.), leicht auf Kompost oder feuchtem Stroh bei Anwendung von Blumenerde oder Torf/Kalk als Deckschicht nach 4 bis 5 Wochen (Farbbild 9.2).

Abschließend noch ein paar Bemerkungen zum Problem der Mykorrhiza. Durch die enge Symbiose zwischen den Pilzmyzelien und den Baumpartnern besteht ein spezieller Austausch von Wachstumshormonen und anderen Produkten, deren Erforschung erst ganz am Anfang steht. Daher gelang bisher die In-vitro-Fruktifikation dieser Arten in keinem Falle. Trotzdem war es möglich, von einigen Spezies Myzelkulturen anzulegen, von denen aber die meisten nur langsam wuchsen.

Eigene Versuche führten zur Gewinnung von Reinkulturen der *Inocybe aeruginascens* (Abb. 31 auf dieser Seite), die unter Bildung grünlicher Sklerotien wuchsen und etwa 0,1% Psilocybin im Trockenmyzel enthielten. Auch die natürlich gewachsenen Myzelien von drei Fruchtkörpern enthielten weniger (0,05%) Psilocybin als die Pilze und kein Baeocystin oder Aeruginascin.

Da offensichtlich die Wachstumsansprüche nicht genügend geklärt werden konnten, degenerierten diese Myzelien mehrere Monate nach der Isolierung aus Sporen bzw. Fruchtkörperfleisch unter Verlust ihrer Wachstumsfähigkeit.

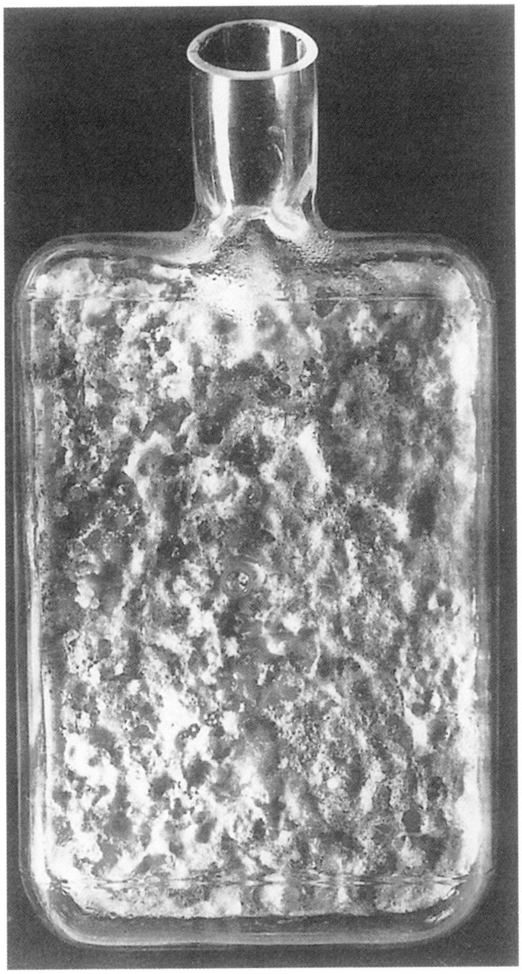

Abb. 31
Oberflächenkultur der Inocybe aeruginascens *auf flüssigem Nährmedium.*

Degenerationserscheinungen der Myzelien saprophytischer Arten wurden in der Literatur bisher nur vereinzelt beschrieben. Sie können aber weitgehend verhindert werden, wenn die Zusammensetzung der Nährmedien gelegentlich verändert wird und nur die schnell wachsenden Myzelstränge (Rhizomorphen) weiter vermehrt werden. Die Überimpfung von Material aus wollähnlichen Myzelsektoren auf dem Agar kann dagegen längerfristig degenerierte Stämme erzeugen. Bisher wies man Viren, die in Champignonkulturen auftreten können und schon große Schäden angerichtet haben, bei den *Psilocybe-* und *Panaeolus*-Arten noch nicht nach.

Es kann eingeschätzt werden, dass heute eine gute Kenntnis der Nährstoffansprüche von *Psilocybe cubensis* und, in geringerem Masse, von anderen Spezies vorliegt. Dadurch besteht die Möglichkeit, zukünftig neue Erkenntnisse zur Physiologie der Arten sowie der bei der Fruktifikation ablaufenden biochemischen Veränderungen zu erhalten.

Heute steht bereits fest, dass der Prozess der Differenzierung der Myzelien zu Sklerotien oder Fruchtkörpern mit einer Steigerung der Synthese des Psilocybins und vor allem des Psilocins bei *Psilocybe cubensis* verbunden ist.

Auf Grund der diffizilen Arbeitsweise und der nötigen Sorgfalt zur Gewinnung und Erhaltung von Reinkulturen ist es eher unwahrscheinlich, dass die Pilzkultur der *Psilocybe cubensis* durch Laien zukünftig eine weite Verbreitung finden wird.

Allerdings werden in Holland seit mehreren Jahren professionell auf Kompost *Psilocybe cubensis* und *Panaeolus cyanescens* kultiviert und in „Smartshops" verkauft. Von einer „Pilzfabrik" wurde von einer Produktion von 90 kg Pilzen der *Psilocybe cubensis* pro Woche berichtet. Seit den 80er Jahren wird *Psilocybe cyanescens* mittels „natürlicher Kultur" durch Transplantation der beim Herausziehen der Pilze aus dem Substrat erhaltenen Rhizomorphen und Abtrennen von den Stielen auf neue, schattige Standorte (Mulch oder Schnittholz) in den USA allerdings auch von Laien erfolgreich kultiviert. Andere Arten wie *Psilocybe azurescens* und *Psilocybe stuntzii* konnten so ebenfalls erschlossen werden.

6. Weltweites Vorkommen der psychoaktiven Arten

6.1. Blickpunkt Nordamerika und Hawaii

Bereits 1961 berichtete V. E. Tyler über die erstmalige Detektion des Psilocybins in der nordamerikanischen Pilzart *Psilocybe pelliculosa* (Smith) Singer & Smith. Ein Jahr später konnten dann zwei unabhängige Arbeitsgruppen das Alkaloid und Psilocin in Aufsammlungen der *Psilocybe baeocystis* Singer & Smith aus dem Pazifischen Nordwesten von Nordamerika nachweisen und weitere chemische und taxonomische Arbeiten über die dortige Mykoflora erschienen bis in die heutige Zeit. Dieses Gebiet, das die Staaten Washington (USA), British Columbia (Kanada) und den Westen von Oregon (USA) einschließt, ist neben den Golfstaaten der USA das Zentrum der Verwendung psychotroper Pilzarten in Nordamerika.

1966 berichteten Heim und Mitarbeiter, dass eine unbekannte *Psilocybe*-Spezies, die in Kanada konfisziert worden war, große Ähnlichkeit mit *Psilocybe semilanceata* hatte. A. H. Smith bestimmte dann die von den Studenten in Vancouver verwendeten Pilze als die gleiche Pilzart. Die Spezies wurde bald darauf als im Pazifischen Nordwesten weit verbreitet erkannt, sie ist identisch mit den europäischen Aufsammlungen, wie ich bei der Feldforschung nachweisen konnte.

Ab Ende der sechziger Jahre verbreitete sich die Verwendung dieser Kahlkopfart vor allem im Gebiet zwischen dem Ozean und den Cascades (Kaskadengebirge) von Südoregon bis nach British Columbia. Wahrscheinlich hat zu dieser Zeit das populäre Buch von Tom Robbins, *Another roadside attraction,* viel zur Kenntnis des Pilzes beigetragen. Es hat den Anschein, als ob in neuerer Zeit die *Psilocybe semilanceata* auch zunehmend Weiden östlich der Bergketten besiedle. Heute wird diese Spezies im Pazifischen Nordwesten im Vergleich zu anderen psychoaktiven Pilzen am häufigsten verwendet.

Wie in Großbritannien nennt man die Pilze „Liberty Cap“. *Psilocybe semilanceata* steht im Ruf, eine der potentesten Arten (S. 20 ff.) bei weitgehender Abwesenheit von unerwünschten körperlichen Begleitsymptomen zu sein. Wie auch aus den vorherigen Kapiteln hervorgeht, sollten die konstant wiederkehrenden Behauptungen über eine differente Wirkung verschiedener psychoaktiver Arten unter Einschluss naturstoffchemischer Analysemethoden systematisch untersucht werden. Wahrscheinlich lassen sich dadurch neue biodynamische Inhaltsstoffe auffinden.

Eine weitere Größe bei unterschiedlichen Wirkungen der Arten sind natürlich auch variable Alkaloidmengen. Bei den Laienversuchen „erfüllen“ sich auch manche Erwartungen.

Die Annahme, dass die stark blauende *Psilocybe baeocystis* mehr körperliche Symptome hervorrufen soll, lässt sich zwanglos aus dem „Ruf" des Pilzes erklären, der den bisher einzigen Todesfall bei einem Kind durch eine Kahlkopfart bewirkt haben soll (Farbbild 10. 3, Kapitel 7).

Psilocybe baeocystis wächst mehr im Inland des Pazifischen Nordwestens, besiedelt Holzreste und Rohhumus in Parks und wird häufig auf dem Gelände von Schulen und Universitäten gefunden und gesammelt. Die schon erwähnte *Psilocybe pelliculosa* wird auch unter der Bezeichnung „Liberty Cap" geführt, lässt sich von *Psilocybe semilanceata* makroskopisch schlecht abgrenzen, wächst jedoch im Gegensatz zu dieser auf Rohhumus und Holzresten in Wäldern, wie sie bei Sägearbeiten anfallen.

Die Annahme, dass die Pilze schwächer wirksam als die anderen bisher genannten Spezies seien, konnten Beug und Bigwood auch analytisch beweisen. *Psilocybe pelliculosa* enthält ca. 30 bis 50% an Psilocybin wie *Psilocybe cyanescens* (Slangnamen: *Blue wavy, Cyan, Grandote*). Die Art kommt ebenfalls häufig in diesen Gebieten vor und fruktifiziert meist in Parks, z. T. in Hexenringen, wobei ihre Verwendung erst relativ spät in der Mitte der siebziger Jahre begann. Es wurden, durch das feuchte Klima bedingt, schon Funde bis zu 100 Pfund pro Standort gemacht.

In den Staaten des Nordwestens sind weitere blauende Psilocyben aufgesammelt worden, die oft noch nicht genügend taxonomisch eingeordnet worden sind, obwohl z.B. die Monographie von P. Stamets ein sehr gutes Bild der psychotropen Pilzflora vermittelt. Über den spektakulären Fall der Ausbreitung einer „neuen" Art berichteten Guzman und Ott Mitte der siebziger Jahre. Im Herbst 1972 erschienen stark blauende Blätterpilze mit deutlicher Ausbildung eines Ringes in großer Anzahl auf dem Gelände der Universität des Staates Washington in Seattle. Die Fruchtkörper wuchsen auf Rindenmulch, der vorher von Gärtnern aus einem zentralen Lager über weite Flächen verteilt worden war. Diese plötzlich auftretenden Massenaufkommen führten schnell zur Verwendung der Pilzart als Halluzinogen durch Studenten, die die Fruchtkörper aufgrund der Blauung als psilocybinhaltig einstuften, was sich bestätigte.

Aus meiner Sicht ist bis heute ungeklärt, ob der Pilz spontan vorkam oder ob er auf den Rindenabfällen dadurch fruktifizierte, weil vorher Pilzbrut untergemischt worden war, die von einem Fruchtkörper aus einem anderen Gebiet stammte.

Jedenfalls nannte man die Pilze 1976 *Psilocybe stuntzii* Guzman & Ott (Slangname: *Blue veil* oder *Stuntzees*, Farbbild 10. 2). Heute ist die Art auf Rinde in Parks, aber auch auf Golf-, Fussballplätzen und in Vorgärten so häufig, dass sie bereits nach *Psilocybe semilanceata* als zweitwichtigste verwendete Art eingeschätzt wird. Schließlich wäre für diese Region noch der *Panaeolus subbalteatus* zu nennen (Slangname: *Red Cap*), der zwar von den Benutzern leicht giftiger als die *Psilocybe*-Arten eingeschätzt wird; da er aber ab Frühjahr fruktifiziert, wird der Pilz trotzdem viel verwendet. Die Kahlköpfe erscheinen dagegen erst im Herbst bis zum frühen Winter, wenn dann Dauerfrost die weitere Fruktifikation verhindert. Allein die *Psilocybe stuntzii* kann unter günstigen Bedingungen in jeder Jahreszeit fruktifizieren, jedoch ebenfalls vor allem im Herbst. Hier kann die Varietät vom Grasland im Aussehen gegenüber derjenigen von Mulch differieren und auch weniger blauen.

J. Ott schätzte 1977 ein, dass man in jedem Jahr vor allem im Herbst allein im Pazifischen Nordwesten mit mehreren Zehntausend applizierten Dosen von psychotropem Pilzmaterial rechnen kann. Trotzdem wurden nie Todesfälle oder ernsthafte physische Schäden durch die Anwendung von *Psilocybe*- und *Panaeolus*-Arten bekannt – nur über gelegentliche Panikreaktionen, die nicht über die akute Pilzwirkung hinausgingen, schrieben die lokalen Zeitungen.

Die Verwendung konzentriert sich in den USA auf einige als Pilz-Eldorados geltende Gebiete – so etwa die Gegend um die Stadt Redmond (Washington State), früher als „Fahrrad-Hauptstadt" bekannt und seit 1978 von einigen Zeitungen in „Psilocybin-Hauptstadt" umbenannt.

Seit Ende der sechziger Jahre entwickelte sich auch auf Hawaii die Verwendung von *Panaeolus cyanescens* und seiner nächsten Verwandten, die oft nur unter großen Schwierigkeiten voneinander taxonomisch getrennt werden können. Anfänglich versuchte man, die Pilze mit Hilfe von Trockeneis einzufrieren und haltbar zu machen, um sie dann in den Pazifischen Westen und nach Südkalifornien zu exportieren. Offensichtlich war aber zu dieser Zeit noch nicht allgemein bekannt, dass die Wirkstoffe beim Trocknen unter 50 °C weitgehend unzersetzt bleiben.

Da das Gefrieren auch zum Zermatschen der Pilze führte, umständliche Transportprobleme brachte und außerdem im Pazifischen Nordwesten mittlerweile mehrere Arten erschlossen worden waren, gab man diese Praxis schnell wieder auf. Anfang der siebziger Jahre erschienen dann auf dem Schwarzmarkt von Hawaii und vereinzelt in Nordamerika in Honig eingelegte, frische Fruchtkörper der *Panaeolus*-Art, die aber auch so nur für kurze Zeit haltbar waren.

Panaeolus subbalteatus wächst ebenfalls in einigen Gegenden von Hawaii, wird jedoch weniger als andere Düngerlinge verwendet. Obwohl oft von „Stämmen aus Hawaii" der *Psilocybe cubensis* gesprochen wird, ist der Pilz dort nicht heimisch und kommt höchstens unter Kulturbedingungen vor. Die verwendete Pilzbrut wurde allerdings dann von Fruchtkörpern aus anderen Regionen isoliert. Auch auf Hawaii konnten nur wenige Panikreaktionen nach dem Verzehr von *Panaeolus cyanescens* bei „recreational users" beobachtet werden. Ein angeblicher Todesfall aus dem Jahre 1972 resultierte – so Allen nach seinen ausgiebigen Recherchen – mit Sicherheit nicht von der Pilzverwendung, sondern sehr wahrscheinlich aus einer Überdosis Heroin.

Der Pilzverwendung wird von legislativer Seite in Nordamerika und Hawaii oft wenig Aufmerksamkeit geschenkt. Da auch die Bestimmung der Arten sich schwierig gestaltet, beschränkten sich die polizeilichen Aktivitäten im wesentlichen auf die Ahndung von Vergehen und Straftaten wie Falschparken und die mutwillige Zerstörung von Weide-Einzäunungen, die beim gewaltsamen Zutritt zu den Fundorten der *Psilocybe semilanceata* häufig vorkommt.

Im Dezember 1979 entschied das Oberste Gericht von British Columbia, dass das kanadische Betäubungsmittelgesetz in diesem Staat nur den reinen Wirkstoff Psilocybin verbietet, die das gleiche Alkaloid enthaltenden Pilze aber vom Verbot ausgenommen sind.

Diese Entscheidung erscheint angesichts der großen und unkontrollierten Verbreitung der Pilze sowie ihrer schlechten Bestimmbarkeit als realistisch und vernünftig.

Obwohl die Verfolgungspraxis in den einzelnen Bundesstaaten Kanadas und der USA variiert werden, werden mitunter auch in den Südstaaten, wie Texas, wo *Psilocybe cubensis* und *Panaeolus cyanescens* vorkommen und ebenfalls umfangreich verwendet werden, die psilocybinhaltigen Pilze als geduldet behandelt.

Man schätzt, dass allein in Kalifornien etwa 100 000 zu den „Magic Mushroom People" zählen, die ihren Bedarf auch durch die Kultivierung von *Psilocybe cubensis* decken, Menschen, die die Einnahme als Meditation und Kommunikation mit dem Schöpfer im Sinne eines Naturmystizismus auffassen und ein zurückgezogenes, selbstgenügsames und naturnahes Leben führen. In ganz Nordamerika ist die Zahl der Konsumenten psychoaktiver Pilze auf etwa eine Million anzusetzen.

Namhafte Experten schätzten bereits Anfang der achtziger Jahre ein, dass zu dieser Zeit in den USA die Zahl der Verwender halluzinogener Arten erstmalig die der LSD-Konsumenten übersteig, ein Trend, der sich – auch im Rahmen der „grünen Welle“ – weiter fortsetzte. In diesem Zusammenhang ist sehr aufschlussreich, dass das staatliche „Netzwerk zur Warnung vor Drogenmissbrauch“ (DAWN), welches Daten aus allen Bundesstaaten speichert, für 1982 nur 31 notwendige klinische Behandlungen bezüglich psilocybinhaltiger Pilze dokumentierte, die teilweise sogar noch in pharmakologisch unübersichtlicher Kombination mit anderen Substanzen verwendet wurden. Im Vergleich dazu musste LSD in 1498 und Marihuana in 5295 Fällen genannt werden, auch wenn der letztere Wert eher tendenziös und überhöht erscheint.

Auch ist bemerkenswert, dass die Experimente von T. Leary anfangs der sechziger Jahre mit Psilocybin zwar scharfe moralisch-puritanische Reaktionen provozierten, medizinische Berichte über verlängerte psychoseähnliche Zustände jedoch erst in der nachfolgenden „LSD-Ära“ auftauchten.

Der Norden Amerikas bietet für Taxonomen ein reichhaltiges Betätigungsfeld, wobei zukünftig sehr wahrscheinlich noch weitere blauende Arten entdeckt werden dürften. So haben wir 1995 mit lateinischer Diagnose *Psilocybe azurescens* STAMETS und GARTZ definiert (Farbbilder 1.1-1.4). Diese ungewöhnlich große und stark blauende Art aus Astoria, Oregon (1979 gefunden) enthält große Mengen Psilocybin, Psilocin und Baeocystin und wächst auf analogem Substrat wie ihr nächster Verwandter, *Psilocybe cyanescens,* äußerst schnell und aggressiv.

Vor allem die reiche Mykoflora in den entsprechenden feuchtklimatischen Gebieten der östlichen und mittleren Staaten der USA lässt auch noch weitere Forschungsergebnisse erwarten.

Schon 1909 berichtete Murrill über die „narkotisch“ wirkende „*Inocybe infida*“ aus New York. Ford benannte 1911 eine „*Inocybe infelix*“, die ebenfalls seltsame Erscheinungen ohne zusätzliche Muscarinwirkungen induzierte. Bei diesen Schilderungen wird man sofort an die psilocybinbildenden Risspilze erinnert, auch wenn nicht ausdrücklich von Visionen gesprochen wurde.

Es ist zu erwarten, dass die Verwendung von einheimischen, psychoaktiven Spezies in verschiedenen Gebieten der USA und Kanadas zukünftig noch ansteigen wird, vor allem auch bedingt durch die „natürliche Kultivierung“ in Gärten und Parks durch Verpflanzung des Myzels an den Pilzen der *Psilocybe cyanescens* und *azurescens* auf neue Holzreste.

6.2. Mykophilie in Mittel- und Südamerika

In den letzten Jahrzehnten hat sich das Verhältnis der Indianer zu den psychotropen *Psilocybe*-Arten in einigen Gebieten Mexikos im Vergleich zur Zeit der Entdeckung durch Wasson und Heim entscheidend verändert. In vielen unzugänglichen Landesteilen werden die Pilzkulte immer noch in der heute spezifischen Form der Verschmelzung von christlichen Anschauungen und Elementen heidnischer Naturreligionen zelebriert.

Andererseits brachten die zunehmenden Kontakte zum „modernen Leben" Mexikos sowie der Tourismus mit sich, dass die rituelle Verwendung zunehmend in anderen Gegenden in Vergessenheit geriet. Guzman stellte 1978 bei einer Untersuchung zur Verbreitung und Taxonomie der *Psilocybe aztecorum* HEIM fest, dass z. B. in San Petro Nexapa vor 20 Jahren mehrere aktive „Curanderas" im Mittelpunkt der Pilzverehrung standen, während heute die Indianer der nächsten Generation die halluzinogenen Arten nur noch als beliebte Handelsware für weiße Touristen kennen und sie selbst nicht mehr essen.

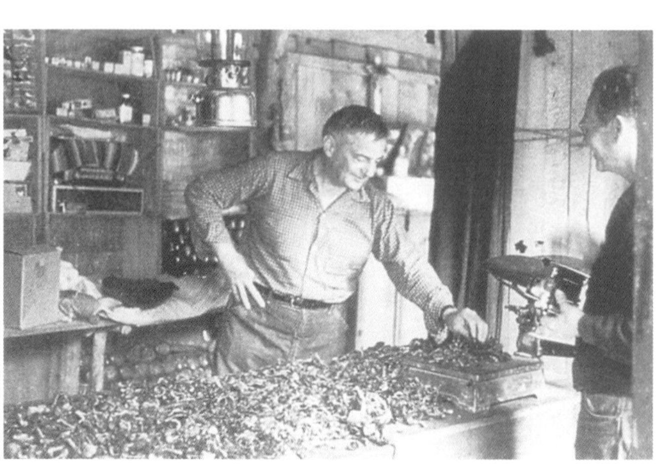

Abb. 32
R. G. Wasson und der Mykologe R. Singer (Rand) beim Begutachten einer mexikanischen Aufsammlung psychoaktiver Pilze (fünfziger Jahre).

In den sechziger Jahren begann ein Massentourismus von Jugendlichen aus den westlichen Industrieländern („Hippies") in die mexikanischen Zentren der Pilzverehrung, vor allem im Staat Oaxaca.

Meist kamen sie aus den USA und wollten anfänglich vor allem Maria Sabina im Dorf Huautla de Jiminez besuchen, unter deren Leitung R. G. Wasson seine erste Pilzsitzung im Jahre 1955 erlebt hatte (vgl. auch Farbbilder 12.3 u. 12.4).

Man muss heute einschätzen, dass dieser Run auf die Pilze die kulturelle Identität der indianischen Bevölkerung zu zerstören half, Unfrieden stiftete und in einigen Dörfern die Verbrechensrate ansteigen ließ.

Selbsternannte, nicht in der Tradition verwurzelte „Curanderos" hielten gegen Bezahlung Massenveranstaltungen mit halluzinogenen Pilzen ab, bei denen einige Beteiligte durch auftretende Panikreaktionen noch zusätzliche Spannungen mit den Einheimischen erzeugten.

Schließlich wurden Polizei und Armee eingesetzt, um das entstandene lokale Ärgernis zu beenden. Da nun inzwischen auch in anderen Ländern analoge Arten entdeckt worden waren, ging der Pilztourismus nach Mexiko stark zurück. Aber auch heute noch werden in einigen Gegenden des Landes die verschiedenen *Psilocybe*-Spezies, trotz des gesetzlichen Verbotes, an Touristen verkauft. Diese Praxis ist nicht nur auf Mexiko beschränkt. Aus Guatemala berichtete Lowy Mitte der siebziger Jahre, dass indianische Kinder in der Nähe der Hauptstadt Ausländern *Psilocybe mexicana* HEIM zum Verkauf anboten. Ein ähnlicher Handel mit *Psilocybe cubensis* wurde auch aus anderen Landesteilen bekannt.

Auf blauende Blätterpilze spezialisierte Reisende entdeckten in einigen Ländern Südamerikas und auch der Karibik, wie z.B. auf Jamaika, oft noch vor der fachmykologischen Erforschung einige psychotrope Arten wie vor allem *Panaeolus cyanescens,* aber auch *Psilocybe cubensis* auf dem Festland.

Aus den wenigen wissenschaftlichen Veröffentlichungen zur taxonomischen Identität verschiedener Aufsammlungen geht klar hervor, dass *Psilocybe cubensis* und *Panaeolus cyanescens* hauptsächlich verwendet werden. Um 1970 entdeckten Touristen, die vorher die *Psilocybe*-Arten in Mexiko gefunden hatten, dass die Mykoflora Kolumbiens besonders reich an solchen Spezies ist. Vielleicht aufgrund der indianischen Tradition in Mittelamerika verbreitete sich die Pilzkenntnis denn auch sehr schnell unter kolumbianischen Jugendlichen. Tausende machten sich auf, in ihren Wohngegenden die Arten zu suchen. Entsprechende Kommunen in idyllischen Andenregionen entstanden, besonders bekannt wurde La Miel („Honig"). Auch in der Region des Amazonas, wo Kolumbien, Brasilien und Peru aneinandergrenzen, fand man eine starke Verbreitung von *Panaeolus*-Arten und von *Psilocybe cubensis.* Als „Herzstück der magischen Pilzlandschaft" gilt der archäologische Park bei San Agustín unweit Bogotá.

Aus Peru wurde die Verwendung dieser Pilzarten ebenfalls bekannt. In den achtziger Jahren standen an Straßenrändern dort oft Schilder mit der Aufschrift „San Isidro-Drogen nein", wobei hier die Verwendung der *Psilocybe cubensis* unter Benutzung des alten Namens für die Pilze gemeint war.

Allerdings dürften die wahren Probleme dieser Länder eher in Armut und Elend, Epidemien, teilweise bürgerkriegsähnlichen Zuständen sowie im Wüten der Kokain-Mafia liegen als im gelegentlichen Verzehr von nichtletalen, einheimischen Pilzen. Heute werden vor allem auch in Argentinien und Brasilien psychoaktive Arten benutzt. Pollock erwähnte bereits 1975 die Praxis der Verwendung von Mixgetränken aus Milch, Honig und Bananen mit Pilzzusätzen.

Für die interdisziplinäre Forschung in Mittel- und Südamerika bleibt als großes Arbeitsgebiet, weitere archäologische Hinweise für den rituellen Gebrauch in den frühen

Kulturen aufzufinden und gleichzeitig die jüngere Anwendung in ihrer Entwicklung zu verfolgen und zu analysieren.

Ein historisches Zeugnis für die Anwendung von Pilzen vor Jahrhunderten wurde bereits im Kapitel 2.6. (S. 55 ff) erwähnt. Hierzu gehören natürlich vor allem auch die bekannten Pilzsteine aus Mittelamerika (Farbbilder 12.1 und 12.2). Die zahlreichen goldenen Anhänger, die man in Kolumbien fand und zahlreiche Pilzformen zeigen, sind ein weiteres Indiz für die Verwendung psychotroper Arten vor Jahrhunderten. Auch die taxonomische und chemische Erforschung der südamerikanischen Spezies steht erst am Anfang.

6.3. Australiens Mykoflora erregt Aufsehen

1934 publizierte J. Cleland über das Vorkommen von 12 Arten der Gattung *Psilocybe* aus Südaustralien. Bis zu dieser Zeit gab es keine Berichte über psychotrope Intoxikationen vom fünften Kontinent.

Bereits 1927 beschrieb dieser wohl renommierteste australische Mykologe unseres Jahrhunderts die neue Art *Psilocybe subaeruginosa*. Sie kommt in Neusüdwales, Victoria und Südaustralien vor und verfärbt sich im Alter und bei Druck blaugrün. Aus den vierziger Jahren stammen die in Kapitel 2.4. (S. 42 ff) bereits erwähnten Berichte über eine Reihe von „hysterischen Psychosen" mit CKE. & MASS.

Aberdeen und Jones berichteten 1958 über das verbreitete Vorkommen von *Psilocybe cubensis* in den Tälern des Südostens von Queensland und in Neusüdwales und vermuteten, dass diese Art anstelle der *Panaeolus*-Spezies die Intoxikationen hervorgerufen hätte. Sie stellten diese Hypothese auf, weil die irrtümlich verspeisten Pilze für Champignons gehalten wurden. Letztere ähneln den Düngerlingen weit weniger als die fleischige *Psilocybe cubensis,* welche außerdem als sehr häufig beschrieben wurde. Besonders an der Sonnenscheinküste von Queensland, in den offenen Tälern um Brisbane und in früheren Regenwaldgebieten, die heute zu Weideflächen umgestaltet sind, wächst die *Psilocybe*-Art im feuchten Klima verbreitet auf Dung von Rindern. Es ist sehr wahrscheinlich, dass diese Spezies durch die frühen Siedler eingeschleppt wurde. Die subtropisch-tropischen Gebiete sind erst anfangs dieses Jahrhunderts als Weideland erschlossen worden (Farbbild 13.3).

Man nimmt heute an, dass der rätselhafte *Panaeolus ovatus* in Wirklichkeit *Panaeolus cyanescens* darstellt.

Erst anfangs der siebziger Jahre wurden Aufsammlungen als die letztere Spezies bestimmt. Sehr schnell wurde klar, dass die Düngerlinge im Norden und Süden Australiens stark verbreitet sind.

Im Gegensatz zu der Verbreitung der verschiedenen psychotropen Arten in Australien wurden nur wenige Arbeiten über deren chemische Zusammensetzung publiziert. Picker und Rickards berichteten 1970 über die Isolation von 0,45% Psilocybin aus getrockneten Fruchtkörpern der *Psilocybe subaeruginosa,* wobei der Nachweis des Psilocins negativ verlief. Andere Autoren fanden später nur etwa 1/10 dieser Menge in den Pilzen, was mir allerdings im Verhältnis zur berichteten stark psychotropen Wirkung der Art als zu gering erscheint.

Auch in *Psilocybe cubensis* australischer Herkunft fand man Psilocybin, während Fruchtkörper von *Panaeolus cyanescens* dieses Alkaloid ebenfalls und noch mehr Psilocin enthielten.

Bereits ab Ende der sechziger Jahre entwickelte sich in Australien der massenhafte Gebrauch psychotroper Pilzarten. Die Berichte über die Anwendung waren gleichzeitig die ersten umfassenden Zeugnisse aus einem Land außerhalb Mexikos.

Im Sommer 1969 wurde von der Küste in Queensland ein 4000 Hektar großes Gebiet bekannt, wo nach Regenzeiten die *Psilocybe cubensis* wuchs und von einer ständig zunehmenden Zahl von Interessenten eifrig gesammelt wurde. In den Presseberichten aus dieser Zeit wurde unter Missachtung der mittelamerikanischen Traditionslinie der Eindruck erweckt, als seien die Pilze eine völlig neue Entdeckung. Die *Psilocybe cubensis* eroberte den Schwarzmarkt, wo durchschnittlich 2 Mark pro Pilz bezahlt wurden. Nach überdurchschnittlichen Regenfällen fruktifizierte die Art so reichlich, dass Transportunternehmen aufgebaut wurden, die von Queensland aus die großen Städte Australiens belieferten.

Allerdings wuchsen die Pilze auch hier nicht in den Himmel: Die Epidemie flaute wieder etwas ab, der Gebrauch der psychotropen Spezies jedoch wurde in ganz Australien endemisch. Am 8. Mai 1971 verbot der Gouverneur des konservativen Queensland den Besitz von *Psilocybe cubensis* und stellte die Art in den gleichen gesetzlichen Rahmen wie *Cannabis sativa* (Hanf) und *Papaver somniferum* (Schlafmohn).

Obwohl 1972 insgesamt 74 Personen und 1973 immer noch 27 wegen Besitzes und Verwendung von *Psilocybe*-Arten in Australien zu empfindlichen Strafen verurteilt wurden, setzte sich der Gebrauch weiter fort.

Auch *Psilocybe subaeruginosa* wurde von Interessenten feldmykologisch erschlossen, die Spezies auch im Norden des Landes gefunden. Diese Art wird wie *Psilocybe cubensis* „gold top“ genannt, während der erst später erschlossene *Panaeolus cyanescens* mit der Bezeichnung für mehrere Fruchtkörper als „blue meanies“ im Slang der Subkultur erscheint. In Australien wird als Kurzform für Pilze (*mushrooms*) heute auch das Kürzel „mushies“ verwendet.

Neben den frischen Pilzen drängten auch Zubereitungen auf den lukrativen Schwarzmarkt: In Hobart (Tasmanien) wurden beispielsweise getrocknete und danach gemahlene Pilze in Gelatinekapseln für 6 australische Dollar das Stück verkauft. Die Verfügbarkeit von pilzlichem, halluzinogenem Material reduzierte drastisch den Marktanteil des oft teureren LSD, welches dann 1972 kaum noch in Proben nachgewiesen werden konnte.

Aus den Ausführungen von Southcott (1974) wird deutlich, dass wahrscheinlich auch der unangenehme Geschmack von frischen Pilzen des *Panaeolus cyanescens* zur beschriebenen Verarbeitung der Fruchtkörper führte.

Im Gegensatz zur weitverbreiteten Praxis der Pilzanwendung wurde aus Australien in Analogie zu anderen Weltregionen nur über sehr wenige und dann leichte medizinische Komplikationen bei einzelnen Personen berichtet. Die Symptome waren fast ausschließlich Panikreaktionen durch zu hohe Dosierungen, hervorgerufen durch bizarre psychische Empfindungen, die nicht mehr integriert werden konnten. So geriet eine 17jährige Jugendliche nach Verzehr von *Paneolus cyanescens* in Panik, als sie sich plötzlich wie eine Banane fühlte, die gleichzeitig abgeschält wurde (Southcott).

Alle berichteten Fälle endeten mit Abklingen der Wirkung des Psilocybins nach mehreren Stunden. Obwohl auch vereinzelt über Magenkrämpfe und Nierenschmerzen geklagt wurde, sind diese Symptome nicht üblich für die *Psilocybe*-Arten und ihre Verwandten, eine Beteiligung von andern Giftpilzen wie etwa den Muscarinbildnern erscheint sehr wahrscheinlich.

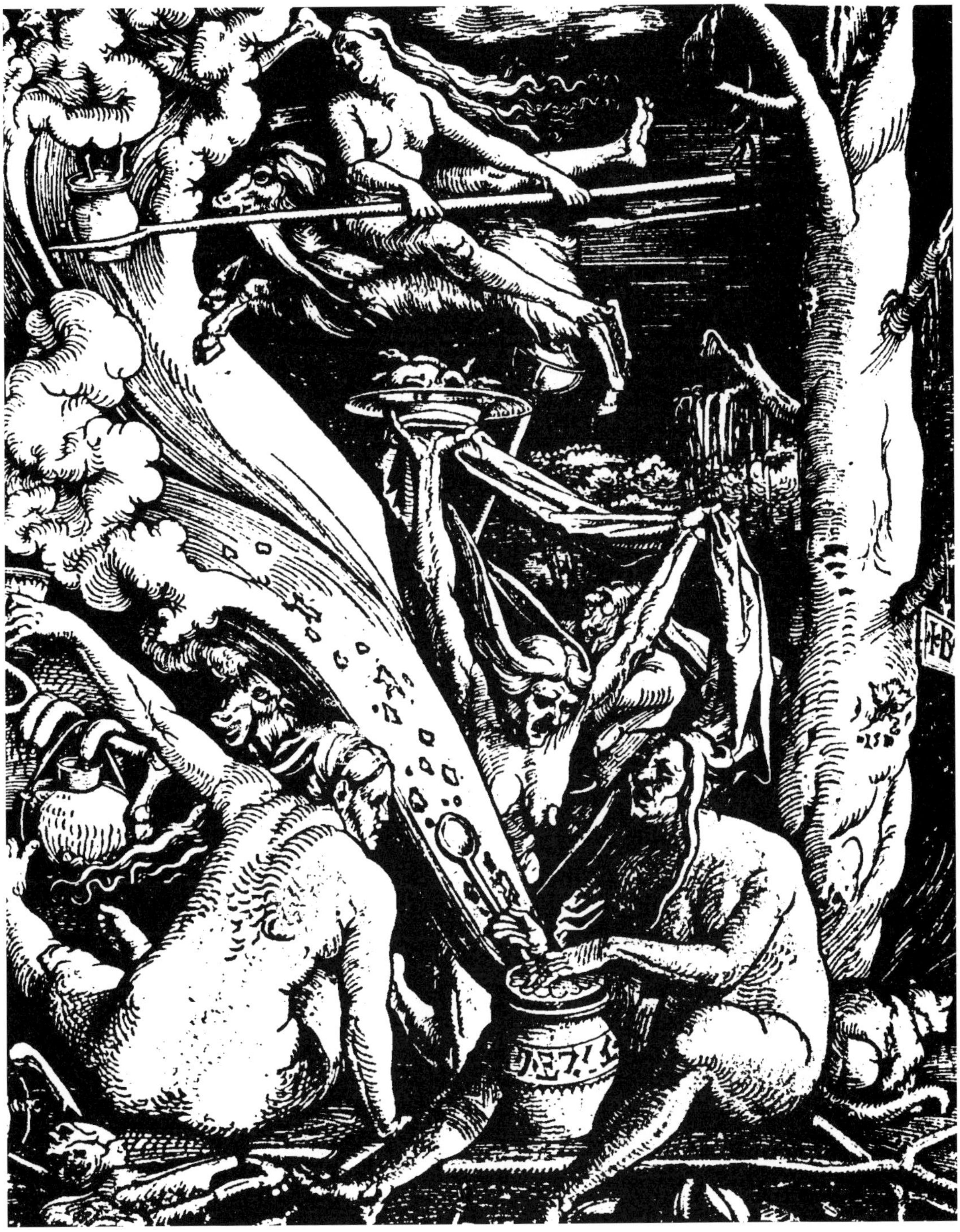

Abb. 33
Der Holzschnitt „Die Hexen" von Hans Baldung Grien aus dem Jahre 1510.

Abschließend noch ein Bericht eines australischen Pilzliebhabers, der die Beweggründe und Umstände der Verwendung in Australien erklärt (nach Southcott, gekürzt):

Bericht über die Wirkung des „gold top"-Pilzes: Die Pilze, welche vorher in einer Brühe zwei Minuten kochten, können benutzt werden, um einen extrem starken halluzinatorischen Trip zu induzieren. Werden sie roh gegessen, treten die Effekte innerhalb von zwei Stunden ein; in Suppenform beginnt die Wirkung schon 5 bis 10 Minuten nach dem Essen. Milde Halluzinationen stellen sich ein und werden dann immer stärker. Der Höhepunkt kann für den Neuling ein schreckliches Erlebnis sein; er weiß nicht, was ihn erwartet und kann glauben, dass er verrückt werde. Dieser „Wahnsinn" ist in vielen Fällen auch angenehm und bedeutet vielleicht für die Person die Loslösung von allen unnötigen Furchtgefühlen. Ich denke, dass beim Bewusstwerden der starken Macht, die in den Pilzen steckt, die Personen nur Vorteile von ihrer Wirkung haben.

Ich fand die Pilze in flachen Tälern oder an leichten Abhängen. Sie gedeihen auf feuchtem, mit Gras bewachsenem Boden und können Durchmesser von 6 mm bis zu 5 oder 7,5 cm erreichen.

Überdosen: „Überdosis" ist keine genaue Bezeichnung für diesen Zustand. Es erscheint mir mehr als eine extreme Angst vor verschiedenen Dingen oder Menschen (Polizei). Ich habe verschiedene Leute durch Worte beruhigt, die dachten, dass sie sterben würden. Nach meiner Anschauung erzeugt die Polizei mehr schlechte Erlebnisse als alle andern Dinge zusammen. Ich persönlich habe nahezu alle Furcht vor den Dingen verloren, die mich vorher ängstigten. Ich werde die Pilze weiterhin nehmen, um zu sehen, wohin sie mich führen.

*Beschreibung: Die Pilze (*Psilocybe subaeruginosa *Southcott) sind gelb bis dunkelbraun an der Oberseite des Hutes und cremefarben bis nahezu gelb an der Unterseite. Werden sie frisch abgetrennt, dann färben sich der Stiel und Teile des Hutes grün oder blau, auch purpurfarben. Aber sie verfärben sich nur nach dem Abtrennen.*

6.4. Europäische Gewohnheiten

Im September 1976 erschien erstmalig in einer wissenschaftlichen Zeitschrift Europas (New Scientist) ein Bericht von M. Carter über die Verwendung der *Psilocybe semilanceata* in England.

Schlagartig gerieten die Pilze ins Rampenlicht der Öffentlichkeit, als im April 1976 vor dem obersten Gericht Großbritanniens ein Mann, der wegen des Besitzes von Psilocybin in der Form getrockneter Fruchtkörper der *Psilocybe*-Art angeklagt worden war, von Richter Blomefield mit dem Spruch „nicht schuldig“ entlassen wurde. Wie Carter berichtet, war dessen Begründung für den Freispruch: „Psilocybin ist eine Chemikalie und Pilze sind Pilze“. Da aber auch nach dem englischen Rechtsempfinden, das auf dem Prinzip des Gewohnheitsrecht beruht, Entscheide des Obersten Gerichtes für die Rechtspraxis der unteren Gerichte nicht absolut verbindlich sind, wurden in der Folgezeit doch vereinzelt Personen wegen Psilocybin-Besitzes verurteilt.

Es erscheint aber erstaunlich, dass auch in Ländern wie England, wo – trotz der keltischen, den Naturreligionen verbundenen Vorfahren – die Bevölkerung traditionell extrem mykophob eingestellt ist, und die Pilze früher immer mit Attributen wie giftig, schleimig oder faulig bedacht wurden, in der jungen Generation ein Wandel dieser Bewertungen eintrat. Doch eine Rückmeldung des während Jahrhunderten überlagerten keltischen Erbes?

1978 berichteten C. Hyde und Mitarbeiter dann aus medizinischer Sicht über freiwillige Intoxikationen mit *Psilocybe semilanceata* bei Pilzsammlern, deren Symptome von typischen visionären Erfahrungen bis zu psychotischen und akut delirösen Erscheinungen reichten. Die Autoren betonten, dass in der „Hippie-Kultur“ Manchesters die Pilze gut bekannt sind und 30 bis 40 Pilze der *Psilocybe semilanceata* als geeignet zur Erzielung des vollen halluzinatorischen Spektrums angesehen werden.

Nach den Erfahrungen der englischen Benutzer erzeugt die *Psilocybe semilanceata* mit poetischen Slangnamen wie *Liberty Cap, Magic Mushroom, Blue Legs, Pixie Cap* markante visuelle Erscheinungen, aber ohne die negativen Gefühle, die durch LSD erzeugt werden können.

Durch die besondere Häufigkeit der *Psilocybe*-Art in England und vor allem in Schottland und Wales scheinen die Pilze hier und vielleicht noch in Norwegen innerhalb Europas am häufigsten verwendet zu werden. Diese Einschätzung wird auch von der beachtlichen Anzahl medizinischer Fachartikel aus Großbritannien über die Thematik bestätigt, die aus meiner Sicht die rezente Verwendung einer psilocybinhaltigen Spezies durch Laien in der Welt am detailliertesten beschreiben.

So analysierten P. R. Mills und Mitarbeiter die durch den Pilzverzehr hervorgerufenen Symptome bei sieben Patienten aus Schottland vom Herbst 1978, als die *Psilocybe semilanceata* durch das nasse Wetter in der Gegend um Glasgow in großen Mengen fruktifizierte. Vier der Männer hatten nicht weniger als einhundert Pilze zu sich genomment, was etwa 30 mg Psilocybin entspricht.

Während im Bericht aus Manchester von „Hippies" gesprochen wird, erscheinen um 1980 Zeitungsartikel über „neue Zigeuner" aus Wales, die z.B. bei Cardiff anlässlich der Entdeckung eines neuen Massenvorkommens der Kahlkopfart ein Pilzfestival mit hundert Beteiligten veranstalteten, bei dem sich dann 19 krank genug fühlten, aus freien Stücken ärztliche Behandlung zu suchen.

Es hat den Anschein, als ob besonders in der Anfangszeit der Pilzverwendung in Großbritannien große Mengen der hochpotenten Kahlkopfart konsumiert wurden, die häufiger zu Panik führten als der Gebrauch von Pilzen anderswo auf der Welt.

Allerdings wird aus allen medizinischen Fachartikeln deutlich, dass nur die „Spitze des Eisberges" nämlich eine kleine Gruppe von Benutzern mit klinisch relevanten Symptomen im Sinne pathologischer Depressionszustände mit Verkennung der Umgebung, während der akuten Pilzwirkung auffällig wurde.

Bei der Einschätzung der Verwendung der *Psilocybe*-Art im Tayside-Gebiet um Dundee in Schottland fanden N.R. Peden und Mitarbeiter einen viel jüngeren Benutzerkreis als in den Gebieten bei Manchester sowie von Wales. Die von ihnen untersuchten 27 Patienten waren zwischen 12 und 24 Jahren alt. Aus den von mir zitierten Berichten über unfreiwillige Intoxikationen wird deutlich, dass Kinder mit Krämpfen und Bewusstseinsverlust abnorm auf Psilocybin reagieren können. Halluzinogene können wie alle andern psychoaktiven Substanzen, einschließlich Alkohol und Nikotin, im Jugendalter verhängnisvoll wirken (S. 101 ff).

Eine Untersuchung in zwei schottischen Schulen unter 59 Kindern im Alter zwischen 14 und 15 Jahren ergab dann, dass 66% bereits von den Eigenschaften der Pilze gehört hatten. Auch in der Publikation des Arbeitskreises um R. E. Young aus dem Jahre 1982 wird von einem jungen Benutzerkreis aus der Gegend um Glasgow gesprochen. Im Herbst 1981 wurden von ihnen 49 Kinder und Erwachsene im Alter zwischen 12 und 28 Jahren behandelt. Diese Autoren erwähnen zwar richtig, dass die Pilze wegen ihrer Verbreitung unausrottbar sind, im gleichen Atemzug fordern sie jedoch das Besprühen von leicht zugängigen Fundorten mit Fungiziden!

Es ist nicht zu verstehen, dass wegen einiger milder, leicht abklingender (und vor allem selbstverschuldeter) Pilzintoxikationen alle andern Anwohner durch Gift akut gefährdet werden sollten. Glücklicherweise wurden diese schizophren klingenden Vorschläge nicht in die Tat umgesetzt.

Die Statistiken über die Gesamtzahl der an das Giftzentrum in London gemeldeten Fälle von behandlungswürdigen Zuständen nach Verzehr der *Psilocybe semilanceata* sind dagegen interessant. Danach wurden in Großbritannien 1978 33, 1979 47, 1980 96 und 1981 142 Personen therapiert.

Das Durchschnittsalter der Pilzsammler lag dabei zwischen 15 und 19 Jahren. Entsprechend dem Vorkommen der Pilze im Herbst stammten die Berichte meist vom September und vor allem Oktober des betreffenden Jahres; daneben kamen aber auch Fälle der Verwendung getrockneten Pilzmaterials in den pilzfreien Monaten vor.

Bei 36% der Personen bewirkten die Pilze signifikante visuelle und andere Halluzinationen (z.T. nur Illusionen?). Fünf Personen verhielten sich aggressiv, ohne dass

Wahrnehmungsveränderungen auftraten. Die Dosierungen schwankten von einem halben Pilz (Wirkung?) bis zu zwei oder sogar drei Pfund. Sollten die letztgenannten Mengen – und sei es auch nur in der englischen, rund 10% tieferen Maßeinheit – tatsächlich der Wahrheit entsprochen haben, wären bei einem Durchschnittsgehalt von 0,1% Alkaloid in den Frischpilzen etwa 1 bis 1,5 g reines Psilocybin aufgenommen worden. Allerdings fand man in den Fällen, wo das Essen der frischen Pilze nach Art der mexikanischen Tradition die meist geübte Praxis war, immer weitgehend ganze Pilze in der Magenspülflüssigkeit. Durch das mangelhafte Zerkauen wurde somit nur ein Teil des Alkaloids aus dem Pilzmaterial extrahiert, der dann zur Resorption gelangte.

Bei den Intoxikationen mit den „üblichen" Mengen an Pilzmaterial unter gleichzeitigem Ausschluss von anderen, potentiell tödlichen Giftpilzen erwiesen sich Magenspülungen als unnötige, zu drastische Eingriffe, die bei den hypersuggestiblen, jugendlichen Patienten ausgesprochen aggressionsfördernd wirkten und auch oft versagten, da die Pilze die Apparatur verstopften.

Die Panikreaktionen nach Verzehr der Kahlköpfe könnten daher z. T. erst in der Klinik durch eine unangemessene Behandlung induziert oder verstärkt worden sein.

Als Resultat der Auswertung der Statistik zur Verwendung der *Psilocybe semilanceata* in Großbritannien betonen J. Francis und V. S. G. Murray, dass in den 318 Vergiftungsfällen keine Todesfälle, ja nicht einmal schwere physische Symptome oder Verkennungen der Pilzart vorgekommen sind. Nach ihrem Eindruck kann die Intoxikation in einigen Fällen eine unangenehme Episode für den Betreffenden sein, wobei die einzige signifikante Gefahr in Panikreaktionen liegt, die das Individuum und seine Umgebung während der Pilzwirkung gefährden können (analog DE WOLFF et al. 1998).

Sie schlugen als beste Behandlungsmethode die Verlegung des betroffenen Patienten in einen abgedunkelten, schönen Raum bei gleichzeitiger Überwachung bis zum Abklingen der Wirkung vor; bei Bedarf sollten Beruhigungsmittel vom Typ des Diazepams angewendet werden.

R. Watling erwähnt noch einen nicht tödlich verlaufenden Fall, bei dem die *Psilocybe*-Art in Schottland mit der muskarinhaltigen *Inocybe geophylla* (SOW. & FR.) KUMM. verwechselt wurde.

In den achtziger Jahren wird die *Psilocybe semilanceata* als die Spezies in Großbritannien bezeichnet, die mit Abstand die meisten Intoxikationen verursacht.

Der kurze Bericht eines Medizinstudenten aus Manchester über das Auftreten eines schweren Depressionszustandes mit körperlichen Begleitsymptomen für die Dauer von drei Monaten bei einem 24jährigen Mann („persistent psychiatric symptoms"), der angeblich durch den Gebrauch der *Psilocybe*-Art induziert sein sollte, überzeugte dagegen nicht. Der Patient nahm in einer Zeit persönlichen Stresses auch andere Substanzen ein. Ähnliche Episoden sind trotz der breiten Verwendung von psychoaktiven Pilzen in der Welt bisher noch nicht beschrieben worden.

Der Gebrauch der *Psilocybe semilanceata* wurde erstmals in Norwegen aus Sandnes im Gebiet von Rogaland im Herbst 1977 bekannt. In der norwegischen mykologischen Literatur fand man diese Kahlkopfart bis zu diesem Zeitpunkt lediglich als kleine, nicht essbare Pilze beschrieben, die inmitten anderer, ähnlicher Arten im Gras wachsen. Offensichtlich bildeten die englischen oder amerikanischen Erfahrungen die Grundlage für die Pilzanwendung in Norwegen wie auch in anderen europäischen Ländern. Allerdings erscheint auch eine „Adaption" des 1976 publizierten Nachweises von Psilocybin in norwegischen Aufsammlungen denkbar.

Schnell verbreitete sich die Kenntnis der Pilze, vor allem im Gebiet der Fjorde, wo die Art am üppigsten fruktifiziert. Tageszeitungen, Wochenmagazine und Untergrundliteratur

ZENTRALES SUCHTMITTELBÜRO
BEIM MINISTERIUM FÜR GESUNDHEITSWESEN

Akademie der Wissenschaften der DDR
Forschungsstelle für chemische Toxikologie

7050 L e i p z i g
Permoserstr. 15

1086 BERLIN, 28.3.1983
TELEFON: 4482421
Senefelderstr. 26

IHRE ZEICHEN	IHRE NACHRICHT VOM	UNSERE NACHRICHT VOM	UNSERE ZEICHEN
			Dr.Schn/Brü

In Beantwortung Ihres Schreibens vom 15.12.1982 erlaube ich mir Ihnen die 5. Durchführungsbestimmung zum Suchtmittelgesetz zu übersenden, in der bereits einige der von Ihnen aufgeworfenen Fragen berücksichtigt sind.

Danach werden Festlegungen für "Cannabis", Papaver bracteatum und Papaver somniferum getroffen.

Gesetzliche Regelungen für den Cocastrauch sind nicht im Gesetz enthalten, da dieser bei uns weder wildwachsend vorkommt noch angebaut wird. Ebenso ergab sich bisher keine Notwendigkeit für gesetzliche Regelungen für Lophophora will. oder Psilocybe mex., für die es auch keine Regelungen in den internationalen Konventionen gibt.

Ich hoffe, Ihnen mit der Beantwortung Ihrer Fragen geholfen zu haben.

Mit kollegialen Grüßen

PhR Dr. rer.nat. E.-M. Schneidewind
\- Leiterin des ZSB -

Abb. 34
Einordnung von Pilzmaterial in der einstigen DDR

beschäftigten sich ausgiebig mit ihnen. Obwohl nur sehr wenige Panikreaktionen aus Norwegen bekannt wurden, die eine vorübergehende klinische Behandlung der betreffenden Personen notwendig machten, ordnete man die Pilzart im Dezember 1981 in die gleiche Kategorie des norwegischen Betäubungsmittelgesetzes („absolut verbotene Substanzen") ein, in der sich auch die echten Suchtmittel vom Typ des Heroins mit ihrem gefährlichen Potential zur Erzeugung einer physischen Abhängigkeit sowie die davon pharmakologisch völlig differenten reinen Halluzinogene wie LSD, Meskalin und Psilocybin befinden. Aus Abbildung 34 (S. 93) geht hervor, dass dagegen in andern europäischen Staaten identische Anschauungen wie in British Columbia existierten, die die Grundlage für meine naturstoffchemischen, analytischen Arbeiten am Pilzmaterial darstellten.

Aus andern Ländern ist weniger über die Verwendung der *Psilocybe semilanceata* bekannt als aus Norwegen. Für Finnland wird 1981 als Beginn der Anwendung angegeben; bis 1984 gab es erst einen Patienten, der klinisch behandelt werden musste.

Auch die Niederlande, Österreich, Dänemark, Frankreich, Schweden, Belgien, Deutschland und die Schweiz – sowie neuerdings Russland im Gebiet um St. Petersburg – lassen sich nennen, wo die Pilze hier und da eher sporadisch gesammelt und benutzt werden. In einigen Gebieten mit recht häufigem Vorkommen kann jedoch eine umfassendere Anwendung beobachtet werden, ohne dass die Praxis größere Aufmerksamkeit über einen längeren Zeitraum erlangte.

Kostenaufwendige Aktivitäten wie etwa der Einsatz von Hubschraubern zur Feststellung von Pilzsammlern auf Weiden im Berner Oberland waren insgesamt selten und wurden bald wieder eingestellt.

In der Schweiz wird auch hier und da *Psilocybe cubensis* kultiviert und verwendet, ohne dass dieses viel Aufsehen erregen würde. Hier ist eine entsprechende Pilzwirkung dargestellt, die durch ihren transpersonalen Aspekt von Interesse ist, der sich eher ungewöhnlich schon beim Erstversuch entfaltete:

Intensive kaleidoskopartige Farbeffekte entwickelten sich. Ich begann in andere Realitäten einzutauchen und mich danach wieder davon zu entfernen. Das war jedesmal verbunden mit einem schmerzhaften Verlust von Ego, Tod und Leben. Plötzlich finde ich mich in einer Holzbox wieder. Mein Körper ist eine schwarze Masse mit nur wenig Schmerz. Ich habe die schwarze Pest. Ich wurde in die Box gelegt, weil man annahm, dass ich schon tot war, was aber nicht der Realität entsprach. Ich wurde auf einen Karren gelegt, um zur Verbrennung abtransportiert zu werden. Nur wenigen anderen Menschen konnte so eine Box gegeben werden. Ich wusste, dass das Ende nah war und schließlich war mir klar, dass der Tod eine Befreiung für mich ist. Ich erinnerte mich: Ich sah mein Haus im Zentrum von Metz. Dann kam die schwarze Pest. Ich half kranken, degenerierten, hungrigen und sterbenden Menschen. Meine Arzneien waren nicht effektiv gegen die Seuche. Ich machte kontinuierlich Hausbesuche und es war kein Ende in Sicht. Ich wurde selbst krank, ignorierte das zuerst und fand mich schließlich halbbewusst in dieser Holzbox wieder. Ich weiß, dass ich Arzt mit dem Namen Claudius Vinzen bin und das Jahr 1427 erlebe. Ich wachte auf in der Realität des Winters 1990. Metz, wo ist Metz?

Solche tiefbewegenden Erfahrungen sind nicht ungewöhnlich (vgl. Abs. 2.1.) und sollten, analog wie S. Grof es in seinen klinischen Versuchen über LSD beschreibt, beim Auftreten seriös untersucht werden.

Einzig in Frankreich scheinen immer wieder größere Aktivitäten zur Feststellung von Sammlern psychotroper Pilze eingeleitet zu werden. Trotz der großen mykologischen Tradition besteht dort ein absurdes Verbot der Ausstellung von Pilzen der Gattungen *Psilocybe* und *Stropharia* (in Europa keine Psilocybinbildner) auf wissenschaftlichen Veranstaltungen, die deshalb wieder mit dem alten Namen *Geophila* benannt wurden.

Nach persönlichen Mitteilungen von Mykologen erfolgte die Verwendung von *Psilocybe semilanceata* in Italien ab etwa 1980/81 und stieg seither immer weiter an, ohne dass jemals klinisch relevante Fälle oder auch legislative Aktivitäten bekannt wurden. Ende der achtziger Jahre begann in der Tschechoslowakei der Gebrauch von psychoaktiven Kahlkopfarten, z.B. im Gebiet von Brno. Es scheint so, dass die verbreitete *Psilocybe bohemica* hier mehr benutzt wird als *Psilocybe semilanceata.*

Über die Verwendung von Pilzarten anderer Gattungen in Europa ist nur sehr wenig bekannt. Mitte der achtziger Jahre beobachtete man in Spanien die Verwendung von Düngerlingen durch Jugendliche in der Region von Barcelona.

Obwohl das bekannte Büchlein von Oss und Oeric über die Anzucht der *Psilocybe cubensis* in einigen europäischen Ländern in der jeweiligen Landessprache erschien und die Kultivierung der Art auch sicher hier und da nach dieser Vorschrift durchgeführt wird, existieren keine Daten über die Häufigkeit des Erfolges der Experimente. Oft auftretende Kontaminationen verhindern mit Sicherheit in vielen Fällen die Fruktifikation dieser subtropischen Spezies vom Roggensubstrat. In Holland wird sie professionell gezüchtet.

Ich wage keine Prognose über die Art und den Umfang der zukünftigen Anwendung von einheimischen psychoaktiven Pilzarten in Europa. Allerdings besteht durch die zunehmende Ausbreitung von Spezies wie *Inocybe aeruginascens* und vor allem *Psilocybe cyanescens* durchaus die Möglichkeit, dass auch durch vermehrte, unfreiwillige Intoxikationen schließlich eine allgemeine Vertiefung der Kenntnis der Eigenschaften der Pilze resultieren wird.

6.5. Japanische Versuche

Auch in Japan kommen Pilzarten mit Psilocybin als Inhaltsstoff vor. Von den berühmten Lachpilzen war schon im Mittelalter die Rede. Bekannt wurde ein Bericht aus dem 11. Jahrhundert: *Da verirren sich doch einige Holzfäller aus Kyoto – aus was für Gründen auch immer – im Walde. Und siehe da, plötzlich stoßen sie auf vier oder fünf buddhistische Nonnen, deren Verhalten so gar nicht standesgemäß ist: statt in sich selbst einzutauchen, auf der stillen Suche nach dem Nirwana, dem absoluten Nichts zu sein, tanzen und lachen die Buddhatöchter, die sich ebenfalls verlaufen haben und ihren Hunger durch Verspeisen köstlicher Pilze gestillt haben. Bald aber müssen die frommen Nonnen feststellen, dass des Tanzens und Lachens kein Ende mehr ist. Warum soll uns nicht billig sein, was den Nonnen recht war, sagten sich die ebenfalls knurrende Mägen verspürenden Holzfäller und machten sich ebenfalls ans Pilzessen und auch sie fallen dem überwältigenden Zwang zu lachen und zu tanzen zum Opfer…* Sprachliche Moral der Geschichte: seither führen besagte Pilze japanisch die Namen *maitake* (Tanzpilze) und (später) *waraitake* (Lachpilze).

Lange Zeit wurden die verursachenden Arten in der Mykologie als Düngerlingsart *Panaeolus papilionaceus* und als *Gymnopilus spectabilis* („großer Lachpilz“) geführt. Wie wir heute wissen, beinhaltet die erstere Art aus Europa und Nordamerika keine psychoaktiven Inhaltsstoffe, und selbst japanische Autoren konnten ab 1980 in der Flämmlingsart neben andern inaktiven Substanzen das Psilocybin und seine Derivate nie nachweisen.

In Japan hat die Beschäftigung mit den Pilzen eine lange Tradition: Seit nicht weniger als 2000 Jahren wird nachgewiesenerweise Pilzzucht betrieben durch Weiterverbreitung von natürlich gewachsenem Myzel des *Shiitake Lentinus edodes* (Berk.) Sing. auf neuen Hölzern.

Übrigens geht auch aus verschiedenen alten literarischen Zeugnissen Chinas die Kenntnis von Pilzen hervor, welche die (vorübergehende) „Krankheit des trockenen Gelächters“ hervorriefen.

Allerdings erscheinen die berichteten Tanzzwänge aus unserer Sicht eher atypisch für die Wirkung des Psilocybins, welches zwar anfängliches Lachen erzeugen kann, dann aber in der Regel meist einen Entspannungszustand unter Einschränkung der Bewegung hervorruft. Wahrscheinlich spielte hier die japanische Mentalität des Mittelalters eine modifizierende Rolle in der Ausprägung des veränderten Bewusstseinszustandes.

Neben den genannten umstrittenen Pilzarten findet man in Japan mehrere psychoaktive *Psilocybe*-Spezies, deren versehentliche Aufnahme in unserem Jahrhundert das typische Psilocybin-Syndrom ohne Tanzanfälle induzierte.

So berichtete S. Imai 1932 über Intoxikationen mit der von ihm neu bestimmten Art *Stropharia caerulescens* aus den Jahren 1929 und 1931. Die Pilzart wurde später *Stropharia venenata* IMAI genannt, wächst auf Holz und Dung und wird heute als naher Verwandter der *Psilocybe cubensis* in die Gattung der Kahlköpfe eingeordnet.

Imai erwähnt ein Geschehen vom 21. Juni 1929: *Eine 43jährige Frau sammelte 375 g Pilze, die sie irrtümlich für den Hallimasch hielt und am nächsten Tag zu einer wohlschmekkenden Mahlzeit bereitete und der Familie vorsetzte. Als die Familienmitglieder die Wirkung verspürten, begaben sie sich unverzüglich zum Arzt. Dieser stellte bei der Frau die stärkste Wirkung fest: Auch nach sofortiger Magenspülung und der Anwendung von Abführmitteln trat Muskelzucken, gefolgt von Halluzinationen und Koma (?) auf. Der Sohn, der nur von der Suppe gegessen hatte, erlebte ebenfalls Halluzinationen, da beim Kochen die wasserlöslichen Wirkstoffe extrahiert wurden.*

Unglücklicherweise zitierten Singer und Smith in ihrer Monographie der Gattung *Psilocybe* (1958) fälschlicherweise diese Berichte als Indiz für tödliche Wirkungen dieser Pilzart. Dadurch geisterte diese Spezies ungerechterweise jahrzehntelang als besonders gefährlicher Giftpilz durch die Literatur.

Weiterhin kommen in Japan noch die blauenden Kahlköpfe *Psilocybe subcaerulipes* HONGO und *Psilocybe argentipes* YOKOYAMA vor. Auch mit der letzteren Spezies intoxierten sich drei Personen durch Verkennung der Pilze als Hallimasch. Daraufhin wurde aus den getrockneten Fruchtkörpern das Psilocybin als kristalline Substanz isoliert und gleichzeitig die große Verbreitung der Art festgestellt.

1973 publizierte Yokoyama die Ergebnisse einiger gezielter Versuche mit dieser *Psilocybe*-Spezies. Auch hierbei trat kein „Tanzzwang" auf. Nun noch einige Auszüge aus den Versuchsprotokollen:

J. H. (24 Jahre, männlich), nahm am Abend nach dem Essen (!) vier gekochte Pilze zu sich und aß nach 30 Minuten drei weitere frische. Danach folgte Erbrechen, nach weiteren 45 Minuten traten Schweißausbrüche an Kopf und Körper auf. Puls und Atmung beschleunigten sich zuerst, wurden dann aber wieder langsamer. Nach dem Hinlegen erlebte er visuelle Halluzinationen und lief in Panik 400 Meter zum nächsten Arzt. Dieser stellte weite Pupillen fest, veranlasste eine Magenspülung und verordnete ein Abführmittel. Nach drei Stunden war der abnorme Zustand weitgehend abgeklungen; am nächsten Morgen konnten keine weiteren Nachwirkungen mehr festgestellt werden.

M. K (22 Jahre, männlich) aß nur einen frischen Pilz – es passierte nichts.

K. Y. (31 Jahre, männlich) aß fünf Pilze. 30 Minuten nach der Aufnahme trat Erbrechen auf, danach Schwitzen an Kopf und Körper, die Glieder erschienen leicht gelähmt. Diese Lähmung dauerte noch drei Stunden an. Während dieser Zeit konnte die Person nur unter Schwierigkeiten mit dem Stift schreiben, war depressiv und erlebte Halluzinationen, wie z. B. Anfluten farbigen Lichtes vom Himmel her. Am nächsten Morgen wurden keine Sensationen mehr erlebt. Die frischen Fruchtkörper schmeckten bitter, jedoch verschwand der Geschmack durch das Kochen mit Wasser.

Diese eher amateurhaften Versuche, deren Resultatdarstellung von der simplen Betrachtungsweise einer eingleisigen pharmakologischen Wirkung der Pilze entscheidend beeinflusst wurden, zeigen, dass die japanischen Arten in ähnlichen Mengen eine psychotrope Wirkung zeigen wie die *Psilocybe*-Arten von andern Kontinenten.

Noch viel phytochemische und taxonomische Arbeit ist zu leisten, ehe die psychotropen Spezies Japans genügend bekannt sind. Auch die Verbreitung und die Inhaltsstoffe der Düngerlinge müssen dort noch weiter untersucht werden. Man weiß heute, dass z. B. *Panaeolus subbalteatus* auch auf mehreren japanischen Inseln vorkommt.

6.6. Intoxikationen und der älteste bekannte Pilzkult in Afrika

Die Mykoflora des afrikanischen Kontinents wurde bisher nur am Rande beachtet und ist weitgehend noch unerforscht. Um so überraschender wirkte daher die sensationelle Entdeckung des nachweislich ältesten Pilzkultes durch italienische Mykologen Ende der achtziger Jahre, wobei anzufügen ist, dass es durchaus in der Logik der Dinge liegt, auf dem Kontinent, auf dem sich die Wiege der Menschheit befindet, auch die ältesten Spuren des menschlichen Umganges mit Pilzen zu finden.

Vor 9000 bis 7000 Jahren lebten im Gebiet der Sahara – zwischen Tassili (Südalgerien), Acacus (Libyen) und Ennedi (Tschad) – Menschen, die wundervolle Felszeichnungen hinterließen, der Nachwelt eindrückliche Bilder aus ihrem Alltag überlieferten und aus der Zeit berichten, als die Sahara noch ein blühender Garten war, und niemand daran dachte, dass ab etwa 3500 v. Chr. der Erosions- und Verwüstungsprozess einsetzen und die Gegend zur lebensfeindlichen Wüste machen würde.

Die Felszeichnungen datieren von 10 000 v. Chr. bis in die Neuzeit. In der sogenannten „Rundkopfphase" innerhalb der Steinzeit (7000–5000 v. Chr.) sind neben Weidetieren auch Nadel- und Laubgehölze dargestellt. In einer Höhe von 2000 m auf dem Sahara-Plateau findet man Bilder von mythologischen Wesen mit anthropomorphen und zoomorphen Eigenschaften, die an frühe mexikanische Bilder erinnern: Myriaden von kleinen gehörnten Tänzern sind neben Pilzen in vielen Szenen dargestellt. Gottheiten mit Masken und Hörnern halten Pilze in den Händen, welche oft auch direkt aus Körperteilen entspringen. Auch Anthropomorphen mit pilzähnlichen Köpfen werden von den Steinzeitkünstlern dargestellt. Die Hinweise auf einen umfassenden Pilzkult gehen noch weiter.

Eine der eindrucksvollsten Darstellungen von Tin-Tazarift im algerischen Tassili stellt maskierte Anthropomorphe in ekstatischen Tänzen dar (Abb. 2, S. 8).

Besonders aufschlussreich sind die gestrichelten Linien der Abbildung „Anthropomorphen beim Pilztanz", die den Pilz mit dem Kopfzentrum verbinden, gleichsam einen Energiefluss darstellend oder auch einen Einfluss der Pilze auf die menschliche Seele. Diese Darstellung gibt eindeutige Hinweise auf die Verwendung von psychotropen Pilzen und es erscheint erstaunlich, dass schon vor 9000 bis 7000 Jahren der Kopf als Sitz des Bewusstseins angenommen wurde, wogegen im klassischen Altertum Europas – vier bis fünf Jahrtausende später – das Gehirn nur als eine Art Kühler betrachtet wurde. Andere Darstellungen zeigen die Pilze auch in der mythologischen Verbindung mit Fischen.

Damit sind eindeutige Belege für den Gebrauch von psychoaktiven Pilzen in einem mystisch-religiösen Rahmen gegeben. Auf den Felszeichnungen sind zwei konstante Pilzformen dargestellt: Eine Art mit einer Papille (Spitze) auf dem Hut nach Art der *Psilocybe* semilanceata und größere Pilze mit dem Habitus von *Amanita-* oder *Stropharia*-Spezies.

Die Felszeichnungen zeigen trotz ihres hohen Alters noch brillante Farbtöne. Die Pilze sind dort weiß sowie in verschiedenen ockerfarbigen Schattierungen dargestellt, in seltenen Fällen auch in blauer Farbe, vermutlich schon ein Hinweis auf die sog. Blauung.

Diese Formen und Farben trifft man auch bei den blauverfärbenden *Psilocybe-* und *Panaeolus*-Arten an. Als Substrate konnten die Pilzarten abgefallene Ästchen und Rohhumus aus der Streu von Nadel- und Laubbäumen sowie den Dung der Weidetiere besiedeln. Damit sind Verwandte der *Psilocybe cubensis* und des *Panaeolus cyanescens* als Dungbewohner, der *Psilocybe semilanceata* als nitrophiler Pilz sowie der *Psilocybe cyanescens* als Besiedler von Rohhumus in die engere Wahl der dort ehemals wachsenden Pilze zu ziehen.

Angesichts der eindrucksvollen historischen Zeugnisse drängt sich natürlich die Frage nach dem rezenten Vorkommen solcher Arten in Afrika, der Wiege der Menschheit, auf.

Interessanterweise sammelte R. Maire erstmalig am 24. Oktober 1912, dann jedes weitere Jahr bis 1926, am Pass Chrea bei der Stadt Blida südlich von Algier unter Zedern auf Rohhumus wachsende, blauende Dunkelblätter und publizierte sie 1928 als *Hypholoma cyanescens* nov. spec.

Später deutete G. Malencon mehrere ähnliche, eigene Aufsammlungen aus dem Mittleren Atlas (Marokko) auf diese Art, die Singer dann 1973 als *Psilocybe mairei* Sing. klassifizierte. Krieglsteiner betrachtet diese Spezies als identisch mit der *Psilocybe cyanescens* Wakefield aus Europa. Somit kommen auch heute noch blauverfärbende Psilocybe-Arten in Nordafrika vor. Ola'h erwähnte in den sechziger Jahren in seiner Monographie über die Düngerlinge zwei stark psychoaktive Panaeolus-Spezies: *Panaeolus africanus* Ola'h und *Panaeolus tropicales* Ola'h.

Aber auch typische, halluzinatorische Intoxikationen, verursacht durch die Verwechslung von Speisepilzen mit einer gelben *Stropharia*-Art, kamen in Afrika vor. E. R. Cullinan und D. Henry berichteten 1945 über 22 Fälle aus Nairobi, die im Juli des gleichen Jahres sich ereigneten. Die Symptome begannen eine Stunde nach dem Essen, erreichten den Höhepunkt nach drei Stunden und hielten ein bis zwei Tage (?) an.

Typischerweise traten Lachausbrüche neben depressiven Phasen auf, wobei die Patienten teilweise glaubten, sterben zu müssen. Die betroffenen Personen konnten nicht schlafen, da Visionen bei Augenschluss auftraten. Verschiedene Distanzen wurden größer geschätzt, als sie tatsächlich waren. Das Bewusstsein blieb erhalten, und die Sprache, obwohl manchmal unkontrolliert wirkend, klang im allgemeinen normal.

A. D. Charters berichtete 1957 über weitere Fälle aus Nairobi vom 18. Mai 1949: *Zwei Europäer nehmen (offensichtlich selbst gepflückte) Pilze zum Frühstück. Innerhalb von 30 Minuten entwickeln sich die Symptome, verbunden mit Pupillenerweiterung und Kribbeln in den Fingern. Der Mann taucht ein in Farbvisionen mit gleichzeitiger Euphorie, verbunden mit dem Glauben, dass er bereits ins nächste Leben geht, wobei er gleichzeitig seinen eigenen Körper sieht und zu seiner Frau sagt: „Jetzt, Darling, sind wir gerade dabei, unsere Arbeit in Richtung nächstes Leben zu machen".*

Die Gefühle der Frau lagen nicht ganz kongruent mit denjenigen ihres Gespons, jedenfalls war ihr Szenario leicht verschieden: Sie hatte das Gefühl, sich im Rohr der Apparatur für die Magenspülung zu befinden, das bei ihr gerade eingeführt wurde. Sie glaubte, dass der Tod bevorstehe und hatte Angst vor ihm. Aber auch Lachausbrüche und abwechselnde Glücksgefühle und Depressionen traten wellenförmig auf. Beiden Patienten wurde der Magen gespült und das vollständige Abklingen aller Wirkungen des Psilocybins konnte bei ihnen innerhalb von sechs Stunden beobachtet werden.

Da *Psilocybe cubensis* häufig bis 30 Grad nördlich bzw. südlich des Äquators bei entsprechend feuchtem Klima auf Weiden anderer Erdteile vorkommt, erscheint es sehr wahrscheinlich, dass die gelbe Träuschlingsart vom Hochland Kenias diese Spezies oder zumindest ein naher Verwandter war.

Im Januar 1994 entdeckte M. Smith gemeinsam mit mir eine blauende *Psilocybe*-Art in der Provinz Natal, Südafrika. Diese überall weißliche Spezies ohne Ring von einer gedüngten Weide stellt die erste solche Aufsammlung dieses Landes dar und ist von großer ethnopharmakologischer Bedeutung. Sie enthielt Psilocybin neben wenig Psilocin und Baeocystin und wurde Psilocybe natalensis GARTZ, REID, SMITH & EICKER genannt (Farbbilder 14.2. und 14.3.).

Obwohl die hier erwähnten Funde und Intoxikationen das Vorkommen psychoaktiver Pilzarten in Afrika belegen und damit die Hypothese über einen uralten Pilzkult untermauern, sind weitere Arbeiten zur Verbreitung, Taxonomie und zu den Inhaltsstoffen dieser Spezies auf dem Kontinent nötig.

6.7. Gebrauch in Asien und Ozeanien

Ab Ende der sechziger Jahre entwickelte sich die Verwendung von psilocybinhaltigen Pilzarten in verschiedenen Ländern Asiens und Ozeaniens. Jedoch konnten keine Beweise erbracht werden, dass der Gebrauch bei den Einheimischen schon vor der Zeit der Entdekkung der mexikanischen Arten endemisch war. Vielmehr ist davon auszugehen, dass durch den weltweiten Tourismus die Kenntnis der relevanten Spezies in der Bevölkerung dieser Länder sich entwickelte, nachdem die Suche nach stark blauenden Blätterpilzen, vor allem von Weidestandorten, die den Arten von andern Kontinenten ähnelten, erfolgreich war.

Die westlichen Hobbymykologen verbreiteten das Wissen weiter und berichteten gleichzeitig auch in verschiedenen Zeitschriften ihrer Heimatländer über die Pilze. Die konkret vorkommenden Arten wurden allerdings meist nur flüchtig oder überhaupt nicht bestimmt. Die sonstige Pilzflora dieser Länder ist ebenfalls bisher fast gar nicht erforscht worden. In den siebziger Jahren entdeckten so Jugendliche auf Samoa die psychoaktiven Wirkungen des *Panaeolus cyanescens.* Erst versuchte man, diese Praktiken durch polizeiliche Massnahmen zu unterdrücken. Als dann klar wurde, dass keine schweren Schädigungen festzustellen waren, stellte man die Verfolgung ein. Nach Cox wurde von den Eltern der Jugendlichen dieser Gebrauch lediglich „als blödsinnige, aber völlig ungefährliche Episode der jugendlichen Entwicklung" angesehen. Neben diesem vernünftigen Grundrahmen wird man sofort an den Terminus „Narrenschwämme" erinnert.

Dagegen entwickelte sich in Neuseeland die Verwendung der gleichen Arten, die auch in Australien vorkommen, wobei die Praxis der Strafverfolgung ebenfalls ähnlich wie dort gehandhabt wurde. *Psilocybe cubensis* ist hier allerdings nicht heimisch, auch wird die Bezeichnung „Magic mushroom" allgemein verwendet.

Seither sind nicht alle Territorien bekannt geworden, wo die Auffindung solcher blauender Pilzarten ohne Aufsehen erfolgte und daraus eine immer mehr sich ausbreitende „stille" Verwendung resultierte. Als relevante Spezies konnten bei der fachmykologischen Untersuchung weniger Proben die Dungbewohner *Psilocybe cubensis* und *Panaeolus cyanescens* sowie dessen engster Verwandter *Panaeolus tropicales,* die beide oft nur unter großen Schwierigkeiten differenziert werden können, bestimmt werden.

Besonders bekannt wurden die Pilzrestaurants auf Bali in den siebziger und achtziger Jahren, wo interessierten Touristen entsprechende Pilzomeletten aus *Panaeolus cya*nescens als

Spezialität des Hauses völlig legal serviert wurden. Anfänglich wurden die erforderlichen Pilze von einheimischen Kindern gesammelt. Mit zunehmender Nachfrage erfolgte dann die Zucht der Panaeolus-Art durch Übertragung des Dunges mit natürlich gewachsenem Myzel auf frischem Büffelmist.

Offensichtlich beobachtete man keine schweren Komplikationen, so dass diese Verwendung lange unbeanstandet blieb. Der Gebrauch blieb in Bali im wesentlichen auf die Touristen beschränkt.

Auch aus Sumatra, Java und den Philippinen wird von dieser für Touristen aufbereiteten Spezialität berichtet.

Es wäre fast unlogisch, wären die vorgehend beschriebenen, auf den Inseln gefunden Pilzarten nicht auch auf dem asiatischen Festland anzutreffen gewesen.

Kurz nach der Beschreibung von *Stropharia (Psilocybe) cubensis* durch Earle in einem kubanischen Landwirtschaftsmagazin (1906) schlug Patouillard für eigene Funde der gleichen Spezies aus dem Jahre 1907 von Tonkin (Vietnam) den Artnamen *Naematoloma caerulescens* vor. Die Fruchtkörper von *Psilocybe cubensis,* die Heim in Thailand und Kambodscha fand, waren die ersten Pilze ausserhalb Mexikos, in denen Hofmann und Mitarbeiter Psilocybin nachweisen konnten. Diese positiven Resultate führten zu der heute voll bestätigten Hypothese, dass auf allen Kontinenten psychoaktive *Psilocybe*-Arten und ihre Verwandten vorkommen.

Weiterhin fand man in Asien auch verschiedene Düngerlingsarten. So gab Ola'h in seiner Monographie an, dass die blauende Spezies *Panaeolus cambodginiensis* OLA'H & HEIM, wie schon aus dem Namen hervorgeht, nur in Kambodscha vorkäme und in jedem Fruchtkörper das Psilocybin enthält.

1981 berichtete Schroeder über die Resultate seiner feldmykologischen Forschung in den Jahren 1978 und 1979 in Nepal, die das verbreitete Vorkommen von Kahlköpfen nachwies, welche nach Guzman wahrscheinlich zu *Psilocybe cubensis* oder *Psilocybe subcubensis* GUZMAN gestellt werden können. Die letztere Art hat neben einer großen makroskopischen Ähnlichkeit mit der subtropischen *Psilocybe cubensis* kleinere Sporen als diese und soll nur in den Tropen vorkommen.

Die Pilze wachsen hauptsächlich in Tälern mit Monsunklima in etwa 1000 m Höhe auf partiell zersetztem Kuhmist sowie auf dem Dung von Wasserbüffeln. Die Art fruktifiziert das ganze Jahr über, die Hauptwachstumszeit liegt jedoch in der Zeit der Regenfälle vor dem Monsun in den Monaten Mai und Juni.

Auch in Nepal konnte eine Verwendung der Pilze durch die einheimische Bevölkerung nicht festgestellt werden. Mykophile westliche Reisende begannen jedoch bald nach der Entdeckung mit der Anwendung dieser Art für halluzinatorische Zwecke, ohne dass diese Praxis in der Öffentlichkeit größeres Aufsehen erregte. Die notwendige Dosierung schien relativ hoch zu liegen, da einige Personen vierzig oder mehr der fleischigen Fruchtkörper verzehrten.

Im Zusammenhang mit der Auffindung dieser Spezies stellten Schroeder und Guzman die sehr interessante Hypothese auf, dass das als Gottheit verehrte Soma der geheimnisvollen Arier, denen ein eigentlicher Soma-Kult zugeschrieben wird, nicht der Fliegenpilz war, wie es erstmalig Wasson nachzuweisen versuchte, sondern aufgrund des Vorkommens und der spektakuläreren psychotropen Wirkungen eher eine analoge *Psilocybe*-Art darstellte.

Aus dem Inhalt eines Artikels von J. W. Allen und M. D. Merlin geht hervor, dass die grösste Verwendung psychoaktiver Pilze zur Zeit in Thailand erfolgt.

Pilzzubereitungen in Form von Omeletten, Suppen, Tees, Pizzas und als Säfte werden in verschiedenen Gegenden Thailands den Touristen angeboten. Dabei untersuchte Allen vor allem die Verwendung auf den beiden Inseln Ko Samui und Ko Pha-ngan, wobei schon vorher über analoge Praktiken von andern Inseln vor der thailändischen Küste sporadisch berichtet wurde. Im Januar 1990 wies er auch den Gebrauch der Pilze im Norden des Landes nach (Farbbilder 16.1. und 16.2.).

Auf Ko Samui und Ko Pha-ngan werden die Pilzzubereitungen hauptsächlich von deutschen Touristen verspeist. Neben andern Ausländern verwenden auch einige thailändische Jugendliche die Pilze, wobei sie sogar versuchen, diese in Bambuspfeifen zu rauchen. Da Psilocybin als salzartige chemische Verbindung erst bei ca. 200 °C unter teilweiser Zersetzung schmilzt und nicht sublimiert, bleibt die erhoffte psychoaktive Wirkung mittels Tabakpfeife natürlich aus.

Im Herbst 1988 informierten die thailändischen Behörden auf Warnflugblättern in den Touristenzentren ausführlich über eine bizarre Panikreaktion, die bei einem australischen Urlauber aufgetreten war, der dadurch vorübergehend in ein Krankenhaus eingeliefert wurde. Eine genauere Analyse und Befragung der Umstände dieses Falles durch Allen unter Einbeziehung der beteiligten andern Personen bewies die exzessive Verwendung verschiedener Pharmaka einschließlich echter Suchtmittel in gefährlicher Kombination durch den Australier, die schließlich zur Einweisung führte.

Diese Episode wurde schließlich als Rechtfertigung für ein Gesetz verwendet, das im Januar 1989 unter Androhung harter Strafen den Gebrauch von psychoaktiven Pilzen (in der Landessprache: „hed keequai“) verbot. Vorher signalisierten zahlreiche Restaurants mit einer Anschlagtafel, wenn sie diverse Pilzgerichte im Angebot hatten. Aber auch nach der Einführung des Gesetzes ging die Verwendung der Pilze weiter. Als verwendete Spezies liessen sich *Psilocybe cubensis, Psilocybe subcubensis* und *Panaeolus cyanescens* eruieren. Es ist nicht bekannt, ob dieses Gesetz jemals auf einen Touristen angewendet worden ist.

Neben dem Sammeln der natürlich gewachsenen Fruchtkörper von Büffeldung erfolgte auf den erwähnten Inseln eine Pilzzucht im Freien oder auch in den Häusern, die von Thais und Deutschen betrieben wurde. Dabei versetzte man Reisabfälle mit frischem Dung und mischte nach Art der „natürlichen Kultur“ schon mit Myzel durchwachsenen Dung hinzu. Nach dem Verbot kultivierte man die Pilze an unzugänglichen Orten weiter.

Allen fand auch Hinweise darauf, dass einige Restaurants zeitweise Zubereitungen von Speisepilzen servierten, die mit einem viel länger als Psilocybin wirkenden synthetischen Halluzinogen (LSD?) versetzt wurden. Diese gefährliche Praxis führte zu unvorhergesehenen Wirkungen von etwa 10 Stunden Dauer, wobei einige Konsumenten dysphorische Nachwirkungen erlebten, die mehrere Tage anhielten und in einem Fall auch eine mehrmonatige Aversion gegen Pilzgerichte jeder Art erzeugten.

Ähnlich wie im Mexiko der sechziger Jahre werden auch in Thailand die Pilzdarstellungen in verschiedenartigster Form kommerziell vermarktet. Handbemalte und maschinell bedruckte T-Shirts mit Bildern des *Panaeolus cyanescens* und der *Psilocybe subcubensis,* einzeln dargestellt oder auch zusammen, sowie Postkarten, Poster, Feuerzeuge und Schlüsselanhänger mit dem jeweiligen Pilzmotiv gelangen zum Verkauf und sind, wie Allen berichtete, sowohl im Norden als auch im Süden Thailands zu haben (Farbbild 15.4).

Es ist zu erwarten, dass in den nächsten Jahren noch eine Fülle neuer ethnopharmakologischer und taxonomisch – naturstoffchemischer Erkenntnisse über die Pilzflora Asiens hinzukommen wird.

So wurde im August 1991 in Thailand die neue Art *Psilocybe samuiensis* Guzman, Bandala & Allen entdeckt. Der nahe subtropische Verwandte der *Psilocybe semilanceata* enthält nur wenig Baeocystin. In meinen Versuchen bildete die blauende Art auf Roggen, Dung und Wasser (2:1:2) Fruchtkörper aus (Farbbild 15.1.).

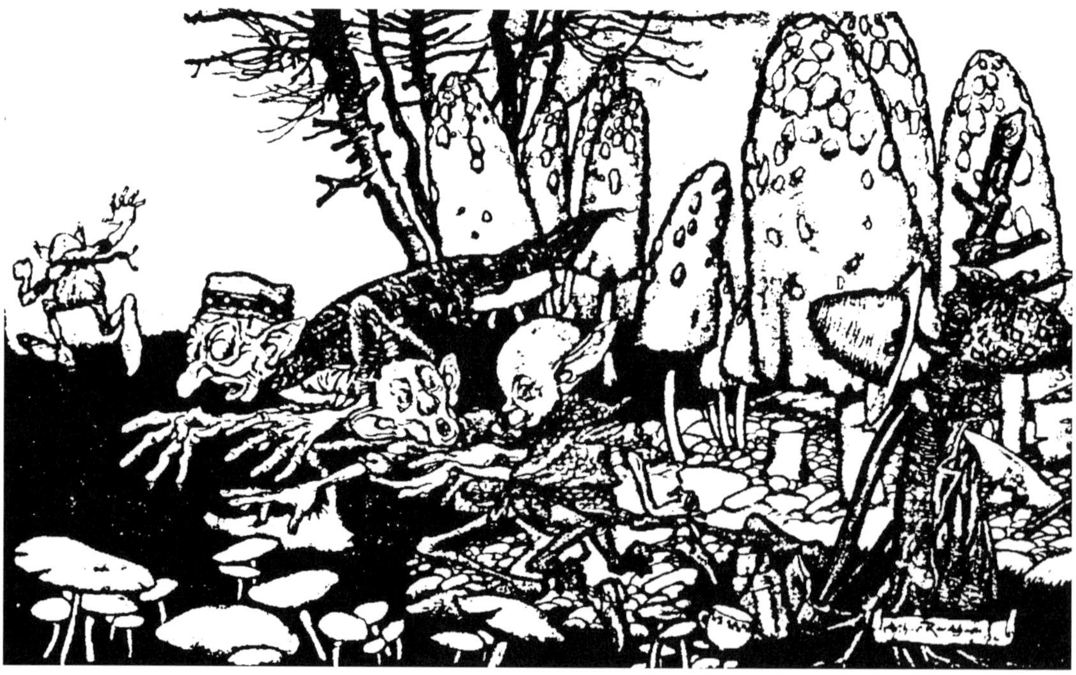

Abb. 35
„Peter Pan in Kensington Garden", Litho von Arthur Reckham (London 1890): Eine Gruppe von Zwergen, die eben einen Giftpilz gefällt hat, macht sich in panischer Angst, ihr Werkzeug zurücklassend, Hals über Kopf davon.

7. Anmerkungen zur Wirkung von Pilzen der Kategorie Phantastika

Schon in den fünfziger Jahren wurde als Resultat von umfangreichen Tierversuchen klar, dass die beiden Alkaloide Psilocybin und Psilocin nur sehr wenig akut toxisch sind. Dabei ermittelte man als Menge an Psilocybin, bei der 50% der Versuchsmäuse starben (LD 50), 280 mg/kg, während eine spürbare Wirkung beim Menschen in der Regel schon bei 0,02 mg/kg eintritt.

Psilocybin erwies sich bei den Tierversuchen durchschnittlich als nur halb so toxisch wie Meskalin bei gleichzeitig fünfzigfach höherer Psychoaktivität. Vergleichsweise applizierte man bis zu 2 g Meskalin ohne bedrohliche Nebenwirkungen, während die übliche Dosis des Psilocybins bei 3 bis 30 mg in psychologischen Versuchen und bei der Psychotherapie lag.

Auch wenn in Analogie zu andern psychotropen Substanzen der Mensch wahrscheinlich empfindlicher als die Maus reagiert, bleibt eine vielhundertfache „Sicherheitsspanne" bei kontrollierten Experimenten bzw. beim Verzehr von Pilzmaterial, in dem die Konzentration an Psilocybin etwa um den Faktor 10 schwanken kann. J. Ott vermutete daher, dass ein Erwachsener etwa die gleiche Menge an Frischpilzen wie sein eigenes Körpergewicht essen müsste, um die tödliche Toxizitätsgrenze schließlich zu erreichen. Trotz der Hunderttausenden von freiwilligen Versuchen jedes Jahr allein in den USA wurden dort niemals Todesfälle durch psilocybinhaltige Pilze registriert. Kleine Kinder reagieren jedoch abnorm mit Bewusstseinsverlust und Krämpfen – es besteht gar Todesgefahr, wenn die Pilzbestimmung seinerzeit korrekt gewesen sein sollte.

Im Herbst 1960 aß ein Kind in Milwaukee, Oregon, Pilze, die es auf einem Rasen neben Nadelgehölzen gesammelt hatte und entwickelte bald danach Krämpfe und hohes Fieber. Der Zustand war einem „Status epilepticus" sehr ähnlich und ließ sich nur partiell medikamentös abschwächen. Nach drei Tagen trat der Tod ein.

Die Pilze wurden als *Psilocybe baeocystis* identifiziert. Nach P. Stamets erfolgte jedoch eine Verkennung der Art und das Foto in der entsprechenden Publikation stelle die *Psilocybe cyanescens* dar, deren hoher Psilocybin- und Psilocin-Gehalt bekannt ist. Unklar bleibt, ob die Wirkstoffe tatsächlich durch ihre Toxizität diesen einzigen dokumentierten Todesfall mit einer *Psilocybe*-Art bewirkten oder eine latent vorhandene Epilepsie manifest wurde, die nicht mehr beherrschbar war. In diesem Fall bestünde durch die Entwicklung neuer Pharmaka zur Unterbrechung von Krampfzuständen in den letzten 30 Jahren durchaus die Möglichkeit, heute solche fatalen Verläufe zu verhindern. Auch waren in dem geschilderten Fall noch andere Pilze anwesend, die aber nicht bestimmt worden waren.

Dadurch standen die erstmalig aus *Psilocybe baeocystis* isolierten Wirkstoffe Baeocystin und Norbaeocystin eine zeitlang im Ruf, besonders giftig oder psychoaktiv zu sein. Da beide Substanzen in eher höheren Konzentrationen auch in andern Pilzen wie z.B. in Psilocybe semilanceata vorkommen, besteht diese Annahme jedoch zu Unrecht.

Vor allem mit LSD wurden viele biochemische Experimente durchgeführt, um die Bindungsstellen der Halluzinogene an Hirnrezeptoren herauszufinden und letztlich die Entstehung der Visionen zu erklären. Bis heute existiert jedoch keine überzeugende Theorie darüber. Leider herrscht innerhalb der sicher wichtigen Grundlagenforschung oft eine einseitig pharmakologische Sicht bei der Betrachtung der Wirkungen von Psilocybin, LSD und Meskalin vor, die dem besonderen Charakter dieser Substanzen nicht entspricht.

Missverständnisse zwischen Pharmakologen und Toxikologen einerseits und Psychiatern und Psychologen andererseits existieren seit den fünfziger Jahren und sind bis heute nicht ausgeräumt. S. Grof unterzog sich der mühevollen Arbeit, absolut immer auftretende Symptome in 5000 LSD-Versuchsprotokollen zu entdecken. Das Resultat war negativ.

Er sieht die Halluzinogene wie auch die überwiegende Anzahl der Fachleute, die große Erfahrungen bei der Psychotherapie mit gleichzeitigem Einsatz dieser Substanzen gesammelt haben, als unspezifische Auslöser einer Abfolge von Bewusstseinsveränderungen, die nicht in den Rahmen einer „toxischen Psychose“ passt, sondern entscheidend von der Persönlichkeit und den Versuchsumständen geprägt wird. Auch scheinbar „echte“ körperliche Symptome der Halluzinogenwirkung wie Übelkeit und Erbrechen lassen sich durch sachkundige psychologische Eingriffe oft zum Verschwinden bringen.

Die Vielfalt der möglichen Reaktionsweisen hat neben dem Begriff Halluzinogene noch eine Vielzahl von Bezeichnungen hervorgebracht, die vom Inhalt her sehr differieren: Entheogene, Psychedelika, Eidetika, Illusinogene, Mystikomimetika, Psycholytika, Psychotomimetika, Psychodysleptika und andere. Die alte und erste Kennzeichnung der Substanzen mit der Bezeichnung (Lewin) „Phantastika“ umschreibt das traumartige, eben phantastische Erleben mit euphorischer oder auch dysphorischer Tönung immer noch sehr treffend. Die neueren Bezeichnungen sagen oft mehr über die Sicht ihrer Benutzer als über tatsächliche, objektivierbare Sachverhalte bezüglich der Alkaloide aus. So wurde ab den sechziger Jahren der Begriff Psychedelika in der offiziellen Antidrogenpropaganda als zu beschönigend verworfen, da er von den Befürwortern um T. Leary verwendet wurde.

Oft bewirken die Substanzen, vor allem in niedriger Dosierung und bei Erstversuchen, lediglich eine märchenhafte Transformation der Umgebung mit erhöhter Differenzierung subtiler Farbunterschiede, die die betreffende Person unter großem Staunen erlebt. Aufgrund solcher Erfahrungen wurde auch schon der Begriff „Psychoästhetikum“ verwendet.

Die rein pharmakologischen Versuche aus den fünfziger Jahren zeigten innerhalb bestimmter, niedriger Dosierungen eine weitgehende Ähnlichkeit von Psilocybin mit LSD auf – mit Ausnahme der kürzeren Wirkungsdauer.

Daher tauchte in der Literatur oft der Vergleich von 10mg Psilocybin mit 100 µg LSD als Äquivalentdosis auf.

Andererseits wird von einigen Autoren der mehr visionäre und metaphysische Charakter der Wirkung des Psilocybins im Vergleich zu andern Halluzinogenen betont. A. Hofmann fand in seinen Selbstversuchen eine tiefere und eher düster gefärbte Ausprägung des veränderten Bewusstseinszustandes unter Psilocybin als bei LSD. Andere Untersucher schilderten Psilocybin als „freundlicher“, nicht so brutal Traumata aus dem Unterbewusstsein hervorholend wie das LSD (vgl. aber Kapitel 2.3., S. 39). Hier scheinen Dosisunterschiede, nicht genügend umfassende Versuchsreihen sowie Persönlichkeits- und Umweltvariablen eine Rolle bei der unterschiedlichen Bewertung gespielt zu haben.

R. Fischer studierte in Reihenversuchen die Wirkung des Psilocybins gegenüber der des LSDs und Meskalins und fand im Einklang mit der umfassenden Pilzanwendung in der Welt sehr seltene und dann höchstens milde „Rückblenden" (Flashbacks) und keine abnormen Zustände nach dem Abklingen der Alkaloidwirkung. Interessanterweise fand er auch, dass Personen, die stark geschmacksempfindlich sind (Chinin), auch weniger Wirkstoff benötigen, um eine identische Erfahrung zu erlangen wie unempfindlichere mit hoher Dosierungsnotwendigkeit. Auch über die oft im Zusammenhang mit LSD beschriebenen „Flashbacks" existieren spekulative biochemische Theorien, die fälschlich postulieren, dass nach einigen Tagen oder Wochen aus einem „Speicher" im Körper trotz der nachgewiesenen schnellen Ausscheidung und Metabolisierung der Halluzinogene die Substanz erneut freigesetzt werde und dann kurzzeitig Visionen und andere „psychotische" Erscheinungen induziere.

Diese Annahme wurde schon durch die psychotherapeutische Praxis unter Einsatz von LSD in den sechziger Jahren widerlegt. Nach Auskunft von M. Hausner erfolgte z.B. in der CSSR bei Patienten, die während einer Serie von Applikationen der Substanz zwischendurch „Flashbacks" bekamen, die übrigens nicht so dramatisch verliefen, wie es manchmal dargestellt wurde, trotzdem die Weiterbehandlung mit dem Halluzinogen. Dabei erwies sich, dass diese Phänomene nur temporäre Manifestationen der in das Bewusstsein gelangenden Inhalte darstellten, da sie mit fortlaufender Applikation des Stoffes und der therapeutischen Entwicklung wieder verschwanden. Nach Abschluss der Behandlung traten „Flashbacks" nicht mehr auf. Nach der biochemischen Theorie hätten sich die „Speicher" erneut aufgefüllt und neue, verstärkte Phänomene wären aufgetreten.

Betrachtet man die große Variabilität der Wirkung des Psilocybins bei den unbeabsichtigten und gezielten Applikationen allein in den von mir dargestellten Fällen, dann drängen sich Parallelen zu den Ergebnissen von Grof beim Studium der LSD-Wirkung auf. Der Autor fand abstrakte und ästhetische, psychodynamische, perinatale und transpersonale Erfahrungen in Sitzungen mit dem Halluzinogen, wobei die betreffende Person bei der Anwendung eher kleiner Dosierungen diese Reihenfolge mit zunehmender Anzahl der Sitzungen erlebt, um anschließend nur noch im letzten Bereich zu verharren.

Zwangsläufig handelt es sich bei den von mir dargestellten Pilzwirkungen nur um ein- oder zweimalige Versuche, so dass die Untersuchung über eine analoge Entwicklung der Erfahrungen bei Psilocybin höchstens in zukünftigen Forschungsprojekten, wenn sie möglich sein sollten, durchgeführt werden könnte.

Jedoch werden bei höheren Dosierungen von LSD und auch Psilocybin die Anfangsphasen gewissermaßen „übergangen" und die Person findet sich im transpersonalen Erlebnisbereich wieder, wie z.B. der erste Versuch des Naturwissenschaftlers mit *Psilocybe bohemica* oder die unbeabsichtigten Intoxikationen mit *Psilocybe cubensis* in Afrika beweisen.

Neben der im nächsten Kapitel abgehandelten Psychotherapie existieren noch weitere interessante Phänomene und potentielle Anwendungsmöglichkeiten bei Psilocybin oder von Pilzen mit exakt bestimmten Wirkstoffgehalt. Solche Erscheinungen wie das oft auftretende Zwangslachen und Gähnen sowie der Tränenfluss ohne Dysphorie könnten bei der Untersuchung interessante neurophysiologische Zusammenhänge aufzeigen, wenn es gelingen sollte, den Einfluss psychologischer Faktoren eindeutig abzutrennen.

Psilocybin als diagnostisches Werkzeug zur Untersuchung von Hirnschäden

In den sechziger Jahren untersuchte man in der damaligen CSSR die Applikation des Psilocybins bei Patienten mit Hirnschädigungen. Die Versuche führte man mit diesem Alkaloid durch, weil die sehr geringe Toxizität keine weiteren chronischen Dysfunktionen erwarten ließ. Bei den Personen mit Läsionen in den Teilen des Nervensystems, die für die Funktion der optischen Sensorik verantwortlich sind, wurden visuelle Halluzinationen nahezu vollständig unterdrückt.

Andererseits fand man die Tendenz von Psilocybin, neurologische Prozesse verschiedener Art so zu verstärken, dass das Alkaloid als diagnostisches Werkzeug verwendet wurde, um latente Paralysen und andere subtile organische Schäden des zentralen Nervensystems ans Licht zu bringen. Aufgrund der besseren Dosierbarkeit, kürzeren Wirkung und der geringeren Ermüdung der Patienten zog man Psilocybin bei diesen Untersuchungen dem ebenfalls verwendbaren LSD vor.

In einem besonders spektakulären Fall *sah die Person während der Substanzwirkung deutlich in ihrem Schädel einen Hirntumor, der erst bei der danach sich anschließenden Untersuchung entdeckt wurde!*

R. Fischer führte kontrollierte Versuche durch, bei denen *der obere Teil von Buchstaben in verschiedenen Worten und Sätzen stufenweise abgeschnitten wurde. Zuletzt blieben nur noch Stümpfe stehen, die nicht mehr gelesen werden konnten. Unter Psilocybin erfolgte dagegen vielfach eine „Resynthese" der Buchstaben: Die Betreffenden konnten erheblich mehr Worte lesen und sahen zum Teil auf der sonst weißen Fläche die Buchstaben vollständig stehen* (Abb. 36).

Diese Phänomene zeigen eindeutig, dass die Pilzwirkstoffe nicht nur „psychotisch" wirken, wie es manche Pharmakologen mit ihrem Begriff der „toxischen Psychose" im Sinne der „Narrenschwämme" gerne hätten. Psilocybin und seine Verwandten induzieren offensichtlich nach Art eines Katalysators neue Kombinationsmöglichkeiten beim Zusammenspiel einzelner Bereiche des Gehirns und schaffen die Voraussetzungen für die Verknüpfung von emotionalen und rationalen Abläufen in neuer Weise, die sich unter günstigen Umständen neben dem eindrücklichen Gefühl der Bewusstseinserweiterung auch in kurzzeitig verbesserten Leistungen niederschlagen können. Von den meisten Untersuchern und auch von A. Hofmann wurde abgeraten, selbst in kontrollierten Experimenten Jugendlichen Halluzinogene zu verabreichen. In dieser Altersstufe ringt der Mensch mit sich und seiner Umgebung darum, einen festen Platz im Leben zu finden; Konflikte tauchen in großer Zahl auf und müssen durchgearbeitet und integriert werden.

Die Halluzinogene unter Einschluss von Psilocybin sind dafür prädestiniert, einen Strom neuer Emotionen und Konflikte neben den veränderten Wahrnehmungen aufsteigen zu lassen, die die Jugendlichen fast immer verwirren, da sie auf den vorhandenen Konfliktstoff treffen und das eher labile Gleichgewicht bedrohen.

Hier kann dann auch der Aspekt des Suchens einer Flucht aus der Realität eine Rolle spielen. Diese Eigenschaft des LSD führte neben politischen Aspekten zu den überzogenen Reaktionen in den sechziger Jahren und macht es durch den damals geschaffenen gesetzlichen Rahmen heute so schwierig, Halluzinogene vorurteilsfrei rein wissenschaftlich so zu sehen, wie sie wirklich sind. Die Beispiele zeigen, dass kontrollierte Versuche am Menschen ohne Schäden zu setzen durchgeführt werden können und eine Fülle neuer Erkenntnisse neben der therapeutischen Anwendung immer noch zu erwarten sind.

Schon lange ist durch umfangreiche Untersuchungen zweifelsfrei erwiesen, dass Psilocybin, Meskalin und LSD keinerlei körperliche Sucht mit Abstinenzsymptomen hervorrufen und die längerfristige Selbstanwendung der Halluzinogene durch das Aufsteigen persönlicher Konflikte und durch unheimliche transpersonale Erlebnisse fast immer wieder aufgegeben wird.

Bei einer versuchten täglichen Anwendung würde ohnehin nach kurzer Zeit durch Toleranzentwicklung keine Wirkung mehr auftreten; aus diesem Grund werden bei klinischen Versuchen mindestens wöchentliche Abstände zwischen den einzelnen Applikationen eingehalten.

Der renommierte Pharmakologe R. Siegel nannte den Gebrauch halluzinogener Pilze in Kalifornien nur „experimental use“, d.h. nach seiner Definition erfolgt in fast allen Fällen nur eine bis zu zehnmalige Verwendung in Abständen von mehreren Wochen bis Monaten. Oder wie R. G. Wasson poetisch als Antwort an seine Bankerfreunde schrieb, als sie wissen wollten, warum er nicht jeden Tag Pilze esse:

„Den Vielen, die niemals Ekstase erlebt haben, mag dies amüsant erscheinen. Aber Ekstase ist nicht amüsant: Die Seele wird in ihrem Innersten gepackt und geschüttelt, bis sie erzittert. Wer wäre denn schon so ohne weiteres bereit, sich dem Gefühl reinster Ehrfurcht auszuliefern oder durch jene Tür zu göttlicher Gegenwart zu schweben? Wer Ekstase nicht selbst kennt, missbraucht das Wort, wenn er es in seinen Mund nimmt. Wir müssen seinen vollen und erschreckenden Sinn wieder erfassen.“

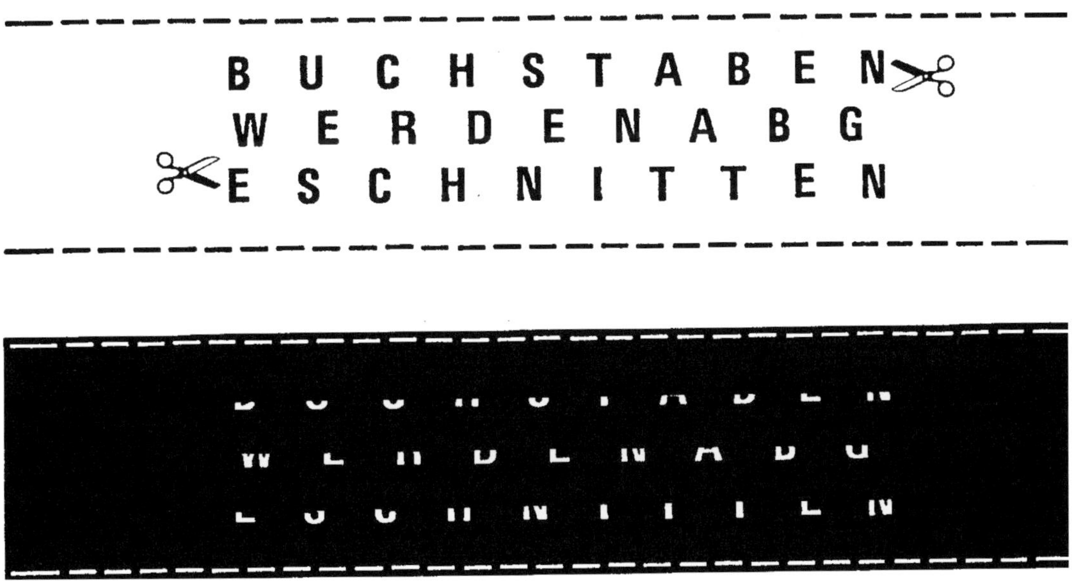

Abb. 36

„Buchstaben-Resynthese“ Versuch von R. Fischer:
Die Versuchspersonen sind unter Umständen in der Lage, die abgeschnittenen Buchstaben in ihrer vollen Gestalt zu sehen.

8. Psychotherapie

110

Die heutige Zeit ist von vielfältigen soziokulturellen Wandlungen gekennzeichnet, gepaart mit einer in vielen Bereichen des Lebens zunehmenden Unsicherheit. Gleichzeitig wird das Ideal der Leistungsgesellschaft von immer tatkräftigen, erfolgreichen Menschen ungebrochen weiter verbreitet, das naturgemäß nicht von allen Mitgliedern der Gesellschaft gelebt und in jeder Situation durchgehalten werden kann.

Chronische Neurosen, deren Wurzeln oft sehr weit in die Kindheit zurückgehen, entwickeln sich so aus vielen ungünstigen persönlichen und gesellschaftlichen Konstellationen heraus, können unterschiedlichste Symptome beinhalten und stören die Lebensqualität einer großen Gruppe von Menschen in erheblichem Maße.

Durch die Anwendung der klassischen Psychoanalyse nach verschiedenen Schulen wird versucht, der Ursache dieser krankhaften Fixierungen auf den Grund zu gehen, den „Charakterpanzer" zu durchbrechen und die Neurosen in einem langwierigen Prozess schließlich aufzulösen. Bei der Suche nach medikamentösen Hilfsmitteln, durch deren Anwendung eine zusätzliche Auflockerung der Psyche des Menschen mit dem Ziel der Abkürzung der therapeutischen Behandlung erreicht werden sollte, stieß man in den fünfziger Jahren auf die spezifische Wirkungsweise der Halluzinogene, wobei vor allem LSD und mehr am Rande Meskalin angewendet wurden. Man beobachtete das Aufsteigen von verschütteten Traumen bis hin zum Kindesalter in das Bewusstsein der Patienten nach Anwendung der Substanzen. Dabei wird aus vielen Krankengeschichten deutlich, dass nicht nur ein Erinnern, sondern auch ein Wiedererleben dieser Ereignisse stattfand.

Ich möchte hier nur die Grundzüge dieser Behandlungsmethode aufzeigen, da die ausgezeichneten Bücher von H. Leuner, S. Grof und S. Widmer das Verfahren jeweils aus verschiedener Sicht allseitig beleuchten und umfangreiche klinische Erfahrungen aus verschiedenen Zeiten und Ländern wiedergeben.

Gelegentliche Vorbehalte von psychiatrischer Seite, dass ein „flüchtiger Rausch" nicht langwierige Prozesse bewusst machen oder gar eine Behandlung abkürzen könne, werden schon dadurch entkräftet, dass die ungeheure Intensität des ablaufenden Erlebens (vgl. die Schilderungen in Kapitel 2.3., S. 35 ff) die betreffende Person ohne erneute Applikation der Substanz über lange Jahre fühlen lässt, dass die Erfahrungen in ihrer Art einzig dastehen und für sie eine gültige, persönliche Bedeutung haben.

Andererseits muss die „Psycholyse" durch ihre tiefgreifende Wirkung sehr verantwortungsvoll und sachkundig durchgeführt werden, um die Fehlentwicklungen ohne Neubildung anderer Symptome abzubauen. Der Wissensstand über das jeweils nötige praktische Vorgehen ist mittlerweile jedoch so umfassend, dass einige Fehler, die in der Pionierzeit der medizinischen Anwendung von Halluzinogenen wie in jeder Anfangsphase einer Therapie gelegentlich vorkamen, heute mit Sicherheit vermieden werden können.

In unserem Zusammenhang ist interessant, dass schon kurz nach der Isolierung und Strukturaufklärung des Psilocybins und dem Vorliegen der unbedenklich erscheinenden toxikologischen Daten begonnen wurde, die Substanz in Analogie zu den anderen Halluzinogenen therapeutisch anzuwenden. Der 1996 verstorbene Altmeister der Psycholyse in Deutschland, H. Leuner, hielt trotz der Neuentwicklung geeigneter Substanzen wie substituierter Phenylethylamine (z.B. MDMA) auch heute noch das Alkaloid für das am besten verwendbare medikamentöse Hilfsmittel in der Psychotherapie. Die Eignung des Psilocybins resultiert neben seiner geringen akuten Toxizität vor allem aus der guten Dosierbarkeit in einem Schwellenbereich unter 10 mg, wo die Wirkung neben der nachgewiesenen therapeutischen Effizienz immer beherrschbar ist. Die induzierten Bewusstseinszustände dauern durchschnittlich nur fünf Stunden und sind so besser nutzbar als die viel längeren LSD-Wirkungen. Die letztere Substanz ist wegen des langsamen „Ausschleichens" der Symptome und der Möglichkeit des gelegentlichen Auftretens von unerwünschten, verlängerten Folgezuständen problematischer als das Psilocybin. Ebenfalls erscheint sehr vorteilhaft, dass Psilocybin im Gegensatz zu andern Halluzinogenen fast nie einen „Hangover" am Tag nach dem Versuch hervorruft.

Dabei betonten alle Autoren, dass die verantwortungsvolle Anwendung der halluzinogenen Substanzen auf ausgewählte Fälle beschränkt bleiben soll und keinen Ersatz für mangelndes Können der Therapeuten darstellen kann. Aus dem Einsatz resultiert „nur" eine Abkürzung der psychoanalytischen Behandlung, da die Problemkreise durch das Selbsterleben klarer und schneller zutage treten. Neurotische Entwicklungen sind nicht durch Überreden oder ausschließlich rationale Argumente des Arztes aus der Welt zu schaffen. Die unterdrückten normalen Reaktionsweisen müssen schrittweise in der Gemeinschaft von Therapeut und Patient aufgebaut werden.

Das emotionale Einfühlungsvermögen in die eigenen Probleme unter dem Einfluss des verwendeten Stoffes wird neben dem Aufsteigen der Erinnerungen auch durch die Lockerung oder Aufhebung der Ich-Du-Schranke verursacht und vertieft. Der verantwortungsvolle Therapeut gewinnt durch den ablaufenden Prozess ebenfalls Einblicke in die vorliegende Psychopathologie und -dynamik. Er muss aber neben der richtigen Führung des Patienten in der Lage sein, auftretende phantastische Verfremdungen vom aufsteigenden Konfliktmaterial zu trennen.

Beeindruckend sind die Statistiken über die Effizienz der psycholytischen Therapie, vor allem bei der Behandlung von Neurotikern. Bei Nachuntersuchungen zeigte sich in 65% von 82 Fällen eine klinisch befriedigende, anhaltende Besserung. Insgesamt wurden von 28 Autoren 1600 behandelte Fälle in 42 Arbeiten aus den Jahren von 1953 bis 1965 dargestellt. 68% der Krankheitsverläufe sind als besonders schwer und chronisch bezeichnet worden. Durch die Anwendung der halluzinogenen Substanzen im Rahmen einer Psychotherapie gelingt neben der Beeinflussung anderer Krankheitsbilder vor allem die Behandlung von Angstneurosen, depressiver neurotischer Verstimmungen und Charakterneurosen mit einer Erfolgsquote bis zu 70% („gut und wesentlich gebessert").

M. Hausner setzte in der Tschechoslowakei probeweise auch *Psilocybe bohemica* zur psycholytischen Therapie ein, wobei er ähnliche Erfolge wie bei der Applikation von LSD beobachtete. Letzteres wurde von ihm über die Jahre bis 1974 an über 350 Patienten in ca. 3000 Sitzungen angewendet (vgl. Farbbild 16.4).

Eine interessante Modifizierung der therapeutischen Technik („Psychosynthese") mit Halluzinogenen als Hilfsmittel erfolgte durch S. Roquet in Mexiko von 1967 bis 1974. Er wurde in seinem Denkansatz stark durch den schamanistischen Gebrauch verschiedener Substanzen in seinem Land beeinflusst. Während der Wirkung diverser Stoffe (psilocybinhaltige Pilze, Peyote, LSD, Windensamen) in Gruppensitzungen mit 10 bis 20 Personen wurden mittels verschiedener Dia- und Filmprojektoren bei gleichzeitig abgespielter Stereomusik Bilder gezeigt, deren emotionaler Ausdruck sich zwischen Liebes- bis Horrorszenen bewegte. Zusätzlich zu der gefühlsmäßigen Stimulierung durch das Halluzinogen wirkten somit auch stark berührende, externe Stressfaktoren auf den Patienten ein, die das Erleben im Sinne eines besonders tiefgreifenden Prozesses modifizierten. So wurde jüdischen Patienten mit jahrelangen Traumatisierungen während der Sitzungen die Stimme Adolf Hitlers vorgespielt. Die Behandlungen dauerten von 18 Monaten bis zu zwei Jahren, wobei neben vielen drogenfreien Therapiestunden im Durchschnitt eine Sitzung pro Monat durchgeführt wurde. Vereinzelt bekamen die Patienten auch noch individuelle Verabreichungen des Halluzinogens, als Erfolgsrate gab Roquet bei Charakterneurosen 85% an. Psychoanalytische und transpersonale Elemente der Wirkung der Substanzen wurden als therapeutisches Agens angesehen, anhaltend positive Gefühle zwischen den Teilnehmern der Gruppensitzungen wirkten unterstützend.

Während ein Großteil der europäischen Therapeuten der sechziger und siebziger Jahre ausschließlich mit der psychodynamischen Ebene des Erlebens arbeitete, verwendeten andere unter Einbeziehung oder sogar mit alleiniger Ausnutzung der aufsteigenden, mystisch gefärbten transpersonalen Erlebnisabfolgen („psychedelische Therapie" in den USA) hohe Dosen des Halluzinogens. Auch hier vertiefte stereophone Musik das Erleben entscheidend. Diese spezifischen Erfahrungen scheinen auch das wirksame Agens für die spektakulären Behandlungserfolge mit LSD bei der Linderung von Todesfurcht und schwerster Schmerzen bei Patienten mit unheilbaren Krankheiten zu sein. Oft beobachtete man sogar die völlige Aufhebung dieser Symptome, wobei Schmerzlinderung und Angstlösung auch nach dem Abklingen der akuten Substanzwirkung anhielten. S. Grof hat diese Behandlungserfolge in einem sehr einfühlsamen Buch dargelegt. Aus seinen Ausführungen wird klar, dass eine systematische Erforschung dieser Aspekte der halluzinogenen Substanzen erst am Anfang steht. Bisher wurde vor allem LSD, aber auch das synthetische, dem Psilocybin strukturell nah verwandte und nur injiziert angewendete Dipropyltryptamin für die Behandlung todkranker Patienten verwendet.

Hier ist nun ein detaillierter Bericht einer jungen Schweizer Frau mit 20 Pilzen der *Psilocybe semilanceata*. Schon die erste Erfahrung mit *Psilocybe cubensis* hatte mystische Erfahrungen gebracht. Nun erreichte sie ein transzendentes Gipfelerlebnis, das aber erst durch einen erfahrenen Führer zum Durchbruch kam, indem die Abwehr abgebaut werden konnte:

Ich saß nahe bei einem anderen Teilnehmer, suchte seine Nähe, um mich auf die Pilze vorzubereiten. Der Raum war gemütlich und liebliche Musik begann zu erklingen. Die Effekte nach dem Essen der frischen Pilze begannen weit schneller als bei der ersten Reise. Zweimal versuchte ich, in näheren Kontakt mit meinem Nachbarn zu treten, er war aber sehr nervös und war keine Quelle der Beruhigung für mich. Ich suchte einen sprirituellen Begleiter, konnte in dieser Gruppe aber keinen finden. Ich wurde eine Figur in einer langen, weißen Robe, ziellos wandernd zwischen Säulen (Griechenland?), noch suchend. Mein Blick traf kurz die Wand nahe der Tür, ich sah dort Gesichter und Figuren entstehen, die mich aber nicht interessierten. Mein mentales, ruheloses Wandern setzte sich fort. Ich befand mich noch auf der materiellen Ebene, die ich verlassen wollte, die ich verlassen musste. Plötzlich war der eine Führer da, der mir helfen wollte. Ich starrte in die Ferne, um frei von der materiellen Ebene zu werden, es war unmöglich. Für eine lange Zeit kam ich nicht in Kontakt mit dem Führer, unsere Welten waren zu unterschiedlich. Plötzlich bemerkte ich, dass er mich nicht direkt ansehen konnte. Der Weg, mich zu erreichen, führt aber nur über meine Augen, sie allein sind wirklich lebendig. Ich bat ihn, dass er mir auf diesen Weg helfen soll und lud ihn ein, mir in die Augen zu sehen. Ich fühlte, als ob alle meine Lebensenergie aus meinem Körper gehen würde und mein Atmen wurde unregelmäßig. Der Körper kontraktierte, kämpfte darum, die weltliche Hülle abzulegen.

Der Führer begann in einer ruhigen und angenehmen Stimme zu reden, legte sich dann zurück und begann meinen rechten Arm zu streicheln. Plötzlich war ich in Frieden. Ich tat einen tiefen Atemzug und entspannte mich. Der Führer sagte, dass alles gut sei, dass ich es geschehen lassen und die Abwehr aufgeben solle. Die Göttin erwachte und teilte ihm mit, dass er abwehre. Warum? Wollte er nichts über mich lernen? Ich lächelte das Lächeln der Göttin, war sie geworden. Er wiederholte, dass er Angst vor meinen Augen hatte, weil sie so bodenlos und dunkel seien, er habe Angst, sich darin zu verlieren. Ich antwortete, dass ich gefährlich sei, die Göttin Kali, die Schreckliche, eine Männer-Verschlingerin und dass er mich ansehen solle und eintreten. Mein Blick durchdrang ihn bis ins Unendliche, eine Verbindung hatte sich schließlich gebildet. Sein Gesicht wurde grün, überzogen mit Moos und ich sah Hörner. Es war ein freundliches Gesicht, voll Schlauheit, ein kleines Teufelsgesicht, wie das von Pan. Zeitweise gingen Streifen von seinem Gesicht ab, ich wurde zur Seherin.

Ich sah ein Kind, einen jungen Mann mit blonden Haaren, die über seine Schultern fielen, ca. 17. Jahrhundert. Er schrieb eifrig in einem kleinen Haus inmitten einer Stadt, ein Poet oder ein Schreiber? Deutschland oder Holland? Es war ein Zustand seliger Harmonie, ein Licht, das von überall und nirgends herkam; etwas, das schon immer da war und auch ewig sein wird, etwas, das einfach existiert. Es gibt keine Vergangenheit und Zukunft. Bewusstsein jenseits von Körper und Grenzen, alles ausfüllend, eine unendliche, universelle Liebe, die alles einschließt. Ich hatte ein starkes Gefühl der Alterslosigkeit, weil ich ein Prinzip verkörperte, das schon immer existierte. So intensiv fühlte ich die göttlichen Ausstrahlungen, diese Unendlichkeit. Ich sah, was als eine Abfolge vieler Höhlen erschien, durch Myriaden von Dimensionen und alle waren mit Licht gefüllt – meiner Energie. Eine Energie, die simultan zu ihrer Quelle existiert und gleichzeitig in der Unendlichkeit, Ewigkeit. Das war eine Ebene vollkommener Harmonie, ohne Kontraste wie gut und böse, gekennzeichnet von einem überwältigenden Frieden, einer Spiritualität, die zugleich kosmisch und unendlich war. Die Göttin lächelte. Ich existierte nicht mehr als Frau und als solche konnte ich von anderen nicht mehr erreicht werden. Danach begannen die Effekte langsam abzunehmen. Durch die Anwesenheit meines Führers fühlte ich mich unendlich geschützt und total verstanden. Unter seiner Leitung und seinem Schutz begab ich mich auf einen langsamen und sanften Weg zurück zu meinem Erdstadium des Seins. In diesem Prozess war ich in der Lage, mehrmals zwischen den beiden Stadien des Bewusstseins hin und her zu pendeln. Ich erkannte, dass meine tiefsten Qualen unerheblich geworden waren gegenüber dem „Auf-der-anderen-Seite-Sein". Weiterhin verstand ich, dass alle Religionen mit ihren Regeln zu verschiedenen Zeiten nur deshalb kreiert worden sind, um Richtungen der Menschlichkeit aufzustellen, die zu enge Interpretation dieser Regeln machte sie dann aber irrelevant. Jemand, der sich auf die freiwillige Suche nach einer höheren Harmonie einlässt, Spiritualität sucht, braucht solche Regeln nicht.

Auffällig an diesem Fall ist, dass die junge Schweizerin in den wenigen Sitzungen danach sehr dramatisch ihre kindlichen Traumata wieder erlebte, schließlich integrieren konnte und dann auch auf persönlicher Ebene besser mit ihrem Alltag zurechtkam.

Es ist sehr aufschlussreich und interessant, dass R. G. Wassons Frau Valentina Pawlowna in der zweiten Mitteilung über die mexikanischen Zauberpilze aus dem Jahre 1957 als Reaktion auf ihren beeindruckenden Selbstversuch in Mexiko als Ärztin anregte, den Wirkstoff der Pilze nach seiner Isolierung medizinisch anzuwenden. Nach ihrer damals geäußerten Meinung könne die Substanz zu einem äußerst bedeutsamen Hilfsmittel für das Studium psychischer Prozesse werden und zur Behandlung von Alkoholismus, Drogensucht, geistiger Störungen und von Kranken im Endstadium, verbunden mit starken Schmerzen, dienen. Die Anwendung des den Organismus der Patienten stärker als Psilocybin belastenden LSD erfolgte mehrere Jahre später für die gleichen Indikationen, allerdings ohne vorherige Kenntnis dieses Artikels, durch verschiedene Forscher!

Nach meiner Meinung sollte die wahrscheinlich bei vielen Patienten eintretende positive Beeinflussung der Symptome wie Todesangst und stärkste Schmerzen in diesem düsteren Bereich menschlicher Existenz Grund genug sein, die ärztliche Anwendung des weitgehend untoxischen Psilocybins oder von Pilzen mit definiertem Wirkstoffgehalt für diese Zwecke zu erlauben. Auch wenn die mystischen Aspekte der Halluzinogenwirkung nach Meinung anderer Psychiater und Pharmakologen besser psychotisch genannt werden sollten und ihr reguläres Auftreten unerwünscht ist, da sie ihnen aber nicht erklärbar sind, verschwindet die Wichtigkeit dieses Glaubensbekenntnisses doch weitgehend hinter der Möglichkeit, den ureigensten Inhalt des Ärzteberufes mit Leben zu erfüllen: dem Kranken in der äußersten Zwangslage in Todesnähe zu helfen und ihn gleichzeitig nicht allein zu lassen.

Als Folge der Einführung von gesetzlichen Restriktionen zur Anwendung von Halluzinogenen ab 1966 wurde leider vor allem die seriöse Forschung schrittweise zurückgedrängt. Die erfolgreiche psycholytische Therapie wird heute nur noch sehr selten angewendet und ist in den meisten Ländern verboten.

Heute kann man im Sinne einer nüchternen und gelassenen Rückschau feststellen, dass in dieser Zeit die Grundlagen für eine neue Behandlungsmethode geschaffen worden sind, die bereits Hunderten von schwerkranken Patienten in den verschiedensten Ländern Linderung und Heilung brachten. Häufig erwiesen sich diese Fälle gegenüber vorherigen Behandlungsmethoden als völlig resistent. Seltsam und unerklärlich bleibt, warum die Halluzinogene als eine ganze pharmakologische Klasse auch heute noch mehr tabuisiert sind als die medizinisch angewendeten, *echten* Suchtmittel vom Typ des Morphins und seiner Derivate.

Die irrationalen Ängste um das „richtige Funktionieren" des Bewusstseins führten schon in den sechziger Jahren in einer sehr frühen Phase der Forschung zu den beiden extremen Ansichten, dass LSD eine „Wunderdroge" wäre, während die Opponenten sofort die „Teufelsdroge" (oder „Wasserstoffbombe für die Seele") kreierten und sich schließlich mit politischer Gewalt durchsetzten.

Diese nun schon historische Kontroverse, bei der Emotion mit Wissenschaftlichkeit verwechselt wurde, sollte heute durch ein rationales Herangehen an die Problematik endlich überwunden werden. Aus der Distanz betrachtet kann eine Psychotherapie mit gleichzeitigem Einsatz von Halluzinogenen eben auch nur sachlich an den Leistungen gemessen werden. Voraussetzung dafür ist aber, dass man die Substanzen unvoreingenommen wissenschaftlich und therapeutisch einsetzen darf. Viele therapeutische Wirkstoffe haben mehr unerwünschte und teilweise lebensbedrohliche Nebenwirkungen als die vielleicht einmal im Monat angewendeten Halluzinogene und/oder verführen als Psychopharmaka zur täglichen Anwendung und schließlich zur Abhängigkeit wie die massenhaft verschriebenen Beruhigungsmittel vom Typ Valium.

Ein Hoffnungszeichen für die Veränderung der einseitigen Sichtweise kann die Zulassung der Substanzen für psychotherapeutische Zwecke sein, die im eng begrenzten Rahmen innerhalb der Schweizerischen Ärztegesellschaft für psycholytische Therapie in den letzten Jahren (von 1988 bis 1993) erteilt wurde. Es bleibt zu hoffen, dass zukünftig in verschiedenen Ländern die Halluzinogen unterstützte Psychotherapie eine entsprechende Renaissance erleben wird, wobei der Einsatz des Psilocybins sicher die größten Vorteile brächte und unter den möglichen Substanzen das Alkaloid am unbedenklichsten einzuschätzen ist.

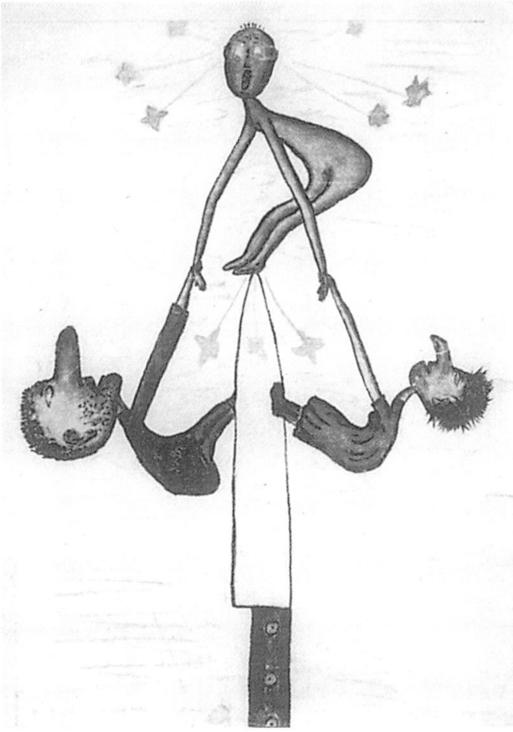

Abb. 37
„Psychotherapie auf Messers Schneide"

Ausblick

116 Es hat den Anschein, als ob die wichtigsten europäischen Pilzarten mit Psilocybin als Inhaltsstoff bereits bekannt sind. Ihre Verbreitung ist jedoch nur ungenügend erforscht worden. Das gilt vor allem für die erst in den letzten Jahren entdeckten Spezies außerhalb der Gattung *Psilocybe,* jedoch liegen für die Verbreitung der sich jetzt stürmisch ausbreitenden *Psilocybe cyanescens* und ihrer nächsten Verwandten aus verschiedenen Ländern nur völlig ungenügende Informationen vor.

Ich möchte auch die chemischen Untersuchungen der meisten Arten lediglich als orientierend bezeichnen. Wir brauchen viel mehr taxonomische, ökologische und chemische Daten über die relevanten Pilzarten, um gültige Aussagen zur Häufigkeit ihrer Ausbreitungstendenz und ihrer Stellung im gesamten mykologischen System sowie über chemotaxonomische Fragen zu erhalten. Neben weiteren nötigen Analysen zur Feststellung der Variation des Gehaltes an Alkaloiden in den Fruchtkörpern bereits bekannter Arten müssen jetzt auch verstärkt Begleitstoffe isoliert und in ihrer Struktur aufgeklärt werden. Es scheint nach meinen Analysen so, als ob Baeocystin bevorzugt in Pilzen der gemäßigten Zone und weniger in tropischen Arten vorkommt. Heute bestehen starke Zweifel darüber, ob die 1988 berichtete Totalsynthese des Baeocystins tatsächlich so durchführbar ist. Es ist dringend nötig, diese Synthese durch Testung verschiedener Wege erneut zu erforschen. Ein Teil der Nebenalkaloide wirkt eventuell psychotrop und könnte die Hauptwirkung des Psilocybins in verschiedener Richtung modifizieren. Neuartige klinische Anwendungen dieser Inhaltsstoffe werden sich dann möglicherweise ergeben. Über eine mögliche Modifizierung der Wirkung bei *Inocybe aeruginascens* wurde schon berichtet. Aber bereits aus dem alten Mexiko wurde bezüglich der Pilzanwendung erwähnt, dass verschiedene Pilzarten auch unterschiedliche Wirkungen hervorriefen, was wahrscheinlich aus heutiger Sicht nicht durch unterschiedliche Wirkstoffkonzentrationen bedingt war. In diesen Zusammenhang passt auch, dass europäische und nordamerikanische Mykophile übereinstimmend betonen, dass sie *Psilocybe semilanceata* und *Psilocybe azurescens* den anderen Arten wegen der Induzierung von „umfassendsten Erlebnisweisen" vorziehen. Interessanterweise enthalten beide Arten mit Ausnahme des hohen Anteils an Psilocin in *Psilocybe azurescens* die gleichen 8 Indolderivate, während z.B. *Psilocybe cubensis* oder *Psilocybe bohemica* nur die Hälfte bei der Analyse zeigen.

Aus der Literatur sind noch verschiedene seltene „suspekte" Arten bekannt, bei denen eine blaue Verfärbung erwähnt wurde. Solche Spezies werden z.B. innerhalb der Gattungen *Mycena* und *Pluteus* beschrieben. Es wäre sensationell, wenn die Indolalkaloide auch in Pilzen außerhalb der Agaricales (Blätterpilze) erstmalig nachgewiesen werden könnten. In diesem Zusammenhang möchte ich hier die Untersuchung der ebenfalls blauenden *Weraroa* SING. anregen, die Guzman entwicklungsgeschichtlich als Vorläufer der Gattung *Psilocybe* betrachtet.

Sicher werden bei zukünftigen chemischen Untersuchungen unter den etwa 5000 europäischen Pilzarten noch weitere Psilocybinbildner entdeckt. Noch wahrscheinlicher ist der Alkaloidnachweis in vielen außereuropäischen Spezies, da die Mykoflora der meisten Länder nicht so umfassend erforscht wurde wie diejenige in Europa. Die Auffindung und der Psilocybingehalt von *Psilocybe natalensis, Psilocybe azurescens* und *Psilocybe samuiensis* unterstützen diese These.

Auch die ethnopharmakologische Erforschung wird in naher Zukunft noch bemerkenswerte Resultate erbringen. G. Samorini erwähnte erst kürzlich, dass in Katalonien, Spanien, *Psilocybe semilanceata* den traditionellen Namen „sorgin zorrotz" (Hexenfaden) trägt. Dieser traditionelle Name eines unscheinbaren Pilzes weist stark auf einen traditionellen, rituellen Gebrauch hin. Auf dem ethnobotanischen Kongress im Oktober 1996 in San Francisco wurde ein Goldring aus Katalonien gezeigt, der den Teufel neben den charakteristischen Pilzhüten des gleichen Pilzes zeigt. Dieser wurde einer Hexe von der Inquisition abgenommen ... !

Interessanterweise ist Katalonien das einzige europäische Gebiet, in dem ein traditioneller Gebrauch des Fliegenpilzes bis in die heutige Zeit existiert.

Im Gegensatz zum Wachstum und der gegenwärtigen Ausbreitung der psychoaktiven Arten in jedem europäischen Land lässt die medizinische Anwendung ihrer Wirkstoffe oder auch der Pilze selbst noch auf sich warten. Jedoch wurden in der Vergangenheit bereits mit anderen Halluzinogenen und auch mit Psilocybin in therapeutischer Hinsicht umfassende Erfahrungen gesammelt, die weit über das Versuchsstadium hinaus waren.

Mangels Alternativen ist eine erneute, unvoreingenommene medizinische Untersuchung der Substanzen in einem breiteren interdisziplinären Rahmen nötig, die schließlich zur psychischen Gesundung großer Patientengruppen beitragen könnte. Manche hypnotische Verfahren können ähnliche, aber nicht der Anwendung von Halluzinogenen völlig identische Erfahrungen erzeugen. Da neuere Untersuchungen auch den Nachweis erbrachten, dass das Immunsystem durch Hypnose positiv stimuliert werden kann, sollten Psilocybin und seine Verwandten auch in dieser Richtung untersucht werden. Ein Hoffnungsschimmer für die medizinische Anwendung zeigt sich auch darin, dass selbst in den USA eine geringe Anzahl von Forschern in den letzten Jahren erneut die Erlaubnis bekam, Halluzinogene und darunter auch Psilocybin am Menschen zu testen. Leider wird bei den Konzeptionen zu diesen Untersuchungen stets unter Missachtung jahrzehntelanger Forschung der Anschein erweckt, als ob nicht einmal eine Dosis-Wirkungsrelation bekannt sei! Durch moderne Verfahren der Hirnforschung wie der PET-Untersuchungsmethode sind ebenfalls neue Erkenntnisse zu erwarten. Allerdings sind aus meiner Sicht therapeutische Implikationen noch wichtiger als die ausschließlichen Hirnforschungsbereiche, auch wenn gegenwärtig diese durch den High-Tech-Glauben moderner zu sein scheinen. In diesem Sinne lassen sich Konzepte wie beobachtete „peak experiences" im Rahmen schamanistischer und therapeutischer Konzepte nicht biochemisch erklären oder sichtbar machen.

Bezüglich der in den letzten Jahren sich entwickelnden aussermedizinischen Anwendung einheimischer psychoaktiver Arten, die nüchtern betrachtet durch immer weitere Ausbreitung der Pilze nicht kontrollierbar ist, ist dem Schweizer Toxikologen R. Flammer zuzustimmen, der über diese Problematik schrieb: „... *Ein Grund zur Panik ist jedoch nicht gegeben, denn angesichts des Alkoholproblems und der harten Drogen nehmen sich Düngerlinge und ihre nächsten Verwandten sehr bescheiden aus.*"

Nur bei der unvoreingenommenen und tiefgründigen Erforschung der psilocybinhaltigen Pilze können wir sicher sein, dass uns die „Schwämme" nicht narren, indem wir uns davor bewahren, voreilige Schlüsse zu ziehen und so segensreichen Anwendungen den Weg zu verbauen.

Bildnachweis

J. W. Allen:	1.3, 3.1, 3.2, 5.2, 5.4, 10.1, 10.2, 10.3, 12.2, 12.3, 13.3, 15.3, 15.4, 16.1, 16.2
C. Andrews:	9.2
A. Hofmann:	13.4
G. J. Krieglsteiner:	7.4
S. H. Pollock:	14.1
G. Samorini:	14.4
M. Semerdzieva:	6.4, 16.3, 16.4
P. Stamets:	7.1

Alle weiteren Bilder entstammen dem Archiv von Jochen Gartz.

Literatur

1. Allgemeine Übersichten

Adelaars, A. (1999) Alles über Psilos. Handbuch der Zauberpilze. Nachtschatten Verlag, Solothurn.

Allen, J.W., Merlin, M.D. & Jansen, K.L.R. (1991). An ethnomycological review of psychoactive Agarics in Australia and New Zealand. Journal of Psychoactive Drugs, 23, 39-69.

Allen, J.W., Gartz, J. & Guzman, G. (1992). Index to the botanical identification and chemical analysis of the known species of the hallucinogenic fungi. Integration, 2&3, 91-97.

Allen, J.W. & Merlin, M.D. (1992). Psychoactive mushroom use in Koh Samui and Koh Pha-Ngan, Thailand. Journal of Ethnopharmacology, 35, 205-228.

Allen, J.W. (1997). Teonancatl: Ancient and Contemporary Shamanic Mushroom Names of Mesoamerica and other Regions of the World. Psilly Publications & Raverbooks, Seattle (USA).

Allen, J.W. (1998). Magic Mushrooms of the Hawaiian Islands. Psilly Publications & Raverbooks, Seattle (USA)

Allen, J.W. & Gartz, J. (1997). Some recent notes and observations on the occurrence and use of entheogenic fungi in third world countries. Psilly Publications & Raverbooks, Seattle (USA)

Anonymous (1978). Mycologists and the Law. Bulletin of the British Mycological Society, 12, 56-57.

Auert, G., Dolezal, V., Hausner, M. & Semerdzieva, M. (1980). Halluzinogene Wirkungen zweier Hutpilze der Gattung Psilocybe tschechoslowakischer Herkunft. Zeitschrift für ÄrztlicheFortbildung, 74, 833

Badham, E.R. (1984). Ethnobotany of psilocybin mushrooms, especially Psilocybe cubensis. Journal of Ethnopharmacology, 10, 249-254.

Beug, M. & Bigwood, J. (1982). Psilocybin and psilocin levels in twenty species from seven genera of wild mushrooms in the Pacific Northwest, USA. Journal of Ethnopharmacology, 5, 271-285.

Bocks, S.M. (1968). The metabolism of psilocin and psilocybin by fungal enzymes.Biochemistry Journal, 106, 12-13.

Boire, R.G. (1995). Sacred Mushrooms and the Law. Spectral Mindustries, Davis, CA.

Carter, M. (1976). Will the legal Liberty Cap cause home office hallucinations? New Scientist, 16 Sept., 59.

Cox, P. A. (1981). Use of a hallucinogenic mushroom, Copelandia cyanescens, in Samoa. Journal of Ethnopharmacology, 4, 115-116.

English, M.P. (1987). Mordecai Cubitt Cooke. Biopress Ltd., Bristol, Great Britain.

Eul, **J.** & Harrach, T. (1998). Zauberpilze bei uns. Bündnis 90 – Die Grünen, Berlin.

Ford, W. W. (1923). A new classification of mycetismus (mushroom poisoning). Transactions of the Association of American Physicians, 38, 225-229.

Gartz, J. (1986). Ethnopharmakologie und Entdeckungsgeschichte der halluzinogenen Wirkstoffe von europäischen Pilzen der Gattung Psilocybe. Zeitschrift für Ärztliche Fortbildung, 80, 803-805.

Gartz, J. (1991). Psychotrope Inhaltsstoffe in verschiedenen einheimischen Pilzarten. Jahrbuch des Europäischen Collegiums für Bewusstseinsstudien 101-108. VWB, Berlin.

Gartz, J. (1992). Der älteste bekannte Pilzkult – ein mykologischer Vergleich. Jahrbuch des Europäischen Collegiums für Bewusstseinsstudien 91-94. VWB, Berlin.

Gartz, J. (1993/4). Ethnopharmakologie psilocybinhaltiger Pilze im pazifischen Nordwesten der USA. Jahrbuch des Europäischen Collegiums für Bewusstseinsstudien 159-164. VWB, Berlin.

Gartz, J. (1992/93). New aspects of the occurrence, chemistry and cultivation of European hallucinogenic mushrooms. Ann. Mus. civ. Rovereto (Italy) Sez. sc. nat., 8, 107-124.

Gartz, J. (1994). Extraction and analysis of indole derivatives from fungal biomass. Journal of Basic Microbiology, 34, 17-22.

Gartz, J., Allen, J.W. & Merlin, W. (1994). Ethnomycology, biochemistry and cultivation of Psilocybe samuiensis Guzman, Bandala and Allen, a new psychoactive fungus from Koh Samui, Thailand. Journal of Ethnopharmacology, 43, 73-80.

Gartz, J. (1995). Psychotrope Pilze in Ozeanien. Curare 18, 95-101.

Gartz, J. (1995). Das Hauptrisiko bei Verwendung psilocybinhaltiger Pilze – Verwechslung der Arten. Jahrbuch für Transkulturelle Medizin und Psychotherapie 6, 287-297. VWB, Berlin.

Gartz, J., Reid, D., Eicker, A. & Smith, M.T. (1995). Psilocybe natalensis sp.nov. – the first indigenous blueing member of the Agaricales of South Africa. Integration, 6, 29-34.

Gartz, J. (1998). Zur gesetzlichen Einordnung der psilocybinhaltigen Pilze in Deutschland. Der Tintling – Die Pilzzeitung 3 (3), 8.

Gartz, J. (1998). Halluzinogene im „Sozialismus". Nachdrucke aus Volksarmee-Büchern der DDR. Nachtschatten-Verlag, Solothurn (Schweiz).

Gartz, J. (1998). Psychoaktive Pilze. Bestimmungskarten. Nachtschatten-Verlag, Solothurn (Schweiz).

Gartz, J. (1999). Halluzinogene in historischen Schriften. Eine Anthologie von 1913 bis 1968. Nachtschatten-Verlag, Solothurn (Schweiz).

Guzman, G. (1983). The genus Psilocybe. Beih. Nova Hedwigia, 74.

Guzman, G., Bandala, V. M. & Allen, J.W. (1993). A new bluing Psilocybe from Thailand. Mycotaxon XLVI, 155-160.

Hall, M.C. (1973). Problems in legislating against abuse of hallucinogenic fungi in Australia. Bulletin on Narcotics, 25, 27-36.

Hausner, M. & Semerdzieva, M. (1991). „Acid Heads" und „Kahlköpfe" in Forschung und Therapie – Zum Stand der Psycholyse in der Tschechoslowakei. Jahrbuch des Europäischen Collegiums für Bewusstseinsstudien 109-118. VWB, Berlin.

Hofmann, A. (1960). Die psychotropen Wirkstoffe der mexikanischen Zauberpilze. Chimia, 14, 309-318.

Hofmann, A. (1980). LSD - My Problem Child. McGraw-Hill, New York.
Hofmann, A., Heim, R., Brack, A., Kobel, H., Frey, A., Ott, H., Petrzilka, Th. & Troxler, F. (1959). Psilocybin und Psilocin, zwei psychotrope Wirkstoffe aus mexikanischen Zauberpilzen. Helv. Chim. Acta, 42, 1557-1572.
Jordan, M. (1989). Mushroom Mgic. Elm Tree Books, London.
Jünger, E. (1980) Annäherungen: Drogen und Rausch. Frankfurt/M./Berlin/Wien. Klett Kotta im Ullstein TB.
Leuner, H. (Hrsg.). (1996). Psychotherapie und religiöses Erleben. Ein Symposion über Religiöse Erfahrungen unter Einfluss von Halluzinogenen. VWB, Berlin.
Liggenstorfer, R. & Rätsch, C. (1996). Maria Sabina, Botin der Heiligen Pilze – Vom traditionellen Schamanentum zur weltweiten Pilzkultur. Nachtschatten-Verlag, Solothurn (Schweiz).
Liggenstorfer, R. & Rätsch, C. (1997). Pilze der Götter. AT-Verlag, Aarau (Schweiz).
Knecht, S. (1962). Magische Pilze und Pilzzeremonien. Zeitschrift fur Pilzkunde, 28, 69 78.
Kaplan, R.H. (1975). The sacred mushroom in Scandinavia. Man, 10, 72-79.
Larris, S. (1984). Psilocybinsvampe. Svampe, 9, 23-29.
Lloyd, J.U. (1895). Etidorhpa. Robert Clarke Company, Cincinnati.
Margot, P. & Watling, R. (1981). Studies in Australian Agarics and Boletes 2. Further studies in Psilocybe. Transactions of the British Mycological Society, 76, 485-489.

McKenna, T. (1992). Food of the Gods. Bantam, New York.
Ott, J. (1976). Hallucinogenic Plants of North America. Wingbow Press, Berkeley, CA.
Ott, J. (1993). Pharmacotheon. Natural Products Co., Kennewick, WA.
Ott, J. & Bigwood, J. (1978). Teonanacatl – Hallucinogenic Mushrooms of North America. Madrona Publishers Inc., Seattle, WA.
Parnefjord, R. (1997). Das Drogentaschenbuch. F. Enke, Stuttgart.
Pollock, S.H. (1975). The psilocybin mushroom pandemic. Journal of Psychedelic Drugs, 7, 73-84.
Pollock, S.H. (1977/78). Psychotropic mushrooms and the alteration of consciousness: 1: The ascent of psilocybian mushroom consciousness. Journal of Altered States of Consciousness, 3, 15-35.
Pollock, S.H. (1976). Psilocybian mycetismus with special reference to Panaeolus. Journal of Psychedelic Drugs, 8, 43-57.
Rätsch, C. (1989). Gateway to Inner Space. Prism Press.
Rätsch, C. (1998). Enzyklopädie der psychoaktiven Pflanzen. Botanik, Ethnopharmakologie und Anwendungen. AT-Verlag, Aarau (Schweiz).
Riedlinger, T.J. (1990). The Sacred Mushroom Seeker: Essays for R Gordon Wasson. Dioscorides Press, Portland, OR.
Rippchen, R. (1994). Zauberpilze. Der Grüne Zweig 155. Löhrbach/Solothurn.
Ruck, C.A.P., Bigwood, J., Staples, D., Ott, J. & Wasson, R.G. (1979). Entheogens. Journal of Psychedelic Drugs, 11, 145-147.
Sahiti, A. (1990). Drogen von A-Z. Beltz, Weinheim/Basel.
Samorini, G. (1992). The oldest representations of hallucinogenic mushrooms in the world (Sahara Desert, 9000-7000 B.C.), Integration, 2 & 3, 69-79.
Schröder, R.F. & Guzman, G. (1981). A psychotropic fungus in Nepal. Mycotaxon, 13, 346-348.
Schultes, R.E. & Hofmann, A. (1979). Plants of the Gods. McGraw-Hill Book Company (UK) Limited, Maidenhead.
Schultes, R.E. & Hofmann, A. (1980). The Botany and Chemistry of Hallucinogens. Charles C. Thomas Publisher, Springfield, Illinois.

Seeger, R. (1985). Psilocybin. Deutsche Apothekerzeitung, 125, 65-66.
Shulgin, A.T. & Shulgin, A. (1996). TIHKAL. Transform Press, Berkeley, CA.
Siegel, R.K. (1985). New trends in drug use among youth in California. Bulletin on Narcotics, 37, 7-17.
Singer, R. (1958). Pilze, die Zerebralmyzetismen verursachen. Schweizerische Zeitschrift für Pilzkunde, 36, 81-89.
Singer, R. (1958). Mycological investigation on teonanacatl, the Mexican hallucinogenic mushroom. 1: The history of teonanacatl, field work and culture work. Mycologia, 50, 239-261.
Stamets, P. (1982). Psilocybe Mushrooms and their Allies (2nd ed.). Homestead Book Co, Seattle, WA.
Stamets, P. & Gartz, J. (1995). A new caerulescent Psilocybe from the Pacific Coast of Northwestern America. Integration, 6, 21-27.
Stamets, P. (1999). Psilocybinpilze der Welt. Ein Bestimmungsbuch. AT Verlag, Aarau, Schweiz.
Thompson, J.P., Anglin, M.G., Emboden, W. & Fischer, D.G. (1985). Mushroom use by college students. Journal of Drug Education, 15, 111-124.
Vanini, C. & Venturi, M. (1999). Halluzinogene. Entwicklung der Forschung, 1983 bis in die Gegenwart. Schwerpunkt Schweiz. VWB, Berlin.
Wasson, R.G. (13 May 1957). Seeking the magic mushroom. Life, 13 May: 42(19), 100ff.
Wasson, R.G., Kramrisch, S., Ott, J. & Ruck, C.P.A. (1986). Persephone's Ques – Entheogens and the Origins of Religion. YaleUniversity Press, New Haven, CT.
Wasson, V.P. (1957). I ate the sacred mushrooms. This Week Magazine, 19 May, 8ff.
Watling, R. (1983). Hallucinogenic mushrooms. Journal of the Forensic Sciences Society, 23, 53-66.
Weil, A.T. (1977). The use of psychoactive mushrooms in the Pacific Northwest: An ethnopharmacological report. Botanical Museum Leaflets, Harvard University, 25, 131-149.

2. Medizinisch-pharmakologische Literatur

Aboul-Enein, H.Y. (1974). Psilocybin: a pharmacological profile. American Journal of Pharmacie, 146, 91-95.
Barnett, B.E.W. (1971). Diazepam treatment for LSD intoxication. The Lancet, 270.
Benjamin, C. (1979). Persistent psychiatric symptoms after eating psilocybin mushrooms. British Medical Journal, 1319-1320.
Borowiak, K. S. & Ciechanowski, P. W. (1998). Psilocybin Mushroom (Psilocybe semilanceata) Intoxication with Myocordal Infarction. Clinical Toxicol. 36, 47-49.
Charters, A.D. (1957). Mushroom poisoning in Kenya. Transactions of the Royal Society of Tropical Medicine & Hygiene, 51, 265-270.
Cooles, P. (1980). Abuse of the mushroom Panaeolus foenisecii . British Medical Journal. 446-447.
Dittrich, A. & Scharfetter, C. (1987). Ethnopsychotherapie. Enke, Stuttgart (Deutschland).
Dubansky, B. & Vyhnankova, M. (1967). Differences in the reaction of psilocybin in brain damaged subjects as related to the location of the lesion. Activitas Superior Nervosa, 9, 418-420.
Fischer, R. & Goldman, H. (1975). Therapeutic usefulness of hallucinogenic drugs as a function of their chemical structure. Pharmakopsychatrie/NeuroPsychopharamakologie, 8, 176-178.

Fischer, R. & Rockey, M. (1967). Psilocybin. Experientia, 23, 150.

Francis, J. & Murray, V. S.G. (1983). Review of enquiries made to the NPIS concerning Psilocybe mushroom ingestion, 1978-1981. Human Toxicology, 2, 349-352.

Franz, M., Regele, H. & Kirchmaier, M. (1996). Magic Mushrooms: Hope for a „Cheap High" resulting in End-Stage Renal Failure. Nephrol. Dial. Transplant. 11, 23242327.

Grinspoon, L. & Bakalar, J.B. (1981). Psychedelic Drugs Reconsidered. Basic Books, New York.

Grof, S. (1993). Topographie des Unbewussten: LSD im Dienst der Tiefenpsychologischen Forschung. Klett-Cotta, Stuttgart.

Grof, S. (1983). LSD Psychotherapie. Klett-Cotta, Stuttgart.

Grof, S. & Halifax, J. (1992). Die Begegnung mit dem Tod. Klett-Cotta, Stuttgart.

Harries, A.D. & Evans, V. (1981). Sequelae of a „magic mushroom banquet". Postgraduate Medical Journal, 57, 571-572.

Henderson, L. A. & Glass, W. J. (1994). LSD: Still with us after all these years. Macmillan Inc., NY (USA).

Hyde, C., Glancy, G., Omerod, P. , Hall, D. & Taylor, G.S. (1973,). Abuse of indigenous psilocybin mushrooms: a new fashion and some psychiatric complications. British Journal of Psychiatry, 132, 602-604.

Lassen, J. F. Lassen, N. F. & Skov, J. (1992). Consumption of hallucinogenic mushrooms containing Pilocybin by ypung people. Ugeskr. Laeger 154, 2678-2681.

Leuner, H. (1968). Ist die Verwendung von LSD-25 fur die experimentelle Psychiatrie heute noch vertretbar? Der Nervenarzt, 39, 356-360.

Leuner, H. (1981). Halluzinogene. Hans Huber (Bern/Stuttgart/Wien).

Malitz, S., Esconer, H., Wilkens, B. & Hoch, P. H. (1960). Some observations on psilocybin, a new hallucinogen, in volunteer subjects. Comprehensive Psychiatry, 1, 8-17.

McCarthy, J.P. (1971). Some less familiar drugs of abuse. Medical Journal of Australia, 2. 1078-1081.

McCawley, E.L., Brumett, R.E. & Dana, G.W. (1962). Convulsions from Psilocybe mushroom poisoning. Proceedings of the Western Pharmacological Society, 5, 27-33.

McGlothlin, W. H. & Arnold, D.0. (1971). LSD revisited: A ten-year follow-up of medical LSD use. Archives of General Psychiatry, 24,35-49.

Mills, P. R., Lesinkas, D. & Watkinson, G. (1979). The danger of hallucinogenic mushrooms. Scottish Medical Journal, 24, 316-317.

Parashos, A.J. (1976/77). The psilocybin-induced „state of drunkenness" in normal volunteers and schizophrenics. Behavioral Neuropsychiatry, 8, 83-86.

Passie, T. (1995). psilocybin in der westlichen psychotherapie. Curare, 18, 131-152.

Peden, N.R., Bissett, A.F., Macaulay, K.E.C.& Pelosi, A.J. (1981). Clinical toxicology of „magic mushroom" ingestion. Postgraduate Medical Journal, 57, 543-545.

Peden, N.R. & Pringle, S.D. (1982). Hallucinogenic fungi. The Lancet, 13 Feb., 396-397.

Peden, N.R. & Pringle, S.D. & Crocks, J. (1982). The problem of psilocybin mushroom abuse. Human Toxicology, 1, 417-424.

Schwartz, R.H. & Smith, D.E. (1988). Hallucinogenic mushrooms. Clinical Pediatrics, 27, 70-73.

Southcott, R.V. (1974). Notes on some poisonings and other clinical effects following ingestion of Australian fungi. South Australian Clinics, 6, 441-478.

Stein, S.I. (1958). An unusual effect from a species of Mexican mushrooms Psilocybe cubensis. Mycopath. et Mycol. Applicata, 9, 263-264.

Stein, S.I. (1959). Clinical observations on the effects of Panaeolus venenosus versus Psilocybe caerulescens mushrooms. Mycologia, 51, 49-50.

Trotter, J.E. (1944). A report of nine cases of fungus poisoning. Medical Journal of Australia, 1, 393.
Van Went, G.E. (1978). Mutagenicity testing of three hallucinogens: LSD, psilocybin and !^{9}-THC, using the micronucleus test. Experientia, 34, 324-325.
Widmer, S. (1989). über MDMA und LSD: Die unerwünschte Psychotherapie. NachtschattenVerlag, Solothurn (Schweiz).
Wollf, de, F.A., Bosch, J.A. & Pennings, E.J.M. (1998). Psilocybine – bevattende Paddestoelen: Een gevaar voor de volksgesundheid?. T. Alc. Drugs, 23, 148-157.
Young, R.E., Milroy, R., Hutchison, S. & Kesson, C.M. (1982). The rising price of mushrooms. The Lancet, 23 Jan., 213-215.

3. Mykologische Standardwerke

Bresadola, J. (1931). Iconographia mycologica 18. Mediolani.
Bresinsky, A. & Besl, H. (1985). Giftpilze. Wissenschaftliche Verlagsgesellschaft Stuttgart (Deutschland).
Buch, R. (1952). Die Blätterpilze des nordwestlichen Sachsens. Leipzig (Deutschland).
Cooke, M.C. (1880-90). Illustrations of British Fungi. London.
Flammer, R. (1980). Differentialdiagnose der Pilzvergiftungen . Fischer Stuttgart (Deutschland).
Flammer, R. & Horak, E. (1980). Giftpilze – Pilzgifte. Franckh Stuttgart (Deutschland).
Heim, R. (1967). Nouvelles Investigations sur les Champignons Hallucinogènes. Musée Nationale d'Histoire Naturelle, Paris.
Heim, R. (1969). Champignons d'Europe. Boubée & Cie., Paris.
Heim, R. & Wasson, R.G. (1958/9). Les champignons hallucinogenes du Mexique. Musée National d'Histoire Naturelle, Paris.
Kühner, R. & Romagnesi, H. (1953). Flore analytique des- champignons supérieurs. Masson & Cie., Paris.
Lange, J.E. & Lange, M. (1962). 600 Pilze in Farben. Bayrischer Landwirtschaftsverlag München (Deutschland).
Michael, E. & Schulz, R. (1927). Führer für Pilzfreunde, Bd. 2. Leipzig (Deutschland).
Michael, E., Hennig, B. & Kreisel, H. (Hrsg.),(1978-88). Handbuch fur Pilzfreunde, Bd. 1-6. Gustav Fischer Jena (Deutschland).
Moser, M. (1983). „Die Röhrlinge und Blätterpilze". In: Kleine Kryptogamenflora by H. Gams, Vol.2b/2, 5. Aufl. Stuttgart (Deutschland).
Phillips, R. (1981). Das Kosmosbuch der Pilze. Stuttgart (Deutschland).
Ricken, A. (1915). Die Blätterpike. Leipzig (Deutschland).
Wasson, R.G. & Wasson, V.P. (1957). Mushrooms, Russia and History. Pantheon, New York.
Wasson, R.G. (1974). Maria Sabina and her Mazatec Mushroom Velada. Harcourt Brace Janovich, New York.
Wasson, R.G. (1980). The WondrousMushroom: Mycolatry in Mesoamerica. McGraw-Hill, New York.

4. Pilzkultivierung

Agurell, S., Blomkvist, S. & Catalfomo, P. (1966). Biosynthesis of psilocybin in submerged culture of Psilocybe cubensis. Acta Pharm. Suecica, 3, 37-44.
Agurell, S. & Nilsson, L.G. (1968). Biosynthesis of psilocybin. Acta Chem. Scand., 22, 1210-1218.

Agurell, S. & Nilsson, L.G. (1968). A biosynthesis sequence from tryptophan to psilocybin. Tetrahedron Letters, 9, 1063-1064.

Ames, R.W., Singer, R., Stein, S.I. & Smith, A.H. (1958). The influence of temperature on mycelial growth of Psilocybe, Panaeolus and Copelandia. Mycopathologia, 9, 268-274.

Badham, E.R.(1980). The effect of light upon basidiocarp initiation in Psilocybe cubensis. Mycologia, 72, 136-142.

Badham, E.R. (1982). Tropisms in the mushroom Psilocybe cubensis. Mycologia, 74, 275279.

Badham, E.R. (1984). Modeling growth, development, transpiration and translocation in the mushroom Psilocybe cubensis. Bulletin of the Torrey Botanical Club, 111, 159-164.

Badham, E.R. & Kincaid, D.T. (1984). Analysis of anemotropism in the mushroom Psilocybe cubensis. Canadian Journal of Botany, 62, 296-300.

Badham, E.R. (1985). The influence of humidity upon transpiration and growth in Psilocybe cubensis. Mycologia, 77, 932-939.

Bigwood, J. & Beug, M.W. (1982). Variation of psilocybin and psilocin levels with repeated flushes (harvests) of mature sporocarps of Psilocybe cubensis (Earle) Singer. Journal of Ethnopharmacology, 5, 287-291.

Brack, A., Hofmann, A., Kalberer, F., Kobel, H. & Rutschmann, J. (1961). Tryptophan als biogenetische Vorstufe des Psilocybins. Archiv der Pharmazie., 294, 230-234.

Catalfomo, P. & Tyler, V. E. (1964). The production of psilocybin in submerged culture by Psilocybe cubensis. Lloydia, 21, 53-63.

Clemencon, H. (1994). Der Nodulus und die Organogenese während der frühen Fruchtkörperentwicklung von Psilocybe cyanescens. Zeitschrift für Mykologie, 60, 49-68.

Gartz, J. (1987). Variation der Indolakaloide von Psilocybe cubensis durch unterschiedliche Kultivierungsbedingungen. Beiträge zur Kenntnis der Pilze Mitteleuropas, 3, 275-281.

Gartz, J. (1989). Biotransformation of tryptamine in fruiting mycelia of Psilocybe cubensis. Planta Medica, 55, 249-250.

Gartz, J. (1989). Biotransformation of tryptamine derivates in mycelial cultures of Psilocybe. Journal of Basic Microbiology, 29, 347-352.

Gartz, J. (1989). Bildung und Verteilung der Indolalkaloide in Fruchtkörpern, Mycelien und Sklerotien von Psilocybe cubensis. Beiträge zur Kenntnis der Pilze Europas, 5, 167-174.

Gartz, J. & Müller, G.K. (1990). Versuche zur Kultur von Gymnopilus purpuratus, Purpurflämmling. Mykologisches Mitteilungsblatt (Deutschland), 33, 29-30.

Gartz, J., Adam, G. & Vorbrodt, H.M. (1990). Growth-promoting effect of a brassinosteroid in mycelial cultures of the fungus Psilocybe cubensis. Naturwissenschaften, 77, 388389.

Gartz, J. (1993). Eine neuere Methode der Pilzzucht aus Nordamerika. Integration 4, 3738.

Gartz, J. (1999). A simple method for cultivation of mushroom mycelia on mulch. Eleusis 2 (New Series), 93-95.

Heim, R. & Cailleux, R. (1957). Culture pure et obtention semi-industrielle des Agarics hallucinogènes du Mexique. Compt. Rend., 244, 3109-3114.

Heim, R., Hofmann, A., Brack, A., Kobel, H. & Cailleux, R. (1959). Verfahren zur Herstellung und Gewinnung von Psilocybin und Psilocin. Patent 1087321-C12d30hc.

Kneebone, L.R. (1960). Methods for the production of certain hallucinogenic agarics. Abstract. Dev. Ind. Micro., 1, 109.

Leung, A.Y. & Paul, A.G. (1968). Baeocystin and norbaeocystin: New analogs of psilocybin from Psilocybe baeocystis. Journal of Pharmaceutical Sciences, 57, 1667-1671.

Leung, A.Y., Smith, A.H. & Paul, A.G. (1968). Production of psilocybin in Psilocybe baeocystis saprophytic culture. Journal of Pharmaceutical Sciences, 54, 1576-1579.

Leung, A.Y. & Paul, A.G. (1969). The relationships of carbon and nitrogen nutrition of Psilocybe baeocystis to the production of psilocybin and its analogs. Lloydia, 32, 6671.

Neal, J.M., Benedict, R.G. & Brady, R. (1968). Interrelationship of phosphate nutrition, nitrogen metabolism and accumulation of key secondary metabolites in saprophytic culture of Psilocybe cubensis, Psilocybe cyanescens and Panaeolus campanulatus. Journal of Pharmaceutical Sciences, 57, 1661-1667.

Oss, O.T. & Oeric, O.N. (1976). Psilocybin: Magic Mushroom Grower's Guide. And/Or Press, Berkeley, CA.

Pollock, S.H. (1977). Magic Mushroom Cultivation. Herbal Medicine Research Foundation, San Antonio, TX.

Schuldes, B.M. & Lanceata, S. (1999). Das Pilzzuchtbuch. Die Grüne Kraft, Löhrbach.

Stamets, P. & Chilton, J.S. (1983). The Mushroom Cultivator. Agarikon Press Olympia, WA.

Stamets, P. (1993). Growing Gourmet & Medicinal Mushrooms. Ten Speed Press, Berkeley, CA.

5. Populäre Literatur über halluzinogene Pilze

Cooper, R. (1980). A Guide to British Psilocybin Mushrooms (2. Aufl.). Hessle Free Press, London.

Estrada, A. (1980). Maria Sabina - Botin der heiligen Pilze. Trikont, München (Deutschland).

Haard, R. & Haard, K. (1980). Poisonous & Hallucinogenic Mushrooms (2. Aufl.). Homestead Book Company, Seattle, WA.

Harris, B. (1989). Growing Wild Mushrooms (revised edition). Homestead Book Company, Seatlle, WA.

Leary, T. (1990). Flashbacks: A Personal and Cultural History of an Era. J.P. Tarcher Inc., Los Angeles.

Menser, G.P. (1984). Magic Mushroom Handbook. Homestead, Seattle, WA.

Stafford, P. (1992). Psychedelics Encyclopedia (third expanded edition). Ronin Publishing, Berkeley, CA.

Stevens, J. & Gee, R. (1987). How to Identify and Grow Psilocybin Mushroorns. Sun Magic Publishing, Seattle, WA.

6. Conocybe (Samthäubchen)

Benedict, R.G., Brady, L.R., Smith, A.H. & Tyler, V. E. (1962). Occurrence of psilocybin and psilocin in certain Conocybe and Psilocybe species. Lloydia, 25, 156-159.

Benedict, R.G., Tyler, V. E. & Watling, R. (1967). Blueing in Conocybe, Psilocybe and a Stropharia species and the detection of psilocybin. Lloydia, 30, 150-157.

Christiansen, A.L., Rasmussen, K.E. & Holland, K. (1984). Detection of psilocybin and psilocin in Norwegian species of Pluteus and Conocybe. Planta Medica, 51, 341-343.

Gartz, J. (1985). Zur Analytik der Inhaltsstoffe zweier Pilzarten der Gattung Conocybe. Pharmazie, 40, 366.

Ohenoja, E., Jokiranta, J., Maekinen, T., Kaikkonen, A. & Airaksinen, M.M. (1987). The occurrence of psilocybin and psilocin in Finnish fungi. Journal of Natural Products, 50, 741-744.

7. Galerina

Besl, H. (1993). Galerina steglichii spec. nov., ein halluzinogener Haubling. Zeitschrift für Mykologie, 59, 215-218.

Gartz, J. (1995). Cultivation and analysis of Psilocybe species and an investigation of Galerina steglichii. Ann. Mus. civ. Rovereto (Italien) Sez. sc. nat., 10, 297-305.

8. Gymnopilus (Flämmlinge)

Buck, R.W. (1967). Psychedelic effect of Pholiota spectabilis. New England Journal of Medicine, 267, 391-392.

Cleland, J.B. (1934). Toadstools and mushrooms and other larger fungi of South Australia. Adelaide.

Gartz, J. (1989). Occurrence of psilocybin, psilocin and baeocystin in Gymnopilus purpuratus. Persoonia, 14, 19-22.

Hatfield, G.M., Valdes, L.J. & Smith, A.H. (1978). The occurrence of psilocybin in Gymnopilus species. Lloydia, 41, 140-144.

Koike, Y., Wada, K., Kusano, G., Nozoe, S. & Yokoyama, K. (1981). Isolation of psilocybin from Psilocybe argentipes and its determination in specimens of some mushrooms. Journal of Natural Products, 44, 362-365.

Kreisel, H. & Lindequist, U. (1988). Gymnopilus purpuratus, ein psilocybinhaltiger Pilz adventiv im Bezirk Rostock. Zeitschrift für Mykologie, 54, 73-76.

Singer, R. (1969). Mycoflora Australis. Beih. Nova Hedwiga, 29.

Singer, R. (1975). The Agaricales in Modern Taxonomy (3. Aufl.). Vaduz.

Walters, M.B. (1965). Pholiota spectabilis, a hallucinogenic fungus. Mycologia, 57, 837- 838.

9. Inocybe (Risspilze)

Babos, M. (1968). Eine neue Inocybe-Art in Ungarn: Inocybe aeruginascens n.sp. Fragmenta Botanica, 6, 19-22.

Babos, M. (1983). Beobachtungsangaben bei einer halluzinogenen Inocybe-Art (Ung., dt. Zusammenfassung) Mikolögicie Közlemenyek, 3, 143.

Bekker, A.M., Gurevich, L.S., Nezdoiminogo, E.L., Onoprienko, B.B. & Koz'min, Y.P. (1989). Chromatographische Studie einiger Indolmetabolite in der Gattung Inocybe (Basidiomyceten) 2 (russ.). Mikol. Fitopatol., 23, 129, ref. C.A. 111, 53870a.

Besl, H. & Mack, P. (1985). Halluzinogene Risspilze. Zeitschrift für Mykologie, 51, 183-184.

Bohus, G. & Babos, M. (1977). Fungorum rariorum icones coloratae Pars 8. J. Cramer (Liechtenstein).

Drewitz, G. (1983). Eine halluzinogene Risspilzart. Grünlich verfärbender Risspilz (Inocybe aeruginescens). Mykologisches Mitteilungsblatt, 26, 11-17.

Gartz, J. (1985). Vergleichende dünnschichtchromatographische Untersuchungen zweier Psilocybe- und einer halluzinogenen Inocybeart. Pharmazie, 40, 134.

Gartz, J. & Drewitz, G. (1985). Der erste Nachweis des Vorkommens von Psilocybin in Risspilzen. Zeitschrift fur Mykologie, 51, 199-203.

Gartz, J. (1986). Nachweis von Tryptaminderivaten in Pilzen der Gattungen Gerronema, Hygrocybe, Psathyrella und Inocybe. Biochem. Physiol. Pflanzen, 181, 275-278.

Gartz, J. (1986). Psilocybin in Mycelkulturen von Inocybe aeruginascens. Biochem. Physiol. Pflanzen, 181, 511-517.

Gartz, J. (1986). Untersuchungen zum Vorkommen des Muscarins in Inocybe aeruginascens Babos. Zeitschrift für Mykologie, 52, 359-361.

Gartz, J. & Drewitz, G. (1986). Der Grünlichverfärbende Risspilz – eine Inocybeart mit halluzinogener Wirkung. Zeitschrift für Ärztliche Fortbildung, 80, 551-553.

Gartz, J. (1987). Variation der Alkaloidmengen in Fruchtkörpern von Inocybe aeruginascens. Planta Medica, 53, 539-541.

Gartz, J. (1989). Analysis of aeruginascin in fruiting bodies of the mushroom Inocybe aeruginascens. International Journal of Crude Drug Research, 27, 141-144.

Gartz, J. (1992). Inocybe aeruginascens, ein „neuer" Pilz Europas mit halluzinogener Wirkung. Jahrbuch für Ethnomedizin und Bewusstseinsforschung 1, 89-98, VWB, Berlin.

Gartz, J. (1995). Psychoactive Card 3: Inocybe aeruginascens Babos. Eleusis 3 (Dezember), 31-34.

Gurevich, L.S.: Psilocybin and muscarin as possible chemotaxonomic markers of the genus Inocybe (Fr.)Fr.(Cortinariaceae)(rus.) cit.in: Chemical Abstracts, 118, 35586c.

Haeselbarth, G., Michaelis, H. & Salnikow, J. (1985). Nachweis von Psilocybin in Inocybe aeruginascens Babos. Mykologisches Mitteilungsblatt, 28, 59-62.

Hohmeyer, H. (1984). Inocybe aeruginascens Babos in Berlin(West) gefunden. Zeitschrift für Mykologie, 50, 211-214.

Kaspar, R. (1977). Inocybe aeruginascens bei Berlin-Köpenick – Erstfund für die DDR. Mykologisches Mitteilungsblatt, 21, 99.

Robbers, J.E., Brady, L.R. & Tyler, V. E. (1964). A chemical & chemotaxonomic evaluation of Inocybe species. Lloydia, 27, 192.

Semerdzieva, M., Wurst, M., Koza, T. & Gartz, J. (1986). Psilocybin in Fruchtkörpern von Inocybe aeruginascens. Planta Medica, 47, 83-85.

Stijve, T., Klan, J. & Kuyper, Th.W. (1985). Occurrence of psilocybin and baeocystin in the genus Inocybe (Fr.)Fr. Persoonia, 12, 469-473.

Stijve, T. & Kuyper, Th.W. (1985). Occurrence of psilocybin in various higher fungi from several European countries. Planta Medica, 46, 385-387.

10. Panaeolus (Düngerlinge)

Aberdeen, J.E.C. & Jones, W. (1958). A hallucinogenic toadstool. Australian Journal of Science, 21, 149.

Benedict, R.G. & Tyler, V. E. (1962). Examination of mycelial cultures of Panaeolus species for tryptophan hydroxylase activity. Lloydia, 25, 46-54.

Bergner, H. & Oettel, R. (1971). Vergiftungen durch Düngerlinge. Mykologisches Mitteilungsblatt (Deutschland), 15, 61-63.

Brodie, H.J. (1935). The heterothallism of Panaeolus subbalteatus Berk., a sklerotium-producing agaric. Canadian Journal of Research, 12, 657-666.

Ceruti-Scurti, J., Fuisselli, N. & Jodici, R. (1972). Idrossi-indol derivati in basidiomiceti 3. Allionia, 19, 91-96.

Ceruti-Scurti, J. & Bianco, M.A. (1973). Caratteristiche colturali di miceli di Panaeolus. Allionia, 19, 5.

Douglass, B. (1917). Mushroom poisoning. Torreya, 17, 207-221.

Fiusello, N. & Ceruti-Scurti, J. (1971-72). Idrossi-indol derivati in basidiomiceti 1. Atti della Accad. science di Torino, 106, 725.

Fiusello, N. & Ceruti-Scurti, J. (1972). Idrossi-indol derivati in basidiomiceti 2. Allionia,18, 85-90.

Gartz, J. (1985). Zum Nachweis der Inhaltsstoffe einer Pilzart der Gattung Panaeolus. Pharmazie, 40, 431.

Gartz, J. (1985). Zur Analyse von Panaeolus campanulatus (Fr.)Quel. Pharmazie, 40, 432.

Gartz, J. (1989). Analyse der Indolderivate in Fruchtkörpern und Mycelien von Panaeolus subbalteatus (Berk.& Br.)Sacc. Biochem. Physiol. Pflanzen, 184, 171-178.

Gerhardt, E. (1987). Panaeolus cyanescens(Bk.& Br.)Sacc. und Panaeolus antillarum (Fr.)Dennis, zwei Adventivarten in Mitteleuropa. Beiträge zur Kenntnis der Pilze Mitteleuropas, 3, 223-227.

Gerhardt, E. (1996). Taxonomische Revision der Gattungen Panaeolus und Panaeolina (Fungi, Agaricales, Coprinaceae). Dissertation – Bibliotheca Botanica 147, E. Schweizerbartsche Verlagsbuchhandlung, Stuttgart.

Glen, G. (1816). A case proving the deleterious effects of the Agaricus campanulatus which was mistaken for the Agaricus campestis or champignon. London Medical and Physical Journal, 36, 451-453.

Gurevich, L.S. (1993). Indole derivatives in certain Panaeolus species from East Europe and Siberia. Mycological Research, 97, 251-254.

Heim, R., Hofmann, A. & Tscherter, H. (1966). Toxicologie: Sur une intoxication collective a syndrome psilocybien causee en France par un Copelandia. C.R. Acad. Sci. (D) (Pars), 262, 519-523.

Murrill, W.A. (1916). A very dangerous mushroom. Mycologia, 8, 186-187.

Neuhoff, W. (1958). Eine Düngerlingsvergiftung in Bremen. Zeitschrift für Pilzkunde, 24, 87-91.

Ola'h, G.M. (1970). Le genre Panaeolus. Rev. Mycol., Hors-Serie 10, 1-222.

Ott, J. & Guzman, G. (1976). Detection of psilocybin in species of Psilocybe, Panaeolus and Psathyrella. Llyodia, 39, 258-260.

Pollock, S.H. (1974). A novel experience with Panaeolus – a case study from Hawaii. Journal of Psychedelic Drugs, 6, 85-89.

Repke, D.B., Leslie, D.T. & Guzman, G. (1977). Baeocystin in Psilocybe, Conocybe and Panaeolus. Lloydia, 40, 566-S78.

Robbers, J.E., Tyler, V.E. & Ola'h, G.M. (1969). Additional evidence supporting the occurrence of psilocybin in Panaeolus foenisecii. Lloydia, 32, 399-400.

Singer, R. & Smith, A.H. (1958). About the identity of the „weed Panaeolus" or „poisonous Panaeolus". Mycopathol. Mycol. Appl., 9, 280-284.

Stein, S.I., Closs, G.L. & Gabel, N.W. (1959). Observations on psychoneurophysiologically significant mushrooms. Mycopathol. Mycol. Applicata, 11, 205-216.

Stijve, T., Hischenhuber, C. & Ashley, D. (1984). Occurrence of 5-hydroxylated indole derivatives in Panaeolina foenisecii (Fries) Kuehner from various origins. Zeitschrift für Mykologie, 50, 361-368.

Stijve, T. (1985). Een chemische verkenning van het geslacht Panaeolus. Coolia, 28, 81-89. **Stijve**, T. (1987). Vorkommen von Serotonin, Psilocybin und Harnstoff in Panaeoloideae.Beiträge zur Kenntnis der Pilze Mitteleuropas, 3, 229-234.

Stijve, T. (1992). Psilocin, psilocybin, serotonin & urea in Panaeolus cyanescens from various origins. Persoonia, 15, 117-121.

Tyler, V.E. & Malone, M.H. (1960). An investigation of the culture, constituents & physiological activity of Panaeolus campanulatus. J. Amer. Pharm. Assoc., Sci. Ed., 49, 23-27.

Verrill, A.E. (1914). A recent case of mushroom intoxication. Science, 40, 408-410, New York.

Watling, R. (1977). A Panaeolus poisoning in Scotland. Mycopathologia, 61, 187-190.

11. Pluteus (Dachpilze)

Gartz, J. (1987). Vorkommen von Psilocybin und Baeocystin in Fruchtkörpern von Pluteus salicinus. Planta Medica, 53, 290-291.

Saupe, S.G. (1981). Occurrence of psilocybin / psilocin in Pluteus salicinus (Pluteaceae). Mycologia, 73, 781-784.

Stijve, T. & Bonnard, J. (1986). Psilocybine et urée dans le genre Pluteus. Mycologia Helvetica, 2, 123-129.

12. Psilocybe cyanescens-Komplex (Blauverfärbende Kahlköpfe)

Gartz, J. & Müller, G.K. (1989). Analysis and cultivation of fruiting bodies and mycelia of Psilocybe bohemica. Biochem. Physiol. Pflanzen, 184, 337-341.

Gartz, J. (1996). Observations on the Psilocybe cyanescens-complex in Europe and North America. Ann. Mus. civ. Rovereto (Italien) Sez. sc. nat. 12, 209-218.

Gartz, J. (1997). Psilocybe cyanescens in Europa und Nordamerika. Jahrbuch des Europäischen Collegiums für Bewusstseinsstudien 233-240, VWB, Berlin.

Guzman, G. & Bas, C. (1977). A new bluing species of Psilocybe from Europe. Persoonia, 9, 233-238.

Krieglsteiner, G.J. (1984). Studien zum Psilocybe cyanescens-Komplex in Europa. Beiträge zur Kenntnis der Pilze Mitteleuropas, 1, 61-94.

Krieglsteiner, G.J.(1986). Studien zum Psilocybe cyanescens-callosa-semilanceata-Komplex in Europa. Beiträge zur Kenntnis der Pilze Mitteleuropas, 2, 57-72.

Kysilka, R., Wurst, M., Pacakova, V., Stulik, K. & Haskovec, L. (1985). High-performance liquid chromatographic determination of hallucinogenic indoleamines with simultaneous UV, photometric and voltametric detection. Journal of Chromatography, 320, 414-420.

Kysilka, R. & Wurst, M. (1989). High-performance liquid chromatographic determination of some psychotropic indole derivates. Journal of Chromatography, 464, 434-437.

Kysilka, R. & Wurst, M. (1990). A novel extraction procedure for psilocybin and psilocin determination in mushroom samples. Planta Medica, 56, 327-328.

Moser, M. & Horak, E. (1968). Psilocybe serbica spec. nov., eine neue Psilocybin und Psilocin bildende Art aus Serbien. Zeitschrift für Pilzkunde, 34, 137-144.

Müller, G.K. & Gartz, J. (1986). Psilocybe cyanescens – eine weitere halluzinogene Kahlkopfart in der DDR. Mykologisches Mitteilungsblatt (Deutschland), 29, 33-35.

Sebek, S. (1980). Böhmischer Kahlkopf, Psilocybe bohemica. Ceska Mykologie, 37, 177181.

Semerdzieva, M. & Nerud, F. (1973). Halluzinogene Pilze in der Tschechoslowakei. Ceska Mykologie, 27, 42-47.

Semerdzieva, M. & Wurst, M. (1986). Psychotrope Inhaltsstoffe zweier Psilocybe-Arten/ Kahlköpfe aus der CSSR. Mykologisches Mitteilungsblatt (DDR), 29, 65-70.

Tjallingii-Beukers, D. (1976). Een blauwwordernde Psilocybe (Psilocybe cyanescens Wakefield 1946). Coolia, 19, 38-43.

Unger, S.E. & Cooks, R.G. (1979). Application of mass spectometry, mass spectometry (MS/MS) to the identification of natural products in Psilocybe cyanescens. Analytical Letters 12 (Part B), 1157-1167.

Wurst, M., Kysilka, R. & Koza, T. (1992). Analysis and isolation of indole alkaloids of fungi by high-performance liquid chromatography. Journal of Chromatography, 593, 201-208.

13. Psilocybe semilanceata (Spitzkegeliger Kahlkopf)

Beck., O., Helander, A., Karlson-Stiber, C. & Stephansson, N. (1998). Presence of Phenethylamine in Hallucinogenic Psilocybe Mushrooms: Possible Role in Adverse Reactions.J. of Anal. Toxicology 22, 45-49.

Borner, S. & Brenneisen, R. (1987). Determination of tryptamine derivatives in hallucinogenic mushrooms using high-performance liquid chroatography with photodiode array detection. Journal of Chromatography, 408, 402-408.

Brenneisen, R. & Borner, S. (1988). The occurrence of tryptamine derivatives in Psilocybe semilanceata. Zeitschrift für Naturforschung, 43c, 511-515.

Brenneisen, R., Borner, S., Peter-Oesch, N. & Schlunegger, U.P. (1988). Synthesis of baeocystin, a natural psilocybin analogue. Arch. Pharm., 321, 487-489.

Christiansen, A.L., Rasmussen, K.E. & Hoiland, K. (1981). The content of psilocybin in Norwegian Psilocybe semilanceata. Planta Medica, 42, 229-235.

Christiansen, A.L., Rasmussen, K.E. & Tonnesen, F. (1981). Determination of psilocybin in Psilocybe semilanceata using high-performance liquid chromatography on a silica column. Journal of Chromatography, 210, 163-167.

Christiansen, A.L., Rasmussen, K.E. (1982). Analysis of indole alkaloids in Norwegian Psilocybe semilanceata using high performance liquid chromatography and mass spectrometry. Journal of Chromatography, 244, 357-364.

Christiansen, A.L., Rasmussen, K.E. (1983). Screening of hallucinogenic mushrooms with high-performance liquid chromatography and multiple detection. Journal of Chromatography, 270, 293-299.

Cooke, M .C. (1902-06). Agaric transformations. Transactions of the British Mycological Society, 2, 29-30.

Dawson P. & Morelli, C. (1975). A Guide to the Major Psilocybin Mushroom of British Columbia: Psilocybe semilanceata. Vancouver.

Fries, E.M. (1818). Observationes Mycologica. Havniae.

Gartz, J. (1985). Zur Isolierung des Baeocystins aus den Fruchtkörpern einer Psilocybeart. Pharmazie, 40, 274.

Gartz, J. (1985). Zur Extraktion und Chromatographie des blauen Farbstoffes einer Psilocybeart. Pharmazie, 40, 274-275.

Gartz, J. (1985). Zur Untersuchung von Psilocybe semilanceata (Fr.)Kumm. Pharmazie, 40, 506.

Gartz, J. (1986). Quantitive Bestimmung der Indolderivate von Psilocybe semilanceata (Fr.)Kumm. Biochem. Physiol. Pflanzen, 181, 117-124.

Gartz, J. (1991). Further investigations on psychoactive mushrooms of the genera Psilocybe, Gymnopilus and Conocybe. Ann. Mus. civ. Rovereto (Italy) Sez. sc. nat., 7, 265-274.

Gartz, J., Samorini, G. & Festi, F. (1996). On the presumed fatality for ingestion of Liberty Caps in France. Eleusis 6 (Dezember), 3-13.

Heim, R. (1971). A propos des propriétés hallucinogènes du Psilocybe semilanceata. Naturaliste can., 98, 415-424.

Heim, R., Genest, K., Hughes, D.W. & Belec, G. (1966). Botanical and chemical characterisation of a forensic mushroom specimen of the genus Psilocybe. Journal of the Forensic Science Society, 6, 192-201.

Hofmann, A., Heim, R. & Tscherter, H. (1963). Presence de la psilocybine dans une espèce européenne d'Agaric, le Psilocybe semilanceata. Compt. Rend., 257, 10-12.

Hoiland, K. (1978). The genus Psilocybe in Norway. Norwegian Journal of Botany, 25, 111-122.

Horak, E. (1968). Synopsis generum Agaricalium (Die Gattungstypen der Agaricales). In: Beiträge Kryptogamenflora Schweiz, 13. Bern.
Jokiranta, J., Mustola, S., Ohenoja, E. & Airaksinen, M.M. (1984). Psilocybin in Finnish Psilocybe semilanceata. Planta Medica, 50, 277-278.
Keay, S. M., & Brown, A. E. (1990). Colonization of Psilocybe semilanceata on roots of grassland flora. Mycological Research 94, 49-56.
Mantle, P. G. & Waight, E.S. (1969). Occurrence of psilocybin in the sporophores of Psilocybe semilanceata. Transactions of the British Mycological Society, 53, 302-303.
Michaelis, H. (1977). Psilocybe semilanceata (Fr.)Quel. (Spitzkegeliger Kahlkopf) – Nachweis von Psilocybin in deutschen Funden. Zeitschrift für Pilzkunde, 43, 305-310.
Petersen-Bjergaard, Sannes, E., Rasmussen, K. E. & Tonnesen, F. (1997). Determination of psilocybin in Psilocybe semilanceata by capillary zone electrophoresis. J. Chromatogr. B, 375-381.
Petersen-Bjergaard, Rasmussen, K. E. & Sannes, E. (1998). Strategies for the capillary electrophoretic separation of indole alkaloids in Psilocybe semilanceata, Electrophoresis 19, 27-30.
Repke, D.B. & Leslie, D.T. (1977). Baeocystin in Psilocybe semilanceata. J. Pharm. Sci., 66, 113-114.

Schumacher, T. (1976). Hallusinogene sopper. Vare Nyttevekster (Norway), 71, 110-115.
Stahl, E., Brombeer, J. & Eskes, D. (1978). Rauschgiftpilze mit LSD? Archiv für Kriminologie, 162, 23-33.
Stijve, T. (1984). Psilocybe semilanceata als hallucinogene paddestoel. Coolia, 27, 36-43.
Vanhaelen-Fastre, R. & Vanhaelen, M. (1984). Qualitative and quantitative determinations of hallucinogenic components of Psilocybe mushrooms by reversed-phase highperformance liquid chromatography. Journal of Chromatography, 312, 467-472.
Weil, A.T. (1975). Mushroom hunting in Oregon 3: On the trail of the Liberty Cap. Journal of Psychedelic Drugs, 7, 96-102.
White, P. C. (1979). Analysis of extracts from Psilocybe semilanceata by high-pressure liquid chromatography. Journal of Chromatography. 169, 453-456.
Wurst, M., Semerdzieva, M. & Vokoun, J. (1984). Analysis of psychotropic compounds in fungi of the genus Psilocybe by reversed phase high-performance liquid chromatography.Journal of Chromatography, 286, 229-235.

14. Psilocybe germanica

Gartz, Jochen und Georg Wiedemann (2015), Discovery of a new caerulescent Psilocybe mushroom in Germany: Psilocybe germanica sp.nov., Drug Testing and Analysis 7(9): 853–857. Artikel online: http://onlinelibrary.wiley.com/doi/10.1002/dta.1795/full
Gartz, Jochen (2015), Dreißig Jahre Pilzforschung – Neue Arten, Wirkstoffe und viele Artikel, Lucys Rausch 2: 84-87.
Gartz, Jochen (2018), Psilocybin-Pilze – Neue Arten, ihre Entdeckung und Anwendung, Solothurn: Nachtschatten Verlag
Rätsch, Christian und Markus Berger (2022), Enzyklopädie der psychoaktiven Pflanzen Band 2, Aarau: AT Verlag
Wiedemann, Georg (2021), persönliche Mitteilung an MB

Farbabbildungen

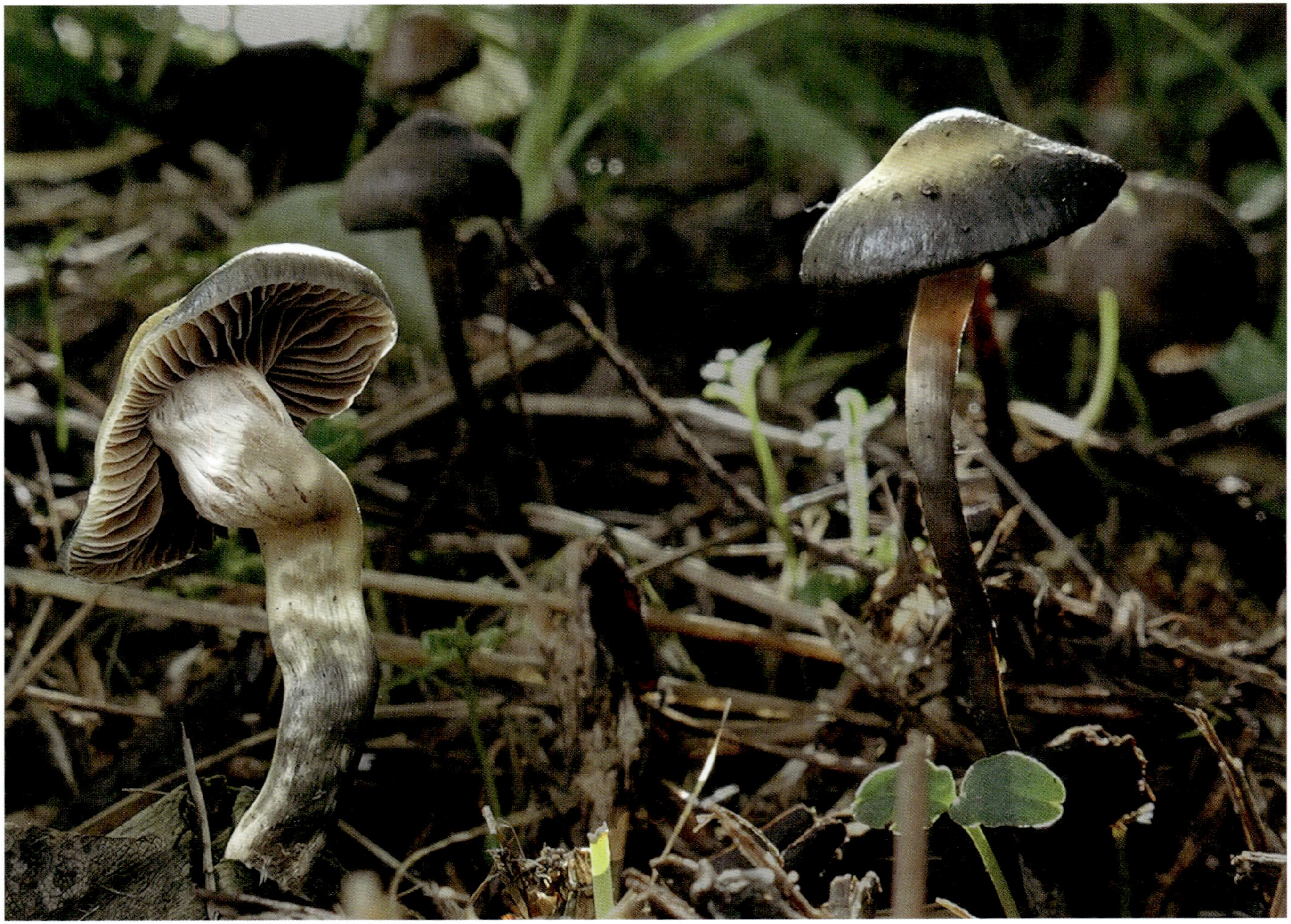

Der Deutsche Kahlkopf *Psilocybe germanica* (Beschreibung ab Seite 31) wurde – obwohl in Deutschland vorkommend – erst 2014 von Jochen Gartz und Georg Wiedemann entdeckt und beschrieben. Foto: Georg Wiedemann

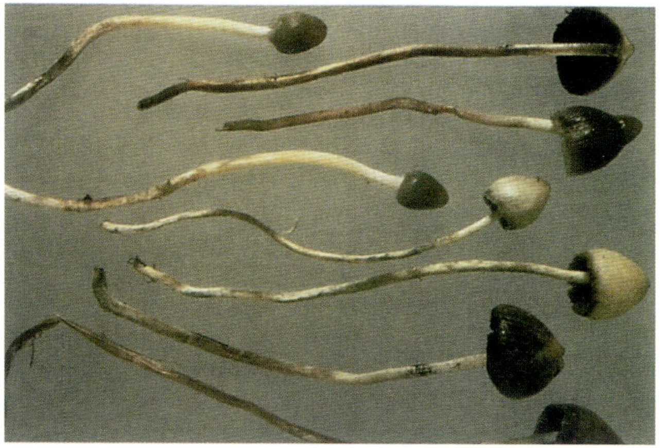

1.1
Hutfarben bei *Psilocybe semilanceata.*

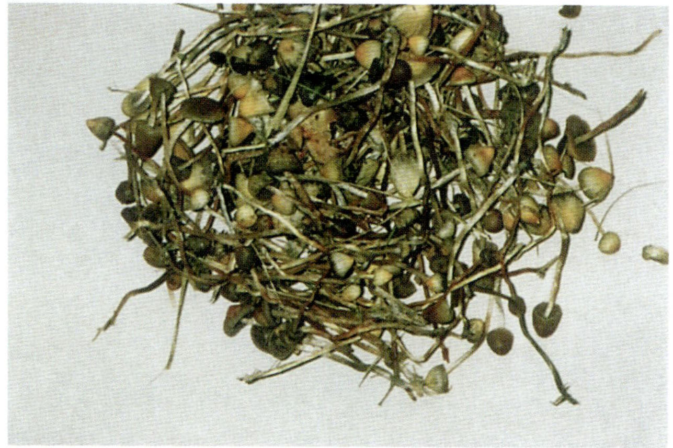

1.2
Aufsammlung der *Psilocybe semilanceata* (491 Pilze)

1.3
Psilocybe semilanceata im Gras.

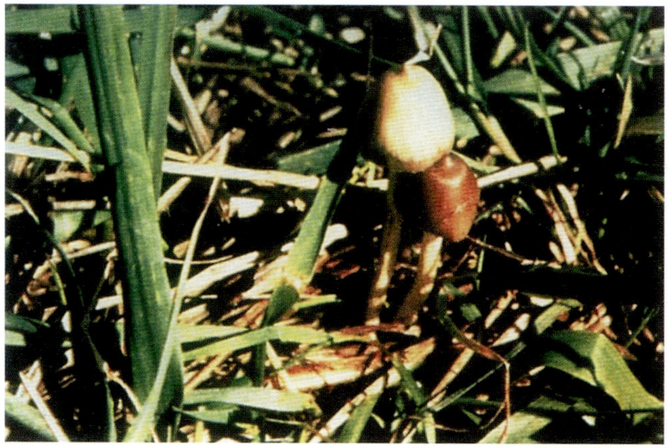

1.4
Psilocybe semilanceata in der Schweiz.

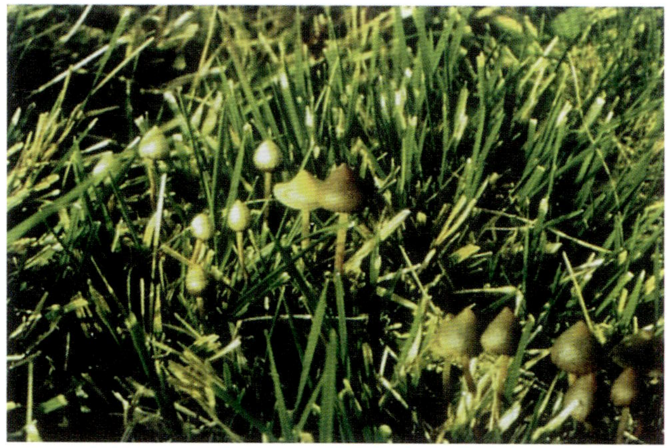

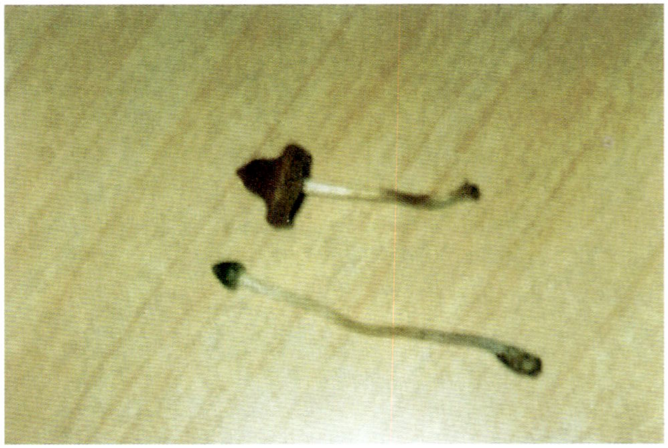

2.1
Ungewöhnliche Hutform und Farben bei *Psilocybe semilanceata.*

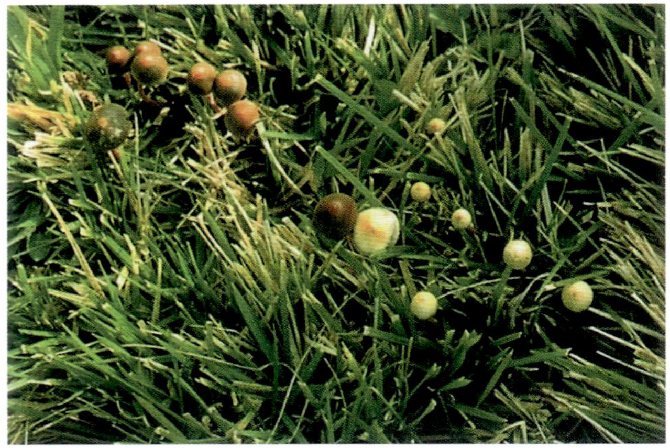

2.2
Psilocybe semilanceata auf Kurzrasen im Gebirge.

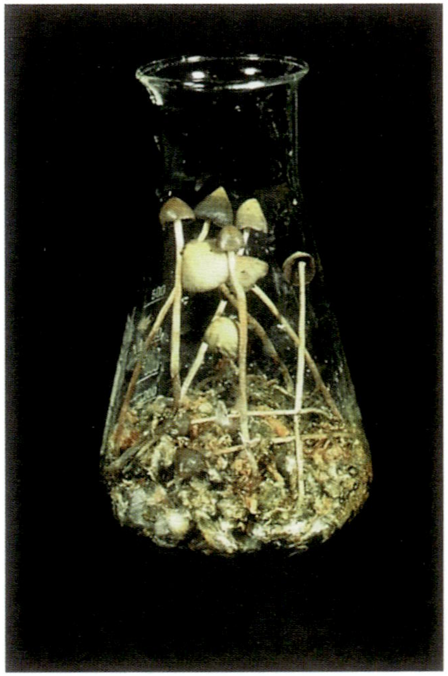

2.3
Kultur der *Psilocybe semilanceata* auf einem Gemisch aus Gras-Samen, Dung und Reiskörnern.

2.4
Oberflächenkultur des Myzels der *Psilocybe semilanceata.*

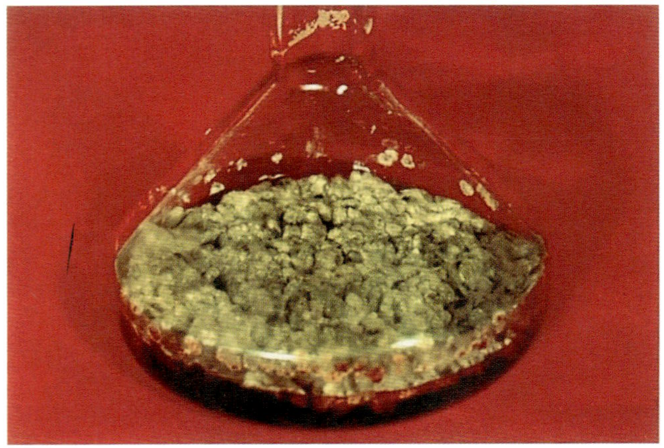

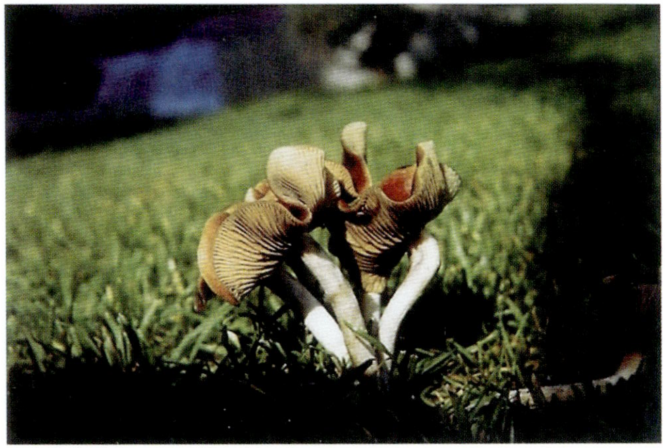

3.1
Psilocybe cyanescens im Nordwesten der USA.

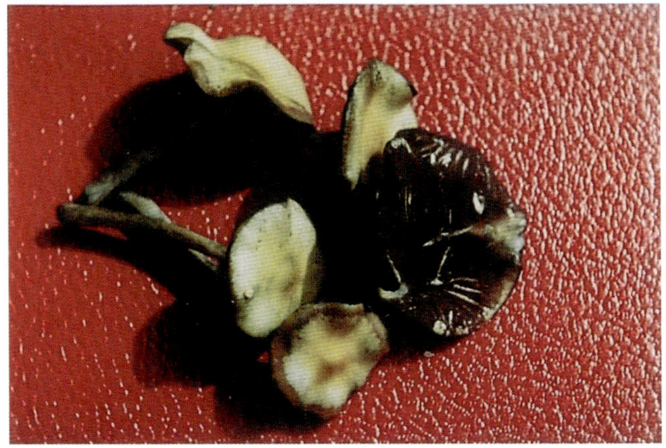

3.2
Psilocybe cyanescens mit Sporenstaub auf den Hüten (USA).

3.3
Psilocybe cyanescens in Deutschland.

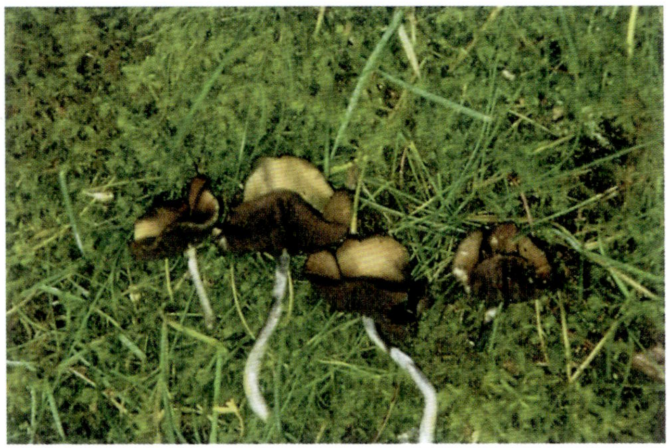

3.4
Psilocybe cyanescens, feucht dunklere Varietät (Österreich).

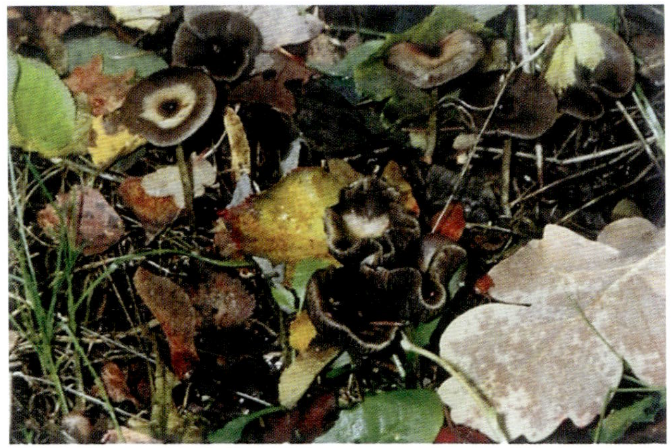

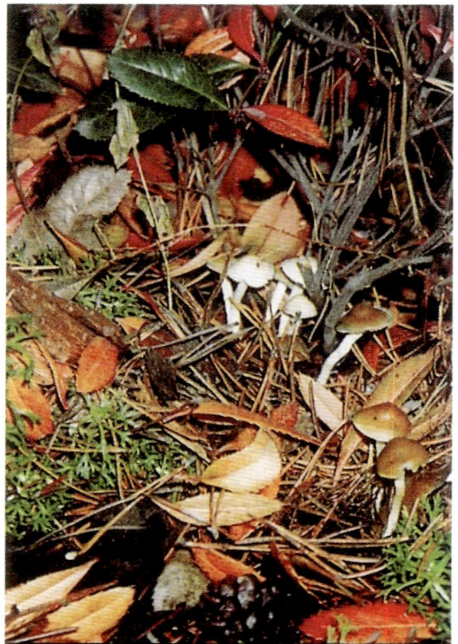

4.1
Unterschiedliche Hutfarben durch variable Feuchtigkeit bei *Psilocybe bohemica.*

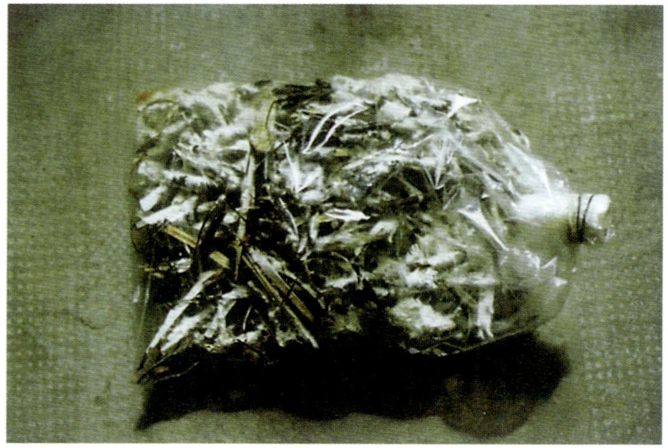

4.2
Myzel der *Psilocybe bohemica* auf Holzresten.

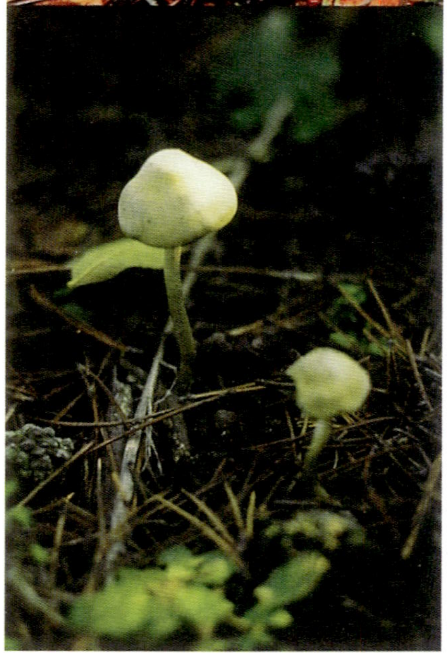

4.3
Abgetrocknete Pilze der *Psilocybe bohemica* im Wald.

4.4
Rhizomorphen der *Psilocybe bohemica* auf feuchter Pappe.

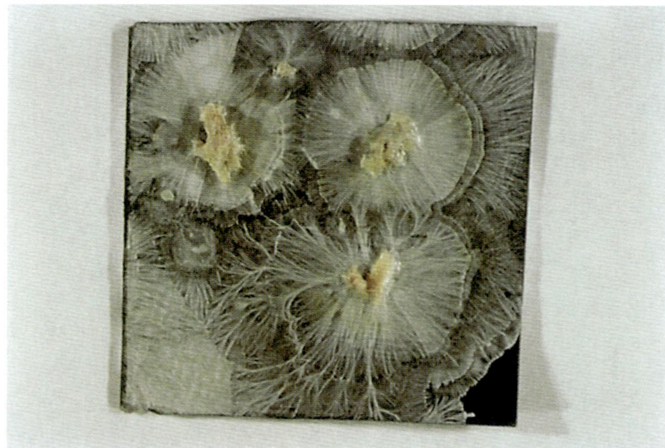

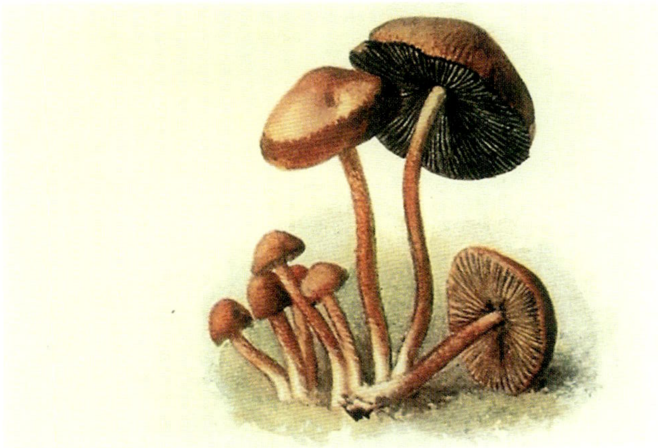

5.1
Aquarell des *Panacolus subbalteatus* von 1927 (Deutschland).

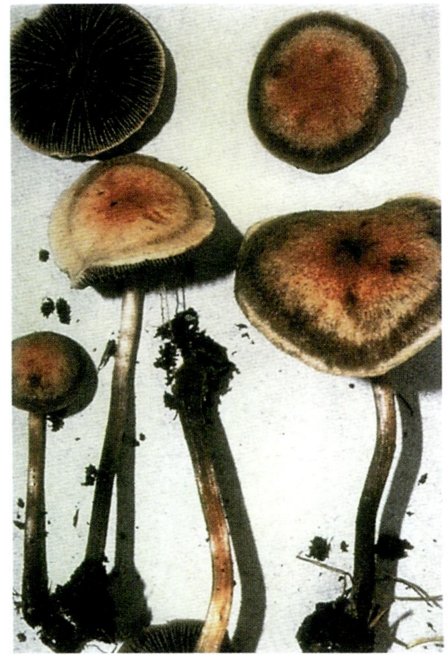

5.2
Fruchtkörper des *Panacolus subbalteatus* (Oregon, USA).

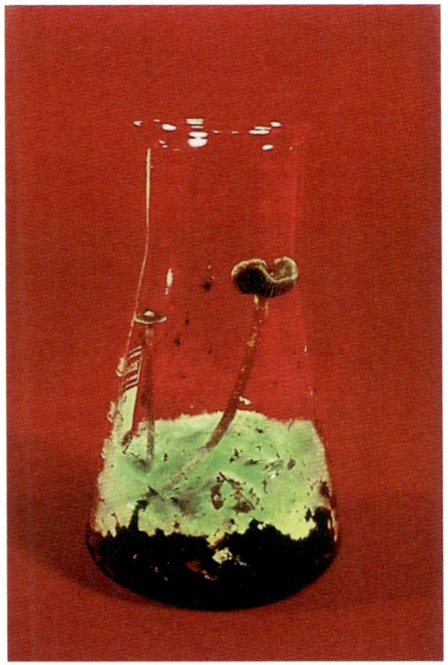

5.3
Untypisches Aussehen des *Panacolus subbalteatus* bei der Kultur auf feuchter Kuhdung-Reis-Mischung.

5.4
Sehr trockene, bereits aufgerissene Hüte bei *Panaeolus subbalteatus.*

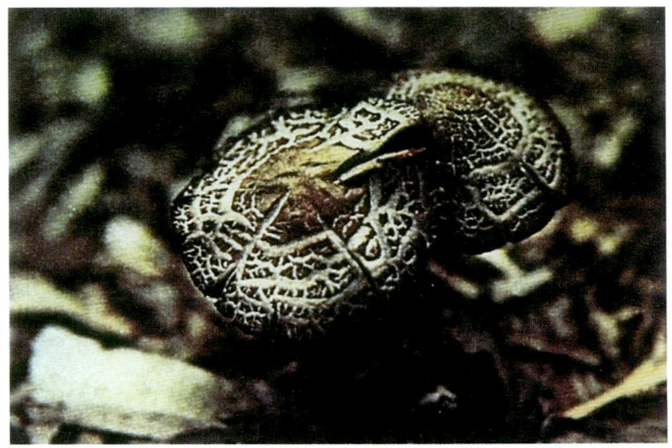

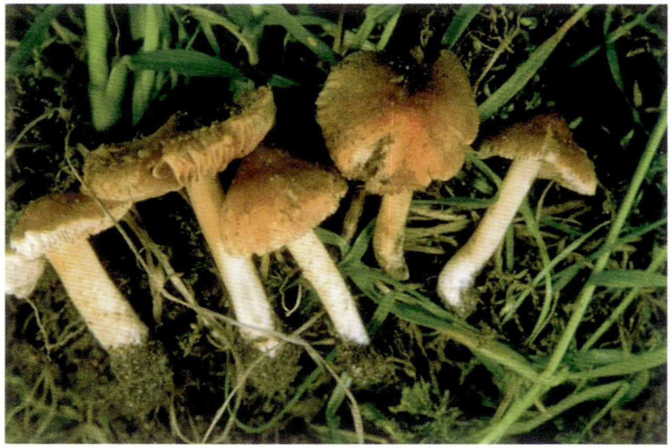

6.1
Inocybe aeruginascens aus dem Raum Berlin.

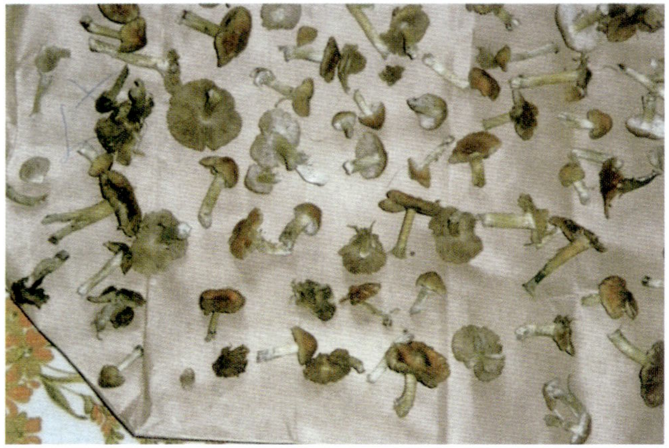

6.2
Blauung bei *Inocybe aeruginascens.*

6.3
Gymnopilus purpuratus auf Sägespänen.

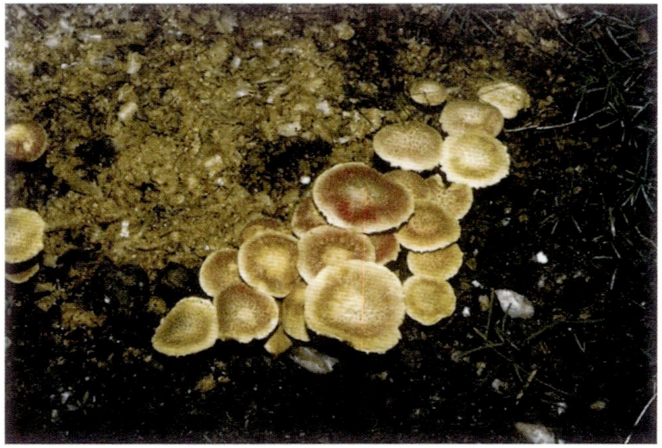

6.4
Conocybe cyanopus im Gras (USA).

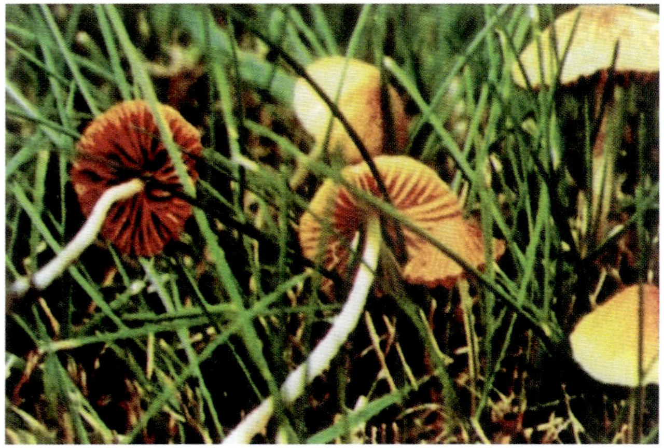

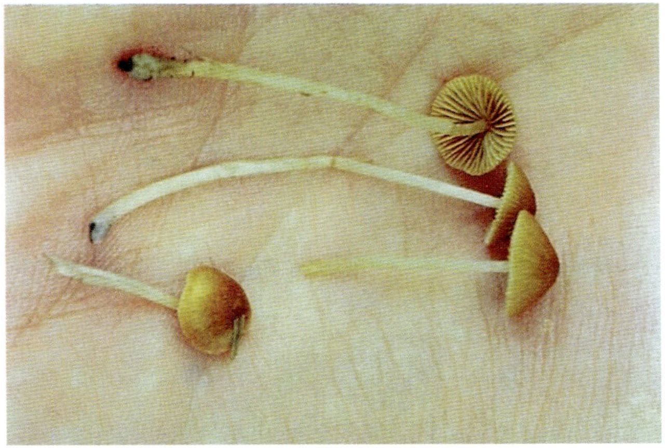

7.1
Conocybe cyanopus mit schwacher Blauung (USA).

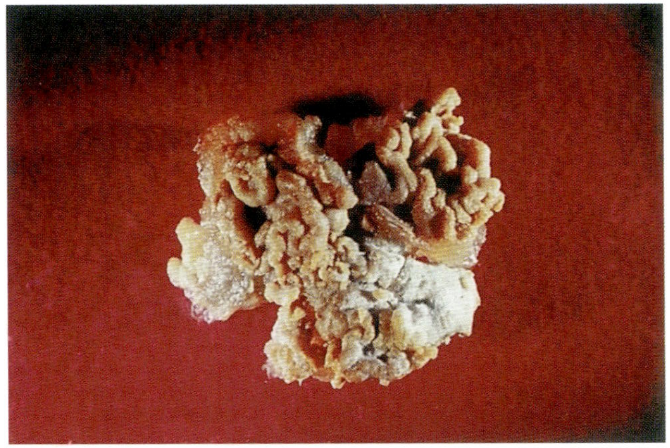

7.2
Sclerotium der *Conocybe cyanopus* vom Malzagar.

7.3
Pluteus salicinus (Schweiz).

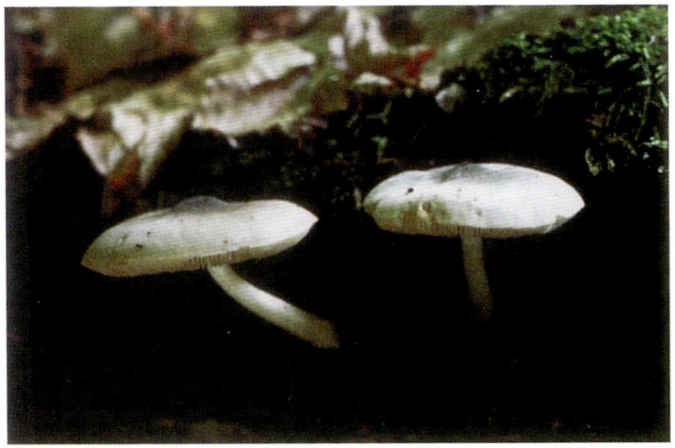

7.4
Pluteus salicinus (Deutschland).

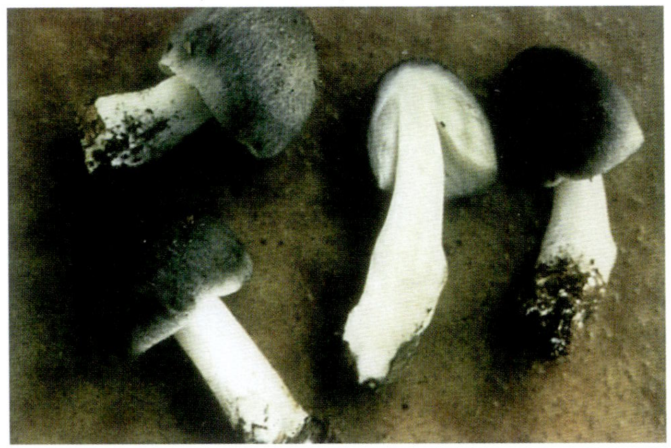

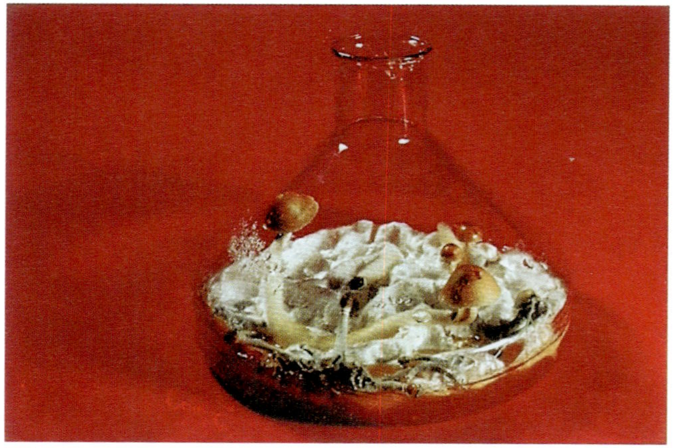

8.1
Psilocybe cubensis auf flüssiger Malzextraktlösung (3% Malz).

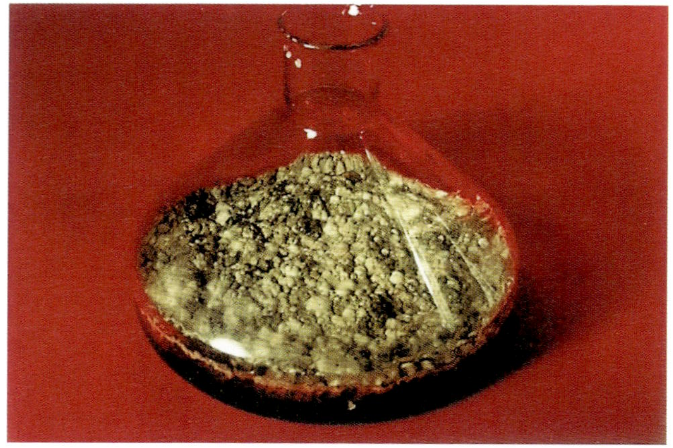

8.2
Sclerotien bei der Oberflächenkultur der *Psilocybe semilanceata.*

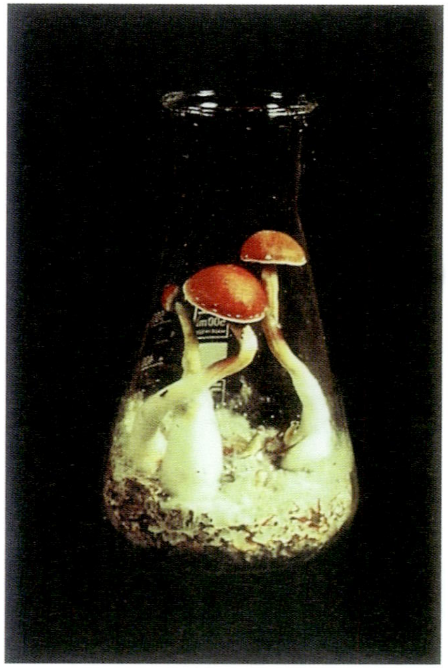

8.3
Psilocybe cubensis auf Kuhdung/Reis.

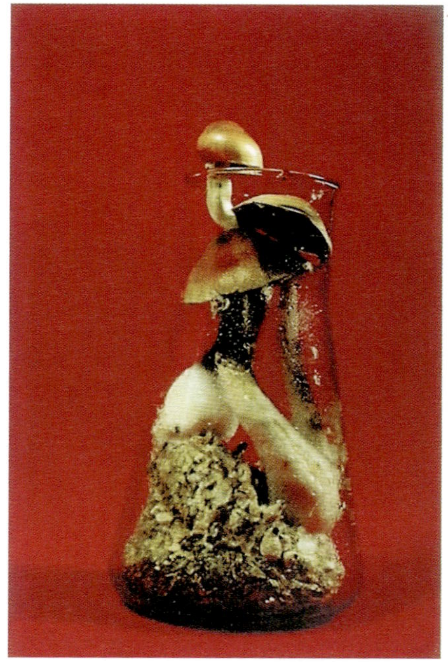

8.4
Robuste Pilze der *Psilocybe cubensis* auf Pferdedung/Reis.

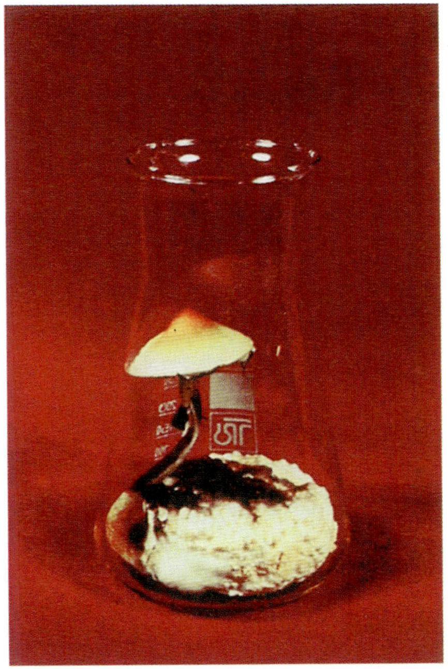

9.1
Psilocybe cubensis auf Reis/Wasser-Gemisch.

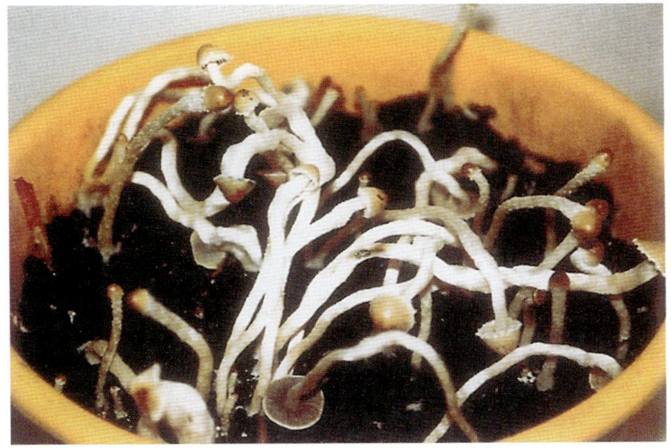

9.2
Psilocybe natalensis auf Kompost.

9.3
Psilocybe tampanensis auf Gras-Samen-/Wasser-Gemisch.

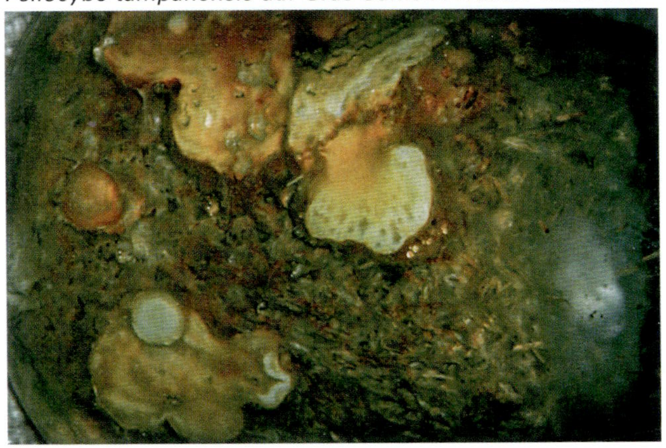

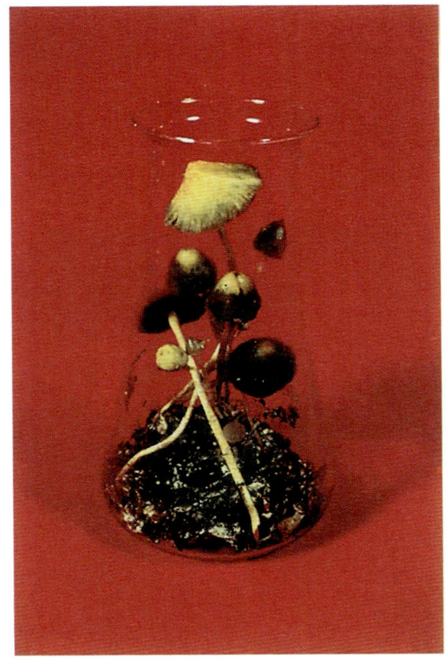

9.4
Psilocybe semilanceata auf Kompost.

10.1
Panaeolus cyanescens auf Dung (Hawaii).

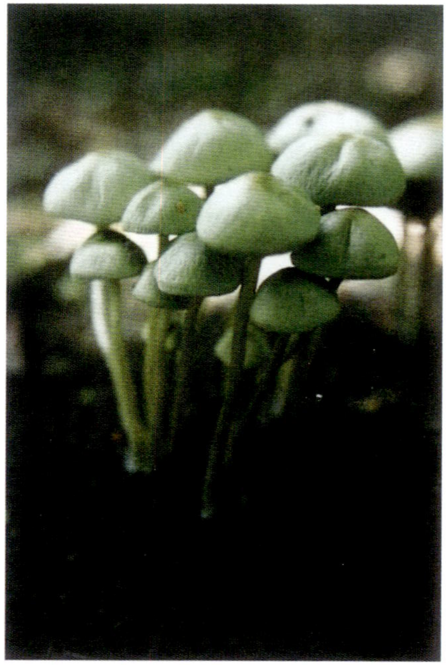

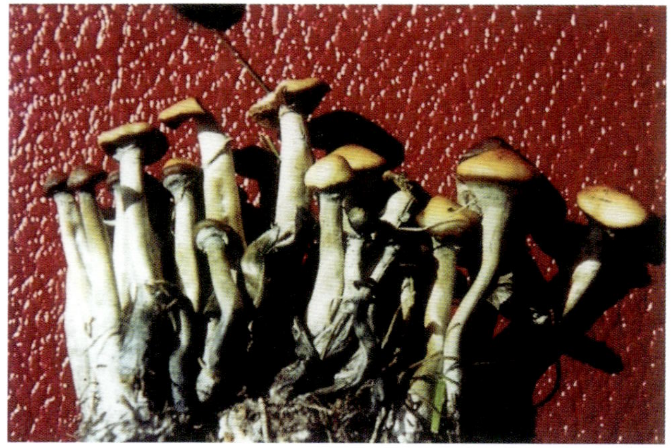

10.2
Psilocybe stuntzii (Nordwesten der USA).

10.3
Blauung bei *Psilocybe baeocystis* (Eugene, Oregon, USA).

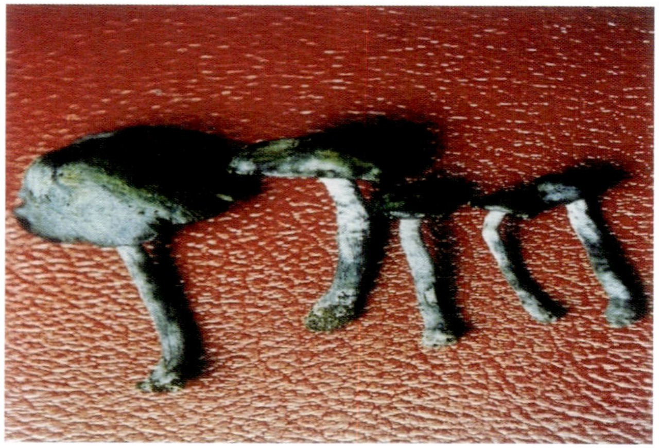

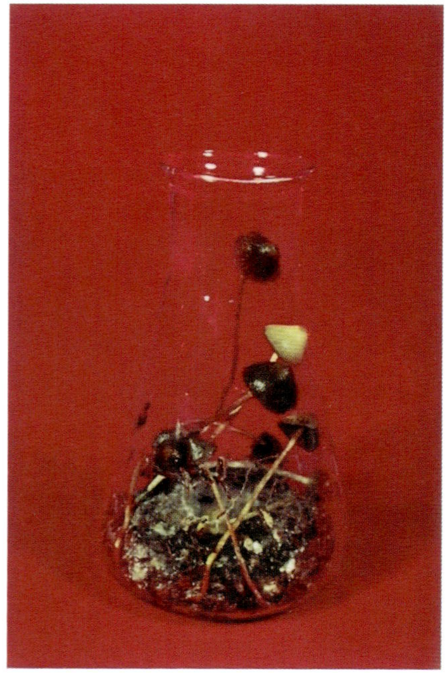

10.4
Kultur der *Psilocybe semilanceata* (Kompost).

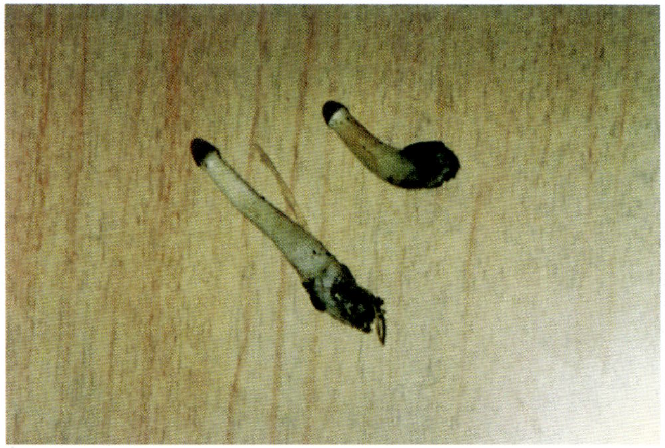

11.1
Erstes Pilzstadium bei *Psilocybe azurescens.*

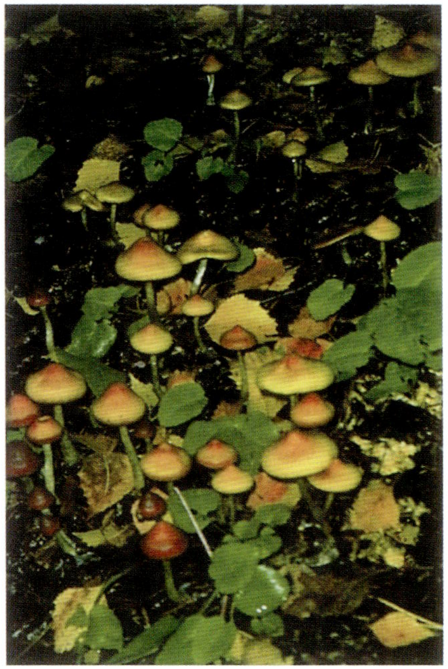

11.3
Psilocybe azurescens auf Mulch.

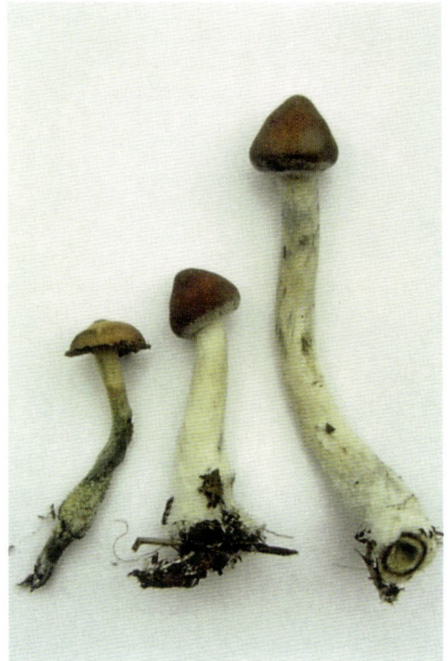

11.2
Noch geschlossener Fruchtkörper der *Psilocybe azurescens.*

11.4
Reife Fruchtkörper der *Psilocybe azurescens* bei maximaler Größe.

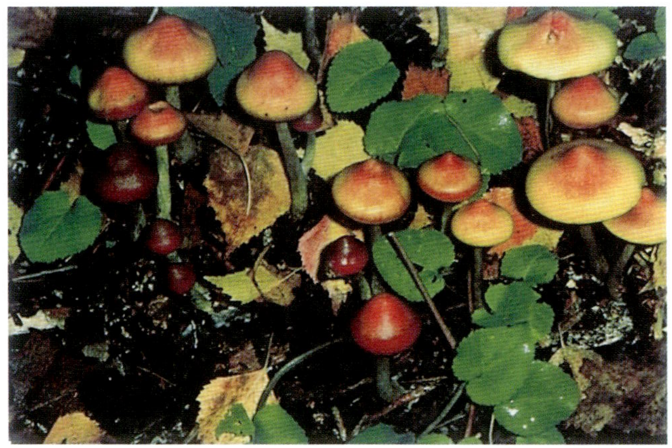

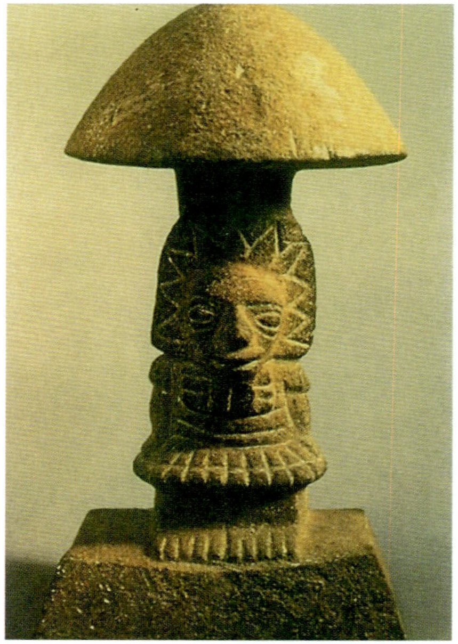

12.1
Prähistorischer
Pilzstein aus
Mittelamerika.

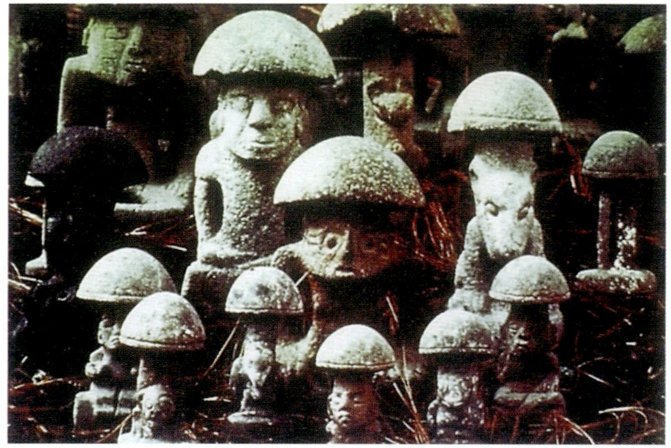

12.2
Eine Kollektion von Pilzsteinen mit verschiedenen Motiven.

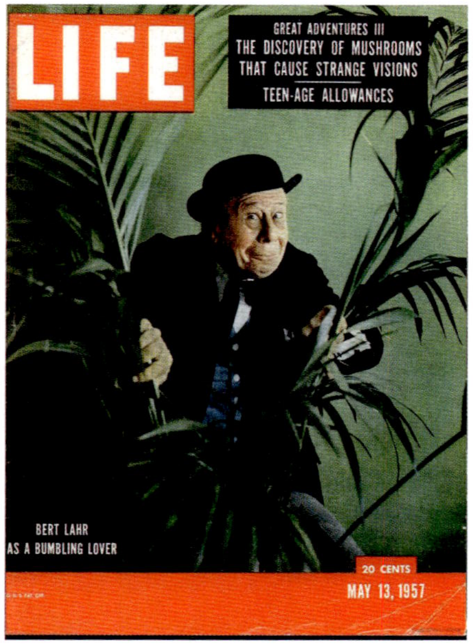

12.3
Life-Ausgabe
mit dem ersten
Bericht Wassons.

12.4
Wunderbare Aquarelle der mexikanischen Arten von Roger Heim (*Life*-Magazin).

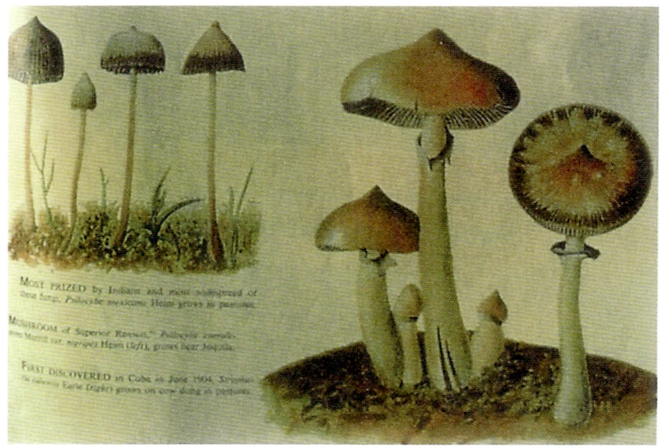

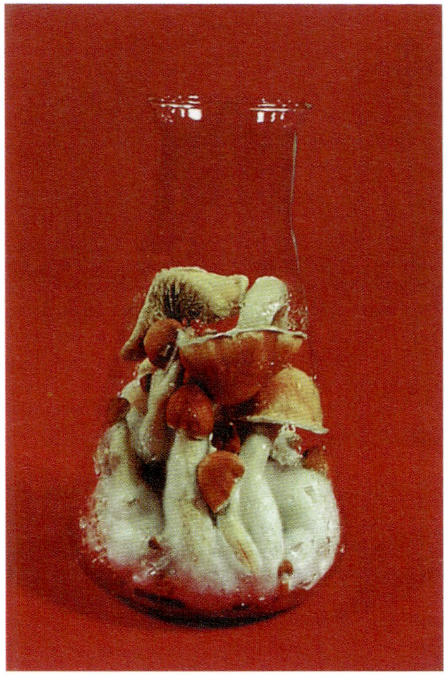

13.1
Wachstumsbeschleunigung bei *Psilocybe cubensis* durch Pflanzen-Hormone (Brassinosteroide).

13.2
Psilocybe cubensis auf nassem Zeitungspapier.

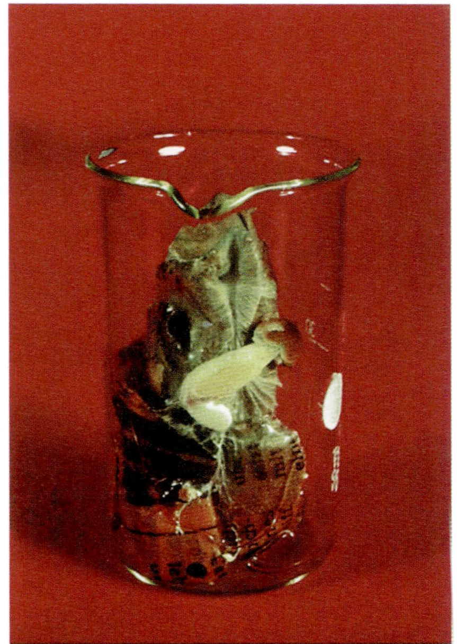

13.3
Psilocybe cubensis in Australien.

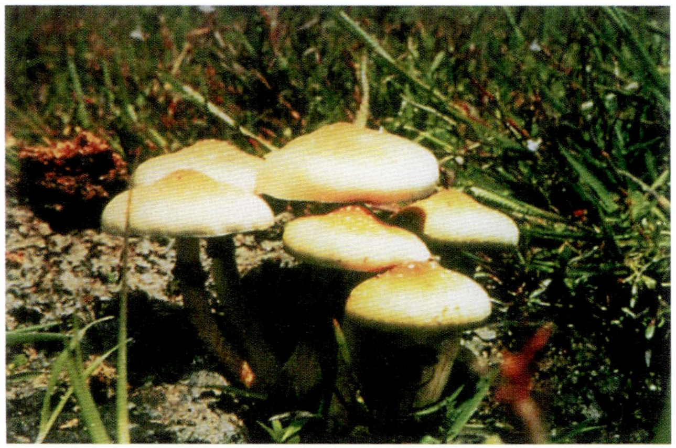

13.4
Psilocybe mexicana (Kultur aus den fünfziger Jahren).

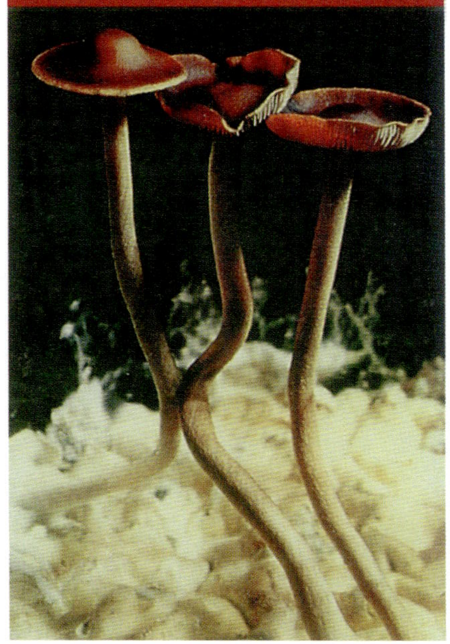

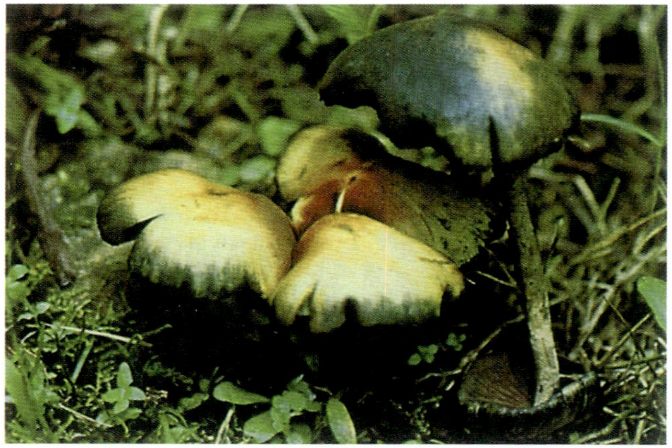

14.1
Psilocybe caerulescens (Mexiko), die erste Pilzart, deren Wirkung Wasson beschrieb.

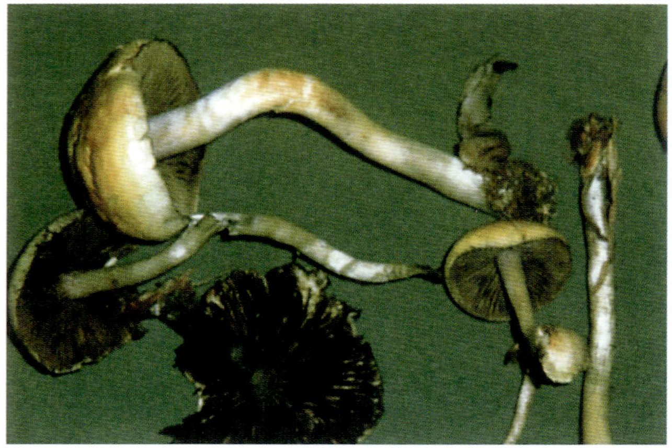

14.2
Psilocybe natalensis (Januar 1994, Natal, Südafrika).

14.3
Psilocybe natalensis im Gras.

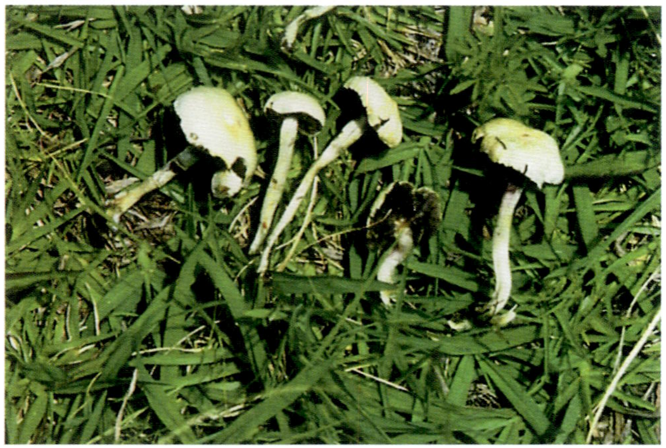

14.4
Riesiger Pilzstein in Kerala (Indien).

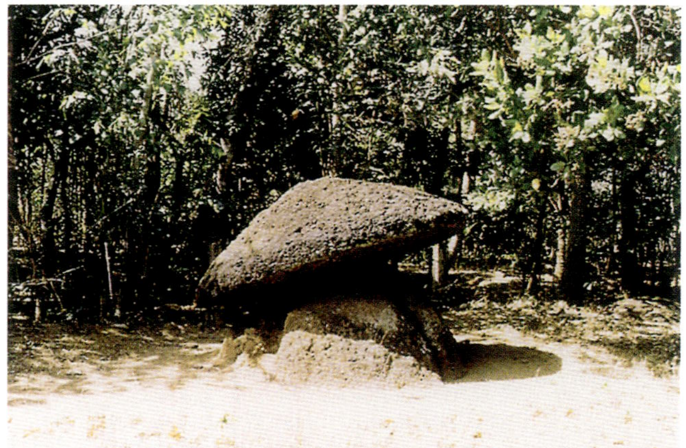

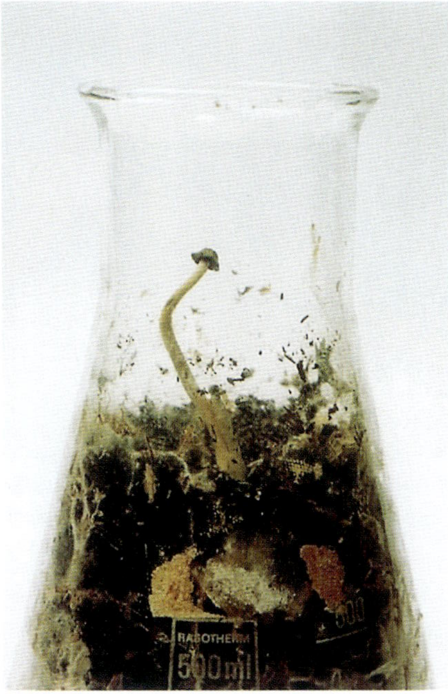

15.1
Psilocybe samuiensis
aus Thailand
in Kultur (Pferdedung/
Roggen).

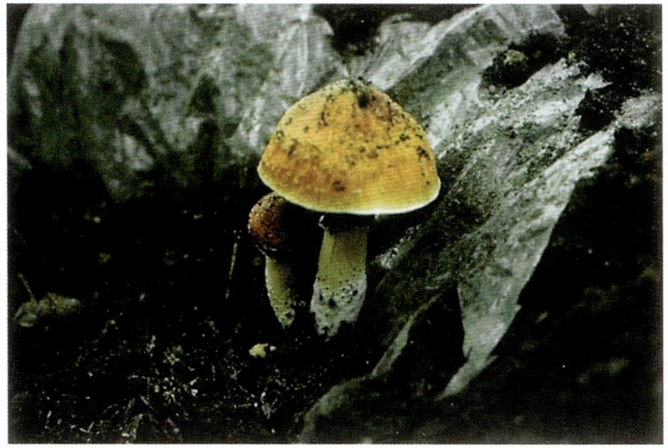

15.2
Psilocybe cubensis auf Kompost im Freien.

15.3
Psilocybe cubensis aus Thailand.

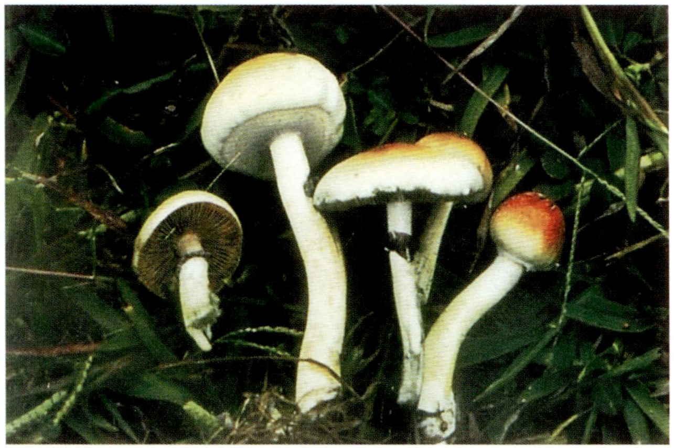

15.4
T-Shirt mit *Psilocybe cubensis* und Wasserbüffel für Touristen (Thailand).

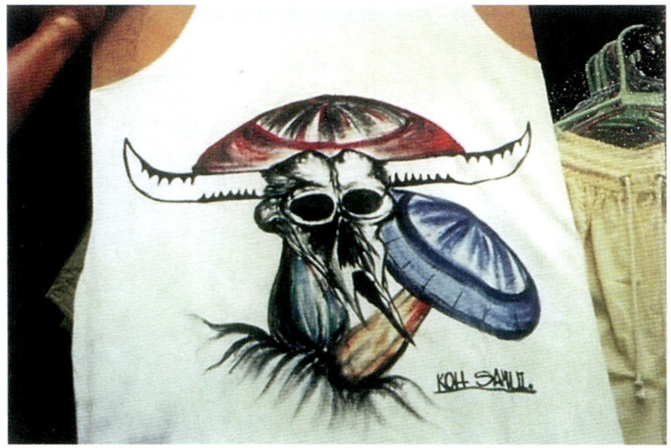

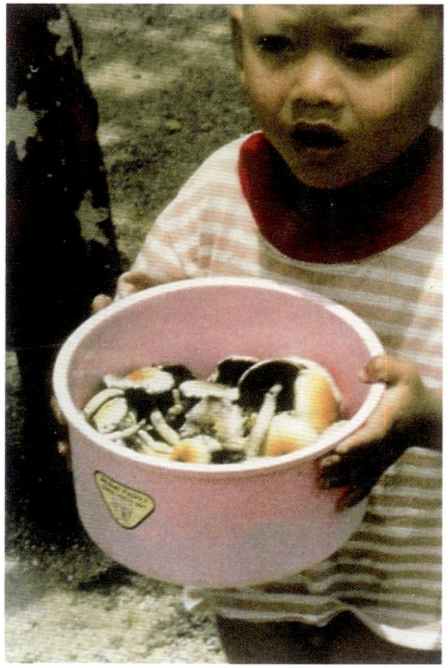

16.1
Junger Thai mit *Psilocybe cubensis* für Touristen.

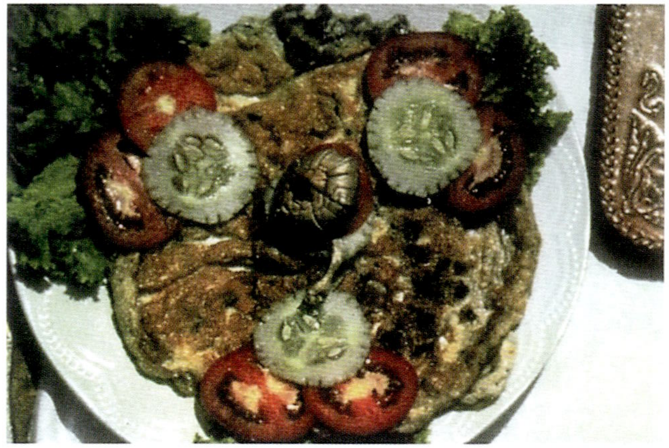

16.2
Omelette mit *Psilocybe cubensis* in einem thailändischen Restaurant.

16.3
Pellets der *Psilocybe bohemica* aus der Schüttelkultur für psychologische Versuche (Mikrobiologisches Institut, Prag).

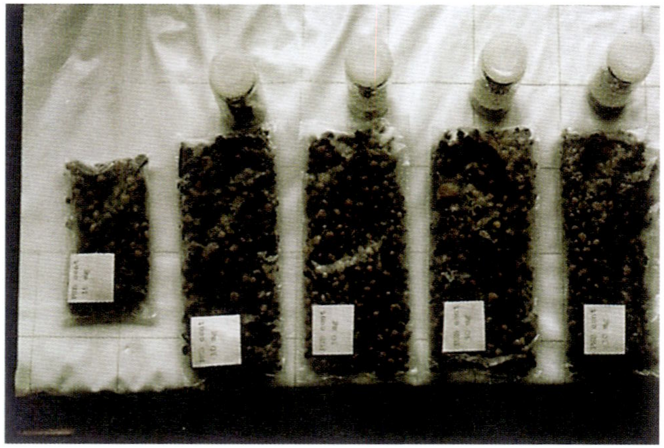

16.4
LSD-Präparat der tschechischen Firma Spofa zur psychotherapeutischen Anwendung aus dem Jahre 1974 (ca. 1000 Dosierungen).

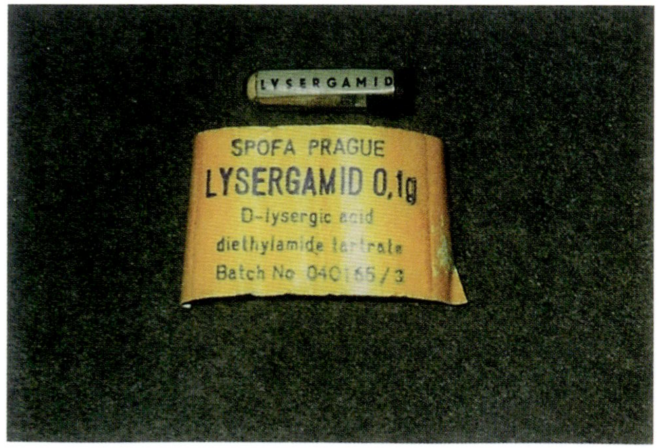

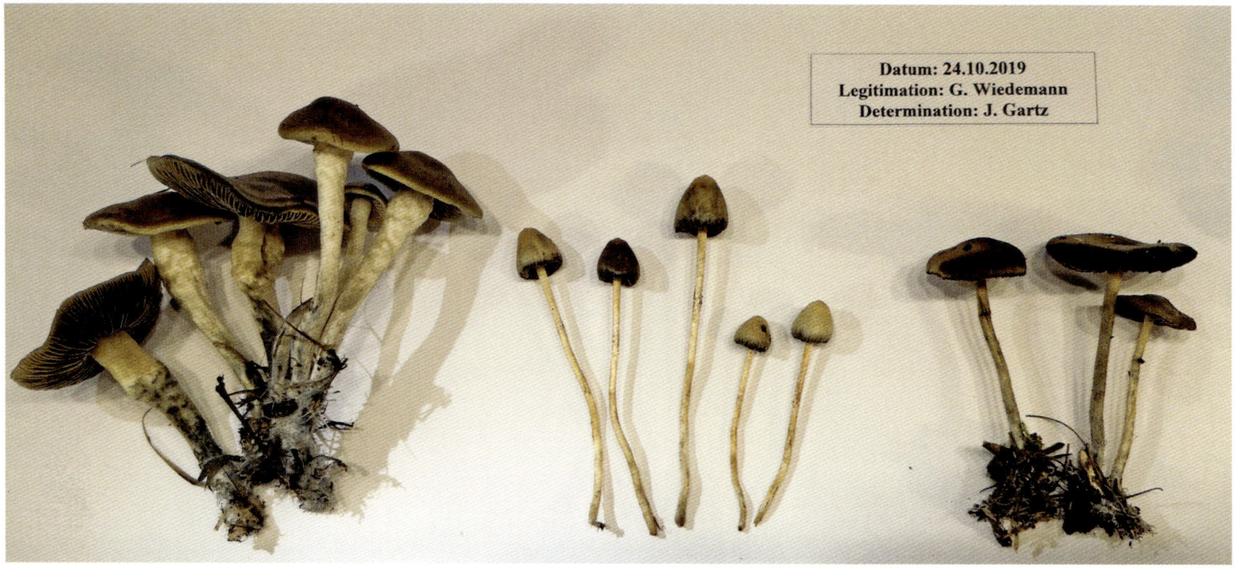

16.5
Psilocybe-Arten im Vergleich: *Psilocybe germanica, Psilocybe semilanceata* und *Psilocybe serbica.*